Gerd Kempermann
Neue Zellen braucht der Mensch

-

Gerd Kempermann

Neue Zellen braucht der Mensch

*Die Stammzellforschung und
die Revolution der Medizin*

Mit 20 Abbildungen und Grafiken

Piper
München Zürich

Mehr über unsere Autoren und Bücher:
www.piper.de

Für Uta.

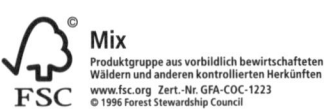

Mix
Produktgruppe aus vorbildlich bewirtschafteten
Wäldern und anderen kontrollierten Herkünften
www.fsc.org Zert.-Nr. GFA-COC-1223
© 1996 Forest Stewardship Council
FSC

ISBN 978-3-492-05179-8
© Gerd Kempermann 2008
© für die deutsche Ausgabe:
Piper Verlag GmbH, München 2008
Satz: seitenweise, Tübingen
Druck und Bindung: CPI – Clausen & Bosse, Leck
Printed in Germany

Das wahrhaft Hohe kann und darf nicht nützen; dieses Nützlich-sein ist seiner göttlichen Natur ganz fremd, und es fordern, heißt die Erhabenheit entadeln und zu den gemeinen Bedürfnissen der Menschheit herabzuwürdigen.

Ludwig Tieck, Franz Sternbalds Wanderungen, 1798

Inhalt

Das Bild von der Stammzelle

Stammzellen sind ziemlich klein. Sich ein Bild von ihnen zu machen, ist gar nicht so leicht. Meist nimmt man zunächst ein Mikroskop zur Hilfe, denn eine durchschnittliche Stammzelle ist nur einen hundertstel Millimeter groß. Das bedeutet, dass sich der Durchmesser einer durchschnittlichen Stammzelle zur Größe eines Fußballs verhält wie dieser Fußball zu einer Kugel von 10 Kilometern Durchmesser.

Die öffentliche Wahrnehmung von Stammzellen, die immerhin in den letzten Jahren die biologischen Objekte mit der größten Medienpräsenz gewesen sein dürften (wenn man einmal von Eisbär Knut im Berliner Zoo absieht), wird von wenigen, aber ausdrucksstarken Bildern dominiert: regelrechten Ikonen der Biologie. Diese Bilder reflektieren nicht nur unsere Wahrnehmung, sondern auch unsere Voreingenommenheiten und Irrtümer, und haben, mehr oder minder subtil, unsere Vorstellungen von Stammzellen geprägt, denn Bilder sind mächtig. Auch die Vorstellungen der Wissenschaftler hängen von Bildern ab. Es ist an der Zeit, sich ein neues Bild von der Stammzelle zu machen.

Zunächst finden sich in der Öffentlichkeit zwei vorherrschende Darstellungen von Stammzellen. Erstens die Großaufnahme einer Zelle oder mehrerer Zellen, häufig als rasterelektronenmikroskopische Aufnahme, die die Zellen in ihrer Dreidimensionalität riesenhaft hervortreten lässt. Hier ist ein solcher Stammzellballen auf dem Titelblatt von CHRISTOPHER THO-

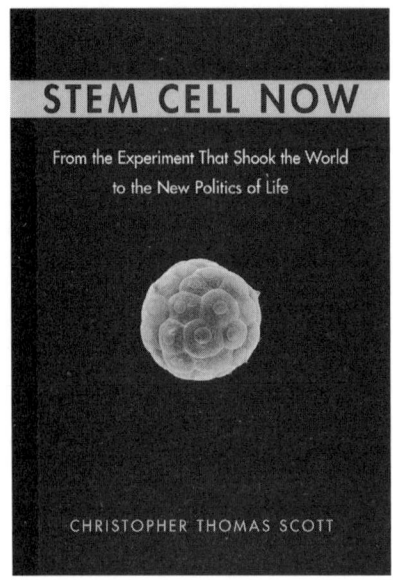

*Rasterelektronenmikro-
skopische Aufnahme
einer Stammzelle auf
einem Buchumschlag*

MAS SCOTTS Buch »*Stem Cell Now*« zu sehen. Christopher Thomas Scott ist Direktor des Programms »Stammzellen und Gesellschaft« der Stanford University. Der Buchtitel zeigt die Stammzellen als aufgehende Sonne in der Dunkelheit des Heil suchenden Universums. Das Buch selbst ist deutlich ausgewogener, als es diese Stammzelldämmerung vermuten lassen könnte.

Das Titelbild des vorliegenden Buches ist eine ironische Brechung des gleichen Motivs. Hier sitzt der winzige Zellballen im Öhr einer Nadel.

Die zweite Darstellungsform ist das Bild einer Eizelle, die an der Spitze einer Glaspipette hängt: sanft wie von innen schimmernd, alles abgerundet wie Holzspielzeug, elegant grau und von einer technischen Schönheit, die an »Metropolis« denken lässt. Während das erste Bild der Bestätigung des Fotografen bedarf, dass das, was dort abgebildet ist, wirklich eine Stammzelle ist, ist das bei der zweiten Darstellung wegen der vergleichs-

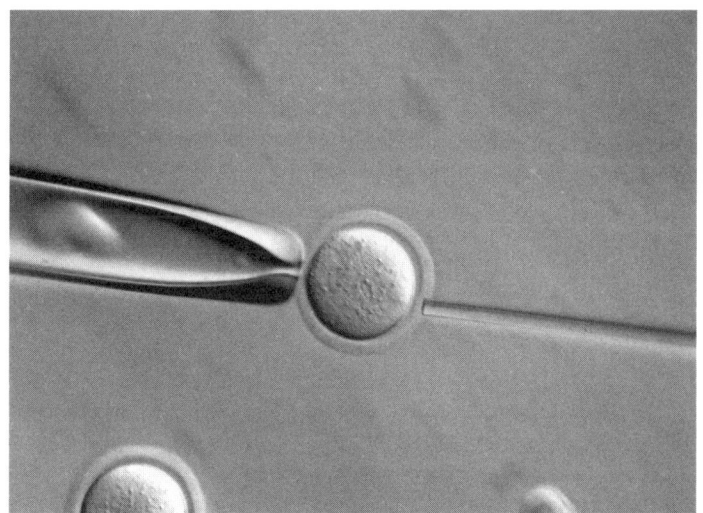

Die ultimative Stammzelle: eine Eizelle

weise gewaltigen und singulären Größe der Eizelle nicht wirklich zweifelhaft, aber die Szene ist dennoch nicht »typisch«. Die Eizelle ist eine ganz besondere Stammzelle, und die an der Pipette hängende Stammzelle stellt dazu noch einen Schritt im Verlauf einer ganz besonderen Prozedur dar: den des »somatischen Kerntransfers« (das sogenannte therapeutische Klonen). Die Manipulation des Kerntransfers ist so außergewöhnlich, dass sein Abbild als Inbild der Stammzelle eigentlich nicht taugt. Während das erste Bild etwas an sich Triviales monumentalisiert und durch diese Monumentalität der »Größe« der Stammzelle gerecht zu werden versucht, bezieht sich das zweite Bild jenseits vordergründiger Ästhetik ganz auf einen Vorgang, der mit Stammzellen als biologischen Einheiten selbst nichts oder nur sehr wenig zu tun hat. Der Kerntransfer steht vielmehr für die technische Seite der Stammzellforschung. Das Bild suggeriert entweder die Begeisterung über oder die Sorge vor der Manipulierbarkeit, und so wird es auch eingesetzt.

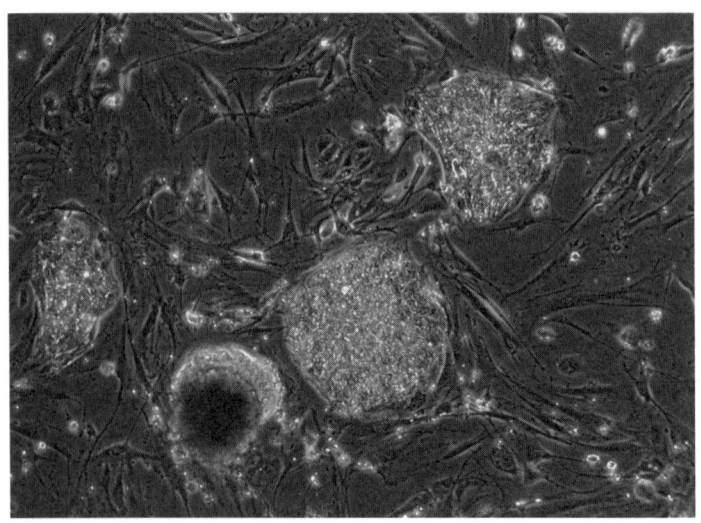

Stammzellen in der Zellkultur

Ein drittes Bild, das aber erst in letzter Zeit häufiger anzutreffen ist, ist da realistischer. Es zeigt einen Haufen Zellen in der Zellkultur. Selbst in Farbe sehen diese Zellen schwarz-weiß aus. Man sieht einen hellen Hof um die Zellen selbst. Sie bilden Kolonien, um die herum man hier und da etwas Zellschutt im Grau liegen sieht. Dieses Bild ist ähnlich wenig aussagekräftig und selbsterklärend wie das erste, und ihm fehlt auch noch jede ästhetische Überhöhung. Es ist entsprechend auch oft genutzt worden, um das genaue Gegenteil anzudeuten: Seht, so harmlos und unscheinbar sehen Stammzellen aus! Im Kontext der ethischen Debatte konnte das benutzt werden, um zu fragen, ob denn dieser Zellhaufen »wirklich wie ein Mensch« aussehe (und deshalb entsprechend schutzwürdig sei).

Wir werden darauf noch einmal zurückkommen, aber es ist schon hier festzuhalten: Bilder von Stammzellen sind Konstrukte. Sie basieren nicht auf unmittelbarer Wahrnehmung. Zumindest ein Mikroskop ist immer zwischen der Zelle und uns. Bei modernen, digital arbeitenden Mikroskopen liegt über dem Mikroskop selbst noch eine Ebene der Bildverarbeitung. Die meisten Darstellungen, vor allem die rasterelektronenmikroskopischen oder fluoreszenzmikroskopischen Bilder, sind bearbeitete Aufnahmen und Falschfarbendarstellungen. Sie repräsentieren keine reale Farbigkeit der Zellen. Vielmehr werden Farben bestimmten Grauwerten oder Signalintensitäten zugeordnet, um ein Bild zu generieren, das unseren Sehgewohnheiten mehr entspricht als das, was das Mikroskop »wirklich« liefert.

Und selbst wenn man das mikroskopische Bild vor Augen hat, entsteht unser Bild von »der« Stammzelle immer noch vor allem im Kopf. In der freien Natur kommen Stammzellen nämlich nie für sich allein, sondern immer in einem »Gewebe« mit anderen Zellen vor. Sie zu isolieren ist ein Kunstgriff, schon das Mikroskopbild damit eine Abstraktion und ein Absehen vom »Rest«. Eine Zellkultur, wie sie die Grundlage fast aller populären Stammzelldarstellungen ist, ahmt den Zusammenhang zwischen der Zelle und ihrer Umgebung nur nach. Die Isolierung stellt künstlich eine Trennung her, um eben die Umgebung der Zellen, und über diese die Zellen selbst, gezielt beeinflussen zu können. Wissenschaftlich ist das erwünscht, aber die Isolierung ist Teil des charakteristischen Reduktionismus, auf dem alle Naturwissenschaft beruht. Der Wissenschaftler ist sich dessen in der Regel (hoffentlich) bewusst, für den Laien entsteht im Falle der Stammzelle der Eindruck eines Solitärs.

Das Spiel mit den Bildern fand seinen traurigen Höhepunkt in einer Briefmarke, die die südkoreanische Post aus Anlass der Erfolge des später als Betrüger enttarnten Stammzellforschers Hwang Woo-suk (siehe auch S. 208) herausgab. Hwang hatte behauptet, das Problem des somatischen Kerntransfers bei menschlichen Zellen gelöst zu haben. Die Briefmarke nahm

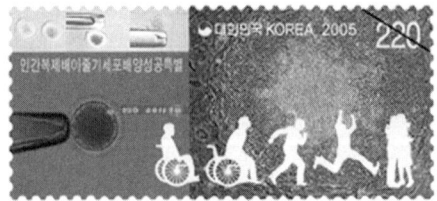

*Sükoreanische
Briefmarke aus
dem Jahr 2005*

das Motiv der an der Pipette hängenden Eizelle auf, getreulich bereichert um das technische Detail der vorsichtig rollenden Pipettenspitze, das vorgeblich den Durchbruch ermöglicht hatte, und stellte es in einen medizinisch-visionären Zusammenhang. Im unteren Teil der Briefmarke sieht man einen im Rollstuhl sitzenden Mann. Wie in einer Zeitraffersequenz erhebt er sich dann, läuft los, springt jubelnd hoch und verharrt schließlich in den Armen einer Frau, mutmaßlich glückverklärt.

Der dahinter abgebildete, doch an sich so bescheidene »Zellhaufen« erscheint hier plötzlich als explodierende Galaxie. In der Tat werden also Ereignisse kosmischer Größe suggeriert. Das Spiel mit Hoffnungen und Erwartungen, das hier getrieben wurde, ist leider nicht einmal beispiellos. Dass der technische Fortschritt, den somatischen Kerntransfer bei menschlichen Zellen erfolgreich durchzuführen, wenn er denn wirklich gelungen wäre und sich nicht alles als Betrug herausgestellt hätte, nur der allererste, winzige Schritt in der langen Reihe von weiteren notwendigen Schritten gewesen wäre, die erst zu dem kosmischen Jubelereignis hätten führen können, blieb ungesagt. Zwar hält man dem oft den Gemeinplatz entgegen, dass erste Schritte eben entscheidend seien, vergisst dann aber dabei, dass es denkbare erste Schritte in verschiedene Richtungen gibt. Es ist entscheidend, den richtigen ersten Schritt in die richtige Richtung zu tun, dabei die Wahrscheinlichkeit des Irrtums zuzulassen, die Beurteilung vom Endergebnis her nicht vorwegzunehmen und vor allem keine unhaltbaren Versprechungen zu machen.

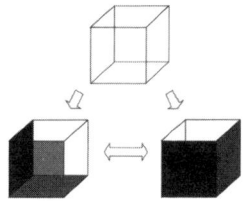

Kippfigur Necker-Würfel

Bilder sind mächtig. Eine Briefmarke ist ein politisches Instrument. Diese verkörperte die Ambitionen eines ganzen Landes, das betrogen wurde.

Kippfiguren sind Bilder, die man auf zwei unvereinbare Weisen sehen kann. Der Necker-Würfel erscheint entweder als ein Würfel in Aufsicht oder in Seitansicht. Zunächst sieht man nur eine Version. Dann aber drängt sich plötzlich, vielleicht nach dem Hinweis von einem, der das Spiel schon durchschaut hat, die andere Sichtweise auf, und nun fällt es auf einmal zunächst schwer, zur ersten Sichtweise zurückzukehren. Später gelingt es, zwischen beiden Ansichten hin- und herzuschalten. Nur beide gleichzeitig kann man nicht sehen. Trotzdem sind, bezogen auf das Bild, beide Ansichten wahr. Die Betrachtung zwischen ihnen hin und her kippen zu lassen, ist ein bewusster Akt. Kippfiguren im übertragenen Sinne sind nicht selten: Phänomene, die sich einer einheitlichen Wahrnehmung zu entziehen scheinen. Stammzellen gehören zu solchen Phänomenen.

Stammzellen sind an sich »nur« ein biologisches Faktum, aber man kann sie auf zwei verschiedene, letztlich unvereinbare Weisen betrachten und zum Ausgangspunkt von Forschung und Politik machen: als Erklärungsmodell dessen, was ist, oder als Visions- und Hoffnungsträger im Sinne dessen, was sein soll. Beides ist korrekt, repräsentiert aber fundamental unterschiedliche Sichtweisen. Der amerikanische Entwicklungsbiologe DAVID ANDERSON vom *Caltech* hat diesen Unterschied zwischen dem Wirklichen und dem Möglichen 2002 in einem berühmt gewordenen Essay als »*the possible versus the actual*« in der Stammzellforschung bezeichnet.[1]

Die vielleicht noch auffallendere zweite Kippfigur im Zusammenhang mit den Stammzellen ist jedoch ebenfalls mit einem Wechsel der Perspektive verbunden. Wir waren es in der Biologie gewohnt, vom Gegebenen, von dem, »was ist«, auszugehen und uns in einer Kette von aufzuklärenden Kausalitäten zurückzufragen zu ersten Ursachen. Diese deduktive Vorgehensweise stellt immer noch einen großen Teil der biomedizinischen Wissenschaft dar, und dies wird sich auch nicht ändern. Aber mit dem Erscheinen der Stammzellbiologie (und der Genomforschung) auf der Bühne der biologischen Forschung konnte man die Sache auch anders sehen: als Ausdruck von Möglichkeiten. Stammzellen werden über das Mögliche definiert, das in ihnen steckt. Sie können Dinge, die man ihnen nicht unmittelbar ansieht, und das Spektrum ihrer Möglichkeiten ist nicht einmal absehbar. Ihre Zukunft ist offen. Vielleicht können wir sie beherrschen, aber zunächst stehen wir rätselnd vor der ungewohnten Fremdheit des Offenen. Wie auch in der Genomforschung hat man es im Falle der Stammzellforschung plötzlich mit Möglichkeitsbedingungen zu tun. Was aber wirklich aus dem vorhandenen Potenzial wird, ist nicht vorhersagbar. Man kann also die gleichen Zellen offen induktiv oder klassisch deduktiv analysieren – diese Betrachtungsweisen sind miteinander unvereinbar.

Die fehlende Festgelegtheit der ihnen angemessenen Betrachtungsweise und ihre rätselhafte immanente Offenheit lassen die Stammzellen in einem ganz besonderen Licht erscheinen. Sie mögen Hoffnungsträger sein, aber sie machen vielen auch Angst.

Stammzellen sind Zellen, von denen andere Zellen »abstammen«, daher der Name. Bei dieser Definition, auf die wir noch ausführlich zurückkommen werden, handelt es sich zunächst nur um eine biologische Beschreibung. Aber Stammzellen haben wegen ihrer medizinischen Implikationen und deren gesellschaftlichen Reibungsflächen auch außerhalb der Biologie ein Ausmaß an Interesse und leidenschaftlicher Diskussion hervorgerufen wie nur wenige andere biologische Begriffe zuvor, die Evolutionstheorie einmal ausgenommen. Die Stammzelldebatte unserer Tage ist eine nahezu globale Mediendebatte, entsprechend feuerwerkerisch aufgebläht, und das allein hat ihr bei vielen bereits den Verdacht eingetragen, es handele sich bei den Stammzellen nur um die sprichwörtliche »nächste Sau, die durchs Dorf getrieben wird«. Ich habe oft erlebt, dass vermeintlich abgeklärte Diskurshasen der wissenschaftlichen oder politischen Arena den nächsten Wechsel, die nächste übersteigerte Begeisterung schon erwarten und gewissermaßen mit ihren Kräften haushalten, da das Ende des jetzigen »Hypes« absehbar sei.

Obwohl die Stammzelleuphorie und -debatte klare Züge einer Mode tragen und sehr viel von dem, was es in die Medien geschafft hat, mit weiß glühender Nadel gestrickt wurde, sollte man den mit den Stammzellen und der Genomforschung einhergehenden Paradigmenwechsel kuhnscher Art nicht unterschätzen – dies ist die einzige Stelle dieses Buches, an dem das etwas abgenutzte Wort Paradigmenwechsel vorkommt: Wenn aber dieses Wort und Thomas Kuhns Konzept irgendwo zutreffen, dann hier. Kuhn postulierte, dass wissenschaftlicher Fortschritt nicht stetig und inkrementell sei, sondern Phasen lückenfüllender »normaler« Wissenschaft sich mit Ausbrüchen radikal verändernder Erkenntnisse abwechseln, eben jenen viel beschworenen »Paradigmenwechseln«. Auch die Stammzellrevolution hat diese Struktur: Die Mode mag vorübergehen, aber es wird etwas Fundamentales bleiben, vor das man nicht zurückkann.

Die Diskussion um die Stammzellen hatte, darin ist den Kritikern recht zu geben, in der Tat etwas von einem Strohfeuer;

allerdings gleichzeitig doch auch von einem langwierigen Stellungskrieg, in dem sich unvereinbare Positionen lauernd gegenüberstehen und durchaus die Gefahr droht, dass zuletzt, wie in der Kreationismusdiskussion, obskure Rudimente auf ewig zurückbleiben. Ein guter Weg, verkrustete Debatten zu vermeiden, ist aber neben der Anerkennung einer Moral des politischen Kompromisses vor allem Sachkenntnis.

In der Stammzelldebatte ging es (und geht es) um ein ernstes Thema, das in manchen Punkten den Auswirkungen der Evolutionstheorie auf unser Selbstverständnis gar nicht nachsteht.

In nahezu allen westlichen Industrieländern wurde die Stammzelldebatte einerseits von der Sorge, als Forschungsnation möglicherweise bei einer wissenschaftlichen Revolution den Anschluss zu verlieren und ins Hintertreffen zu geraten, und andererseits von konkreten und realen, aber oftmals auch nebulösen ethischen Bedenken und Ängsten angetrieben. Im Großen und Ganzen hat sich die Debatte weltweit auf sehr ähnliche Argumente gestützt, wenn auch mitunter mit sehr unterschiedlichen Schlussfolgerungen. Das Bewusstsein eines lösungsbedürftigen Konflikts in diesem Kontext scheint aber universal.

Vor allem in asiatischen Ländern wie China, Singapur und eben Südkorea wurden Stammzellen schnell und vorrangig als Hoffnungsträger für die Wirtschaft gesehen, als ein erfolgversprechendes Produkt der biomedizinischen und biotechnologischen Forschung, das eine radikal neue, wirtschaftlich ergiebige Medizin verspricht. Das sich oft vom Buddhismus herleitende Menschenbild und ethische Verständnis der asiatischen Länder schien manche der ethischen Fragen, die im Westen laut diskutiert wurden, nicht in gleicher Weise zu sehen. Letztlich wird dieser Eindruck zwar auch von Vorurteilen genährt, aber dass kulturelle Unterschiede in der Behandlung der Stammzellfrage existieren, dürfte unbestritten sein. Die asiatische Euphorie hat durch den Skandal um Hwang Woo-

SUK einen schweren Dämpfer erhalten, aber grundsätzlich in-frage gestellt wurde sie bislang nicht. Auch wer es weniger offensichtlich ökonomisch sieht, kann Stammzellen mit guten Argumenten als eine Wunderwaffe der Medizin des 21. Jahr-hunderts propagieren.

Die Stammzelldebatte aber, die seit 1998, als der amerikani-sche Biologe JAMES (»JAMIE«) THOMSON erstmals embryonale Stammzellen des Menschen in der Zellkultur vermehrte,[2] in nahezu allen wissenschaftlich engagierten Ländern mehr oder minder heftig geführt wurde, war und ist keine wissenschaft-liche Diskussion darüber, inwieweit die medizinischen Hoff-nungen eigentlich gerechtfertigt sind und wie sie umgesetzt werden könnten oder sollten, sondern nahezu einzig und allein eine (allerdings notwendige) gesellschaftliche Auseinanderset-zung über die moralische Stellung des menschlichen Embryos, aus dem man embryonale Stammzellen gewinnen könnte. Sie ist eine Debatte über die Problematik der Zuschreibung von Würde zu Beginn menschlichen Lebens, und dann auch über die Frage, ob es eine Gesellschaft rechtfertigen oder fördern darf, menschliche Embryonen zur Forschung freizugeben oder sogar zu generieren. Sie diskutiert den Stellenwert der For-schungsfreiheit angesichts anderer hoher Güter. Die Stamm-zelldebatte ist also trotz ihres Namens im Wesentlichen eine Embryonendebatte. Inwieweit das eine mit dem anderen zu tun hat, wurde und wird in der Diskussion oft nicht im not-wendigen Maße geklärt, sodass auch heute noch, nach vielen Stammtisch- und Parlamentsdebatten, nicht jedem, der über Stammzellen spricht, wirklich klar ist, wovon er da eigentlich redet. Das geht nicht nur Laien so: Auch unter Wissenschaftlern herrschen viele Unklarheiten über Stammzellen. Aber selbst wenn man von der Euphorie die Hybris abzieht, bleibt es dabei, dass Stammzellen ein Teil einer wissenschaftlichen Revolution sind, die unser medizinisches Denken nachhaltig beeinflussen wird. Allerdings wird dies mitunter auf ganz andere Weise geschehen, als man im Kontext der öffentlichen Diskussion um die Stammzellen vermuten könnte.

Deshalb ist dies ein Buch über Stammzellen. Denn obwohl der generelle Kenntnisstand sehr weiter Teile der Bevölkerung für ein derart spezielles Thema, das noch niemand in der Schule gelernt hat, bemerkenswert gut ist, und sich vor allem manche Politiker, die über Gesetzesvorlagen zur Stammzellpolitik zu entscheiden hatten, in wahre Experten zum Thema verwandelten, so blieb doch bei dieser Weiterbildung die Komplexität des Themas zwangsläufig auf der Strecke. Denn man eignete sich das Wissen verständlicherweise primär aus dem Blickwinkel der ethischen Debatte an und mit den Argumenten der ethischen Debatte im Kopf. Das führt bis heute zu Missverständnissen. Die Gefahr der Kippfigur wurde oft verkannt, und die unvereinbaren Sichtweisen wurden in der Diskussion vermischt. Der hoch zu achtenden gesellschaftlichen Auseinandersetzung mit der Stammzellfrage ist in Deutschland und vielen anderen Ländern keine entsprechende, qualitätsvolle wissenschaftspolitische Diskussion über Stammzellforschung gefolgt, weil die Debatte mit Stammzellen eben nur insofern zu tun hatte, als dass man Stammzellen aus Embryonen gewinnen kann. Dieses Unterlassen geschah wahrscheinlich zum Teil noch immer aus Unkenntnis über die wahren Möglichkeiten und Probleme. Es schien vor allem zu Zeiten der rot-grünen Koalition in Deutschland so, als sei man der Meinung, mit der Findung eines politischen Kompromisses in der Embryonenfrage habe sich auch die forschungspolitische Debatte erübrigt. Damit aber drohte genau das zu geschehen, was vordergründig in Deutschland überhaupt erst den Anstoß zur Stammzelldebatte gegeben hatte: dass Deutschland und Europa wissenschaftlich den Anschluss an eine der aufregendsten Entwicklungen in der Medizin der letzten hundert Jahre verpassen könnten. Diese Sorge lässt sich durch eine Debatte über den Embryo nicht aus der Welt schaffen. Die Stammzellbiologie beschränkt sich nämlich bei Weitem nicht auf Stammzellen aus Embryonen. Vielmehr handelt es sich bei Stammzellen um ein sehr grundlegendes Prinzip des Lebens, das nicht nur im Embryo, sondern über die gesamte Lebensspanne hinweg unabdingbar für die Funktion vielzelliger, höher entwickelter Lebewesen ist. Entsprechend ist die Stammzellbiologie auch eine interdisziplinäre Wissenschaft, die sich aus vielen Gebieten und Grenzgebieten der Medizin rekrutiert. Die »Regenerative Medizin« verfolgt den Ansatz, die Möglichkeiten der Stammzellforschung für die Medizin umzusetzen, indem sie sie mit Genomforschung, Systembiologie (das ist die Biologie komplexer Systeme), Materialforschung und vielen klassischen Feldern der Medizin und Biologie zusammenbringt.

Auch nach dem gesellschaftlichen Kompromiss zur Embryonenforschung, wie er sich zum Beispiel im deutschen Stammzellgesetz niederschlägt, bleiben noch viele gesellschaftlich relevante Fragen offen. Die dringlichste Frage ist eine angewandt wissenschaftliche: Werden Stammzellen überhaupt zu Recht als die großen Hoffnungsträger der Medizin angesehen, die es ermöglichen könnten, untergegangene Zellen und Gewebe zu ersetzen? Oder können sie sogar noch andere, bislang weniger diskutierte Bedeutungen für die Medizin der Zukunft erlangen?

Von Stammzellen verspricht man sich Therapie an den Ursachen, sogenannte kausale Therapie. Kausale Therapien stehen im Gegensatz zu (1.) einer symptomatischen Therapie, die nur die Auswirkungen eines Problems lindert (wie beispielsweise eine Schmerztablette), zu (2.) einer resezierenden Therapie, die das Problem beseitigt, aber keinen Ersatz schafft (wie bei einer Amputation, wo der Ersatz in Form einer Prothese ein äußerliches Hilfsmittel bleibt), zu (3.) einer Substitutionstherapie, die beispielsweise bei einem Hormonmangel das fehlende Hormon ersetzt, ohne den Grund des Fehlens anzugehen, oder zu (4.) einer kompensatorischen Therapie, die ein Problem ausgleicht, wie ein Herzschrittmacher, gleichfalls ohne an den Gründen irgendetwas zu ändern. Regenerative Medizin schickt sich mit Hilfe der Stammzellbiologie an, diesem Zurückbleiben hinter den theoretischen Möglichkeiten entgegenzuwirken. Die Transplantationsmedizin verwirklicht den gleichen Ansatz im Prinzip bereits seit Jahren. Aber sie ist auf Spenderorgane angewiesen, die knapp sind. Eine der Hoffnungen der Regenerativen Medizin ist es, diesem Mangel abhelfen zu können. Ob es möglich sein wird, ganze Organe für die Transplantation zu »züchten«, steht noch weitgehend in den Sternen. Aber Zelltherapie, die Transplantation einzelner Zellen, wird möglich sein. Sie ist im Falle der Stammzelltherapien bei Blutkrebs (Leukämien) und anderen Erkrankungen des blutbildenden Systems das einzige heute bereits massenhaft verwirklichte Beispiel von Stammzelltherapie. Diesem Vorbild versucht man für andere Erkrankungen nachzueifern. Die Frage ist nur, inwieweit das überhaupt denkbar ist und welche anderen, möglicherweise sogar besseren Möglichkeiten es gibt, mit Stammzellen zu einer neuen Medizin zu gelangen. Es zeigt sich dann aber, dass das wahrhaft Revolutionäre an den Stammzellen nur mittelbar die neue Medizin ist. Unmittelbar verändert sie unser Verständnis von sehr fundamentalen Prinzipien des Lebens. Wir werden und bleiben, was wir sind, durch Stammzellen. Sie sind die Träger von Entwicklung, – und zwar lebenslanger Entwicklung. Sie machen aus, dass wir keine statischen Wesen sind, sondern uns lebenslang verändern und anpassen können. Stammzellbiologie eröffnet eine neue Perspektive auf die Natur des Menschen.

Stammzellen: Ein erster Überblick

Yin und Yang: Adulte und embryonale Stammzellen

Wer die Stammzellfrage von außen betrachtet, scheint ziemlich geordnete, angenehm zweigeteilte Verhältnisse vorzufinden. Jeder hat bereits von adulten und embryonalen Stammzellen gehört, die gewissermaßen das Yin und Yang dieses Feldes darstellen. »Embryonal« und »adult« stellen die Hauptkategorien dar, unter denen das Thema behandelt wird. Die embryonalen Stammzellen sind dabei die Alleskönner und eigentlichen Fackelträger der neuen Medizin, die auf Zellersatz abzielt. Sie sind raffinierte Bestien, unangepasste Wunderkinder, voller Verheißung und Gefahr, die der Mensch sich erst gefügig machen muss, die aber dann reiche Ernte einbrächten. Zum Segen der Medizin könnte die Wissenschaft auch genau das leisten, wenn es nicht ethisch fragwürdig wäre, Stammzellen aus menschlichen Embryonen zu generieren – wodurch sich eine schwierige Abwägungssituation ergibt, die das unruhig in seinen Schranken scharrende »Genie« nicht zur Verwirklichung seiner Anlagen gelangen lässt. Dagegen stehen die adulten Stammzellen: die langweiligen Cousins, verdienstvolle Arbeiter im Weinberg, eher Beamte als Künstler, zuverlässig, aber von magerem Potenzial, als Alternative zugelassen wegen ihrer ethischen Unbedenklichkeit, zu großen Visionen jedoch leider nicht so recht zu gebrauchen.

Dieser ganze Absatz hätte in Anführungszeichen stehen müssen. Gar so krass ist die Dichotomie in der Diskussion und in den Köpfen nicht, aber der Tenor ist real. Die Wahrnehmung ist unverkennbar gespalten und unverkennbar verzerrt. So aber kommt man nicht weiter.

ES-Zellen

Gänzlich unbestritten ist, dass die embryonalen Stammzellen (ES-Zellen) höchst interessante Zellen sind. Embryonal heißen sie, weil sie am Beginn der Embryonalphase, also beim Menschen etwa zehn Tage nach der Befruchtung, vorkommen. Dieses Entwicklungsstadium nennt man Bläschenstadium oder Blastozyste. ES-Zellen stehen also ganz am Anfang der Entwicklung, und alle anderen, späteren Zellen des Organismus stammen von ihnen ab. Dieses Spektrum an Entwicklungsmöglichkeiten nennt man »pluripotent«. Für die Medizin gelten ES-Zellen als nützlich und interessant wegen eben dieser Pluripotenz. Theoretisch ließen sich aus ihnen alle Zelltypen, die im Organismus vorkommen, entwickeln. Darauf basiert ihre Attraktivität für die Gewebezucht, die »Ersatzteile« für die Medizin herstellen will. Das Problem an diesem Ansatz ist die Herkunft der Zellen, die eben zu Beginn der Embryonalphase gewonnen werden müssen, was beim Menschen ethisch umstritten ist. Im Tierversuch dagegen gilt die Gewinnung von ES-Zellen nicht als kontrovers. Neben (oder eigentlich sogar vor) ihrer Bedeutung für die Medizin sind ES-Zellen vor allem von grundlagenwissenschaftlichem Interesse, weil sie an so früher Stelle unserer Entwicklung stehen. Wenn wir lernen wollen, wie wir werden, was wir sind, kommen wir an den ES-Zellen nicht vorbei.

Somatische Stammzellen

Nahezu alle Stammzellen, die ein Organismus im Laufe seines Lebens besitzt, sind sogenannte somatische Stammzellen. Somatische Stammzellen werden auch als Gewebestammzellen bezeichnet.

Weil sie auch im Erwachsenen noch vorkommen, während die ES-Zellen nach den frühesten Entwicklungsstadien verschwinden, hat sich die Bezeichnung »adulte« Stammzellen für die somatischen Stammzellen weit verbreitet. Die Bezeichnung »somatisch« rührt vom lateinischen Begriff »soma« für »Körper« her. Rein sprachlich stehen die beiden Namen, somatisch und adult, also nicht genau für das Gleiche. Wir werden sehen, dass es auch nicht sinnvoll ist, den Begriff der adulten Stammzellen zu inflationär und als Oberbegriff zu verwenden. Mit wenigen Ausnahmen (wie den Stammzellen, die in der Entwicklung noch vor den ES-Zellen liegen) sind somatische Stammzellen schlicht alle Stammzellen, die nicht embryonale Stammzellen sind. Ursprünglich aber stammen alle somatischen Stammzellen von embryonalen Stammzellen ab. Sie sind prinzipiell so häufig und so vielfältig wie die Gewebe, aus denen der Körper besteht. Sie können jeweils die Zellen des Gewebes hervorbringen, in dem sie vorkommen. Ihr Spektrum an Entwicklungsmöglichkeiten, das eben sehr viel eingeschränkter ist als bei den pluripotenten ES-Zellen, nennt man »multipotent«. Diese Einteilung in nur zwei Familien – »pluripotent« und »multipotent« – ist nicht symmetrisch. Sie ist nicht einfach wie Yin und Yang.

Für den Augenblick wollen wir es bei diesen Definitionen aber bewenden lassen. Die Schlüsselbegriffe sind gefallen. Ab S. 130 werden wir auf sie zurückkommen und etwas mehr in die Tiefe gehen. Zunächst aber soll es um die erhoffte und gegenwärtig reale Anwendung von Stammzellen für die Medizin gehen.

Gewinnung von Stammzellen

Stammzellen lassen sich in einer Zellkultur ganz gut vermehren und halten, man muss sie aber erst einmal dort hinbringen. Am einfachsten gelingt dies bei den Stammzellen des Blutes. Das Knochenmark setzt Stammzellen ständig in geringer Zahl ins Blut frei. Mit einem Medikament lässt sich diese Freisetzung noch steigern. Aus dem Blut kann man die Zellen dann anreichern und in die Zellkultur bringen. Ansonsten muss man das Knochenmark selbst anzapfen. Das muss man auch tun, um an die dort ebenfalls ansässigen Stammzellen des Bindegewebes, die mesenchymalen Stammzellen, heranzukommen. Die Knochenmarksbiopsie wird meist am Beckenknochen durchgeführt, wo unter lokaler Betäubung eine Knochenstanze vorgenommen und Knochenmark abgesaugt wird. Das ist zwar kein angenehmer Eingriff, er ist aber verhältnismäßig einfach.

Somatische Stammzellen anderer Organe sind meist schwieriger zugänglich. In der Regel wird man eine Biopsie des betreffenden Gewebes benötigen. Im Falle des Gehirns ist dies besonders aufwendig und riskant. Da die Stammzellen des Gehirns in den Wänden der mit Flüssigkeit gefüllten Hirnkammern zu finden sind, die wiederum verhältnismäßig leicht mit einem Endoskop durch ein kleines Bohrloch im Schädelknochen erreicht werden können, ist aber selbst dies theoretisch möglich. Bis heute hat man auf diese Weise Hirnstammzellen allerdings nur gewonnen, wenn der Eingriff aus anderen Gründen sowieso vorgenommen wurde. Die gezielte Hirnbiopsie zur Stammzellentnahme gab es noch nicht. Zu unsicher ist das Wissen darüber, was man mit den gewonnenen Zellen zum Wohle des Patienten unternehmen könnte.

Bei chirurgischen Operationen entfernte Teile von Organen sind ebenfalls Quellen für somatische Stammzellen. Was wir über die Stammzellen des menschlichen Gehirns wissen, verdanken wir im Wesentlichen Untersuchungen an Hirngewebe, das bei Operationen herausgeschnitten werden musste. Für wissenschaftliche Fragen ist dies ausreichend. Für therapeutische Ansätze könnte die Herkunft aus erkranktem Gewebe ein Problem darstellen.

Es ergibt sich außerdem die Frage, ob man Stammzellen des Patienten selbst (autologe Stammzellen) verwenden möchte oder muss, oder ob allogene Zellen, also die Stammzellen eines Fremden, genutzt werden können. Es ist klar, dass die Stammzellgewinnung beim Patienten selbst erheblich aufwendiger ist, als das Zurückgreifen auf Zellen, die möglicherweise schon in einer Stammzellbank nach einer früheren Isolierung eingelagert wurden.

ES-Zellen können nur aus der inneren Zellmasse des Bläschenstadiums gewonnen werden. Für einen geschickten Präparator ist das unter dem Mikroskop verhältnismäßig einfach möglich. Der Preis für die Gewinnung der Zellen in diesem frühen Entwicklungsstadium ist jedoch, dass die weitere Entwicklung der Blastozyste damit beendet wird. Der Organismus, der zu diesem Zeitpunkt entweder als Vorembryo (Präembrio) oder bereits als Embryo bezeichnet wird, wird dabei zerstört. Dieser hohe Preis macht die ethische Problematik der Forschung an humanen embryonalen Stammzellen aus.

Bei den somatischen Stammzellen überwiegen also die technischen Probleme bei ihrer Gewinnung. Ethische Konflikte treten hier in der Regel nicht auf. Bei den menschlichen embryonalen Stammzellen ist es beinahe umgekehrt.

Stammzellzucht

Das Konzept von »Stammzellen« wurde erst wirklich fassbar, als man begonnen hatte, sie in der Zellkultur zu halten. Eine Zellkultur ist ein Gefäß, klassischerweise eine Petrischale, das mit einer Nährlösung gefüllt ist, die es einzelnen Zellen erlaubt, auch ohne den sie normalerweise umgebenden Organismus zu überleben. Da Petrischalen bei der Handhabung leicht überschwappen und keine größeren Flüssigkeitsmengen fassen, werden viele Zellkulturen heute in Flaschen gehalten. Da die Kulturschalen und Reagenzgläser früher aus Glas waren (heute sind sie aus dem dafür besonders geeigneten Kunststoff Polystyren), sagt man zu Zellen in der Zellkultur noch heute, sie befänden sich »in vitro« (»im Glas«). Das Gegenstück dazu sind Zellen »in vivo«, das heißt im lebenden Organismus. Die

Zellkulturen werden in einem Brutschrank bei 37°C gehalten. Die Zusammensetzung der umgebenden Luft wird genau kontrolliert. Die Nährflüssigkeit, in der die Zellen leben, nennt man »Medium«. Zellkulturmedien sind aufwendige Kompositionen, die versuchen, viele Eigenschaften der normalen zellulären Umgebung nachzuahmen. Dabei verlangen verschiedene Zelltypen verschiedene Medien.

Neben der flüssigen Umgebung spielen auch feste Stoffe für die Zellkultur eine wichtige Rolle. Oft schwimmen die Zellen nicht dauerhaft frei in der Nährlösung, sondern sinken auf den Boden des Gefäßes und wachsen dort auf einer geeigneten Unterlage an. Dazu werden die Zellkulturschalen oder -flaschen mit Stoffen beschichtet, wie sie im Organismus in der »Matrix« vorkommen, die den Raum zwischen den Zellen ausfüllt. Auf diese Weise bildet eine Zellkultur recht gut die Lebensbedingungen von Zellen ab. Wie gut diese Simulation ist und wie lebensnah die künstlich hergestellten Bedingungen aber wirklich sind, hängt von einer Vielzahl von Faktoren ab, von denen die meisten noch unbekannt sind. Es handelt sich daher immer um eine Annäherung, bei der der Forscher vor der schwierigen Aufgabe steht, festzustellen und zu entscheiden, wie weit die Zellen, die er in seiner Zellkultur vor sich hat, auch wirklich denen im Organismus entsprechen. Zellkulturen sind immer reduktionistische Systeme, das heißt, sie vereinfachen die Wirklichkeit, versuchen ihr aber dennoch in entscheidender Hinsicht möglichst nahe zu kommen.

Bei ES-Zellen stellt der Erhalt der Pluripotenz, also des Status, der diese Stammzellen, wenn man von ihrer Herkunft einmal absieht, überhaupt erst definiert, eine aktive Leistung dar. Die Zellen neigen dazu, spontan zu differenzieren. Dahinter verbirgt sich ein Schutzmechanismus, der verhindern soll, dass ES-Zellen im Körper »übrig bleiben« und zur Krebsentstehung beitragen könnten. Die spontane Richtung der Differenzierung aber muss nicht die vom Zellzüchter erwünschte sein. Um

Zellen zu züchten, kommt es also darauf an, sicherzustellen, dass die Kulturen dauerhaft wirklich Stammzellen mit dem erwünschten Potenzial enthalten. Andererseits muss man darauf achten, dass ihre Differenzierung gezielt und kontrolliert abläuft. Deshalb unterscheidet man grob zwei Bedingungen der Zellzucht: Protokolle zur »Expansion« der Zellen (also ihrer Vermehrung unter Erhalt der Eigenschaften) und zur »Differenzierung« (also zur Aufgabe der Teilungsfähigkeit und Annahme der gewünschten spezialisierten Eigenschaften).

Da sich Zellen durch Teilung vermehren und aus einer Zelle in jedem Schritt zwei entstehen, ist die Expansion der Zellen zunächst exponentiell. Das entspricht der berühmten Geschichte mit den Reiskörnern auf dem Schachbrett (eines auf Feld 1, zwei auf Feld 2, vier auf Feld 3, acht auf Feld 4, usw., bis auf dem 64. Feld 18 446 744 073 709 551 615 Reiskörner erreicht sind, die das über 800-fache der jährlichen Weltreisproduktion ausmachen und, über Deutschland ausgeschüttet, das Land unter einer einen halben Meter hohen Reisschicht versinken lassen würden). Daraus leitet sich die theoretische Überlegung ab, dass man aus einer einzigen Stammzelle genügend transplantierbare Zellen für alle je durchzuführenden Transplantationen generieren könnte.

In der Praxis ist natürlich weder die gleiche Zelle für alle Patienten und für alle Krankheiten geeignet, noch ist die unendliche Propagierung ohne Probleme, um es etwas untertreibend zu sagen. Zunächst muss man nämlich dafür sorgen, dass die Zellen eine kritische Dichte nicht überschreiten. Da Stammzellen sich, sofern die Bedingungen dafür stimmen, in der Kultur vermehren, füllen sie das Kulturgefäß zunehmend aus. Ab einem gewissen Punkt führt dies dazu, dass sie die Vermehrung einstellen. Um dies zu verhindern, teilt man die Zellkulturen nach einer entsprechenden Zeit des Wachstums auf neue Kulturschalen auf. Diesen Vorgang nennt man »Passagieren«.

Wenn also die Zelldichte in der Kultur zu hoch wird, signalisieren sich die Zellen gegenseitig, die Differenzierung einzuleiten. Neuronale Stammzellen zum Beispiel werden oft als sogenannte »Neurosphären« kultiviert, kleine Zellbälle, die sich spontan, frei schwimmend in der Nährflüssigkeit, zusammentun. In diesen Sphären findet man die sich teilenden Zellen außen, also in Kontakt mit der Nährflüssigkeit, während die Zellen in der Mitte der Ansammlung schon erste Zeichen von Differenzierung zeigen.

Es sind vor allem drei Typen von somatischen Stammzellen, die bislang in größerem Maßstab kultiviert und untersucht wurden: hämatopoetische Stammzellen (Blut und Immunsystem), mesenchymale Stammzellen (Bindegewebe) und neurale Stammzellen (Zentralnervensystem). Hinzu kommt relativ umfangreiches Wissen über die Stammzellen der Haut und des Darmes sowie einzelne Berichte über Stammzellvorkommen in anderen Organen, vor allem Leber, Bauchspeicheldrüse und Herz. In vivo ist das Gehirn das bei weitem komplexeste Organ mit den meisten Zelltypen, das Bindegewebe das verhältnismäßig einfachste (was nicht bedeutet, dass es nicht genügend offene Fragen böte). Die Stammzellen des Gehirns nennt man »neurale« Stammzellen, wobei »neural« für alle Zelltypen des Nervengewebes steht. Manchmal werden sie auch »neuronale« Stammzellen genannt, aber das stünde dann streng genommen nur für Stammzellen, die Nervenzellen (Neurone) hervorbringen. Bei der Untersuchung des Differenzierungspotenzials in der Zellkultur stellt es sich genau andersherum dar als in vivo. In der Kultur weisen nämlich mesenchymale Stammzellen das breiteste Differenzierungspotenzial auf (in Knochen, Knorpel, Muskel, Sehne, Fettgewebe, das Bindegewebe selbst und Zellen mit einem unvollständigen neuralen Phänotyp), die neuralen Stammzellen aber offenbar das geringste (mit den drei typischen Linien der Astrozyten, der Oligodendrozyten und der Nervenzellen selbst, wobei aber eher generische Zelltypen generiert werden, die die Vielfalt in vivo nicht widerspiegeln). Die hämatopoetischen Stammzellen, die in vivo extrem vermehrungsfreudig sind und ein klar definiertes Differenzierungspotenzial haben, sind in der Zellkultur sehr schwierig zu halten. Die neuralen Stammzellen dagegen, die in vivo vergleichsweise wenig aktiv sind, lassen sich recht problemlos in der Zellkultur vermehren. All dies spricht dafür, dass die Zellkulturmodelle die Wirklichkeit in vivo bis jetzt nur begrenzt abbilden.

Keine Zelle lebt für sich allein

Zellen in der Zellkultur bilden untereinander Kontakte aus. Eine einzelne frei schwimmende Stammzelle etwa, die sich teilt, bildet zwei Tochterzellen, die aneinander haften bleiben können. Nach einigen Zellgenerationen entstehen auf diese Weise Zellballen. Im Falle der embryonalen Stammzellen nennt man diese Ballen »embryoid bodies«, im Falle neuronaler Stammzellen »Neurosphären«. Mit der Ausbildung dieser Konglomerate finden sich manche Zellen im Inneren des Zellhaufens wieder, andere an der Außenseite. Dies führt dazu, dass verschiedene Zellen unterschiedlich stark von der Nährflüssigkeit umspült werden und unterschiedlich viele Kontakte zu anderen Zellen haben. Die richtigen Kontakte zu haben, ist auch hier entscheidend. Die Zellen werden durch ihr unterschiedliches soziales Netz in ihrer weiteren Entwicklung unterschiedlich beeinflusst. Die Zellhaufen werden heterogen. Dies entspricht auch dem normalen Gang der Entwicklung in vivo, wo winzige, wahrscheinlich zufällige Unterschiede und leicht unterschiedlicher Zugang zu Nährstoffen dazu führen, dass die Zellen des frühen Embryo immer verschiedener werden. In einer Stammzellkultur, die derartige Zellballen enthält, sind daher nicht alle Zellen gleichermaßen Stammzellen. Es ist eine große technische Herausforderung, Stammzellen als Stammzellen und homogen zu erhalten. Stammzellen scheinen die Neigung zu haben, sich in der Zellkultur spontan zu differenzieren. Sie Stammzellen bleiben zu lassen, ist eine aktive Leistung der Umgebung und somit auch eine Folge der Zellkulturbedingungen.

Da im Verband eines Gewebes direkte Kontakte für Zellen der normale Zustand sind, sind Kulturen, die Zellen sehr stark vereinzeln, artifiziell. Trotzdem sind sie sehr wichtig, wenn man Aussagen über die Eigenschaften der einzelnen Zellen machen will. Um Stammzellen zu vermehren, ohne dass sie spontan in Differenzierung übergehen, kann es also sinnvoll sein, die positive Wirkung der Zellkontakte auszunutzen, ohne aber den Übergang in die Differenzierung zu provozieren. Dies gelingt zum Beispiel durch die Verwendung sogenannter »Feederlayer«. Ein Feederlayer (auf Deutsch »Nährrasen« – der Begriff wird zunehmend durch das englische Lehnwort ersetzt) ist eine Zellkultur anspruchsloserer Zellen, auf denen die Stammzellen wachsen können.

Für viele humane embryonale Stammzelllinien wurden zunächst Feederlayer aus Mauszellen benutzt. Dies wurde jedoch zunehmend als Nachteil angesehen, da derartige Stammzellen für medizinische Anwendungen nicht mehr infrage kommen. Die Verunreinigung durch Zellen einer anderen Spezies stellte ein unkalkulierbares Risiko dar. Die tierischen Beimischungen können zudem andere, grundsätzlichere Probleme auf genetischer Ebene bereiten, die auch außerhalb der unmittelbaren medizinischen Anwendung den Nutzen der Kulturen stark einschränken. Mittlerweile ist es aber geglückt, humane embryonale Stammzellen auch ohne Feederlayer zu züchten, indem man die Zellkulturbedingungen anderweitig aufwendig so angepasst hat, dass auf die Zellkontakte verzichtet werden kann.

Stammzelllinien

Sowohl für wissenschaftliche Experimente als auch für mögliche therapeutische Anwendungen ist es wünschenswert, gut definierte, möglichst reine Stammzellkulturen zur Zucht anlegen zu können.

Würde man beispielsweise einem Patienten in einer zukünftigen Zellersatztherapie eigene Stammzellen entnehmen und sie in der Kultur vermehren, um ihre Nachkommen ihm wieder zu transplantieren, so handelte es sich um »primäre Zellen«. Wenn man Stammzellen (oder auch andere Zellen) isoliert und in Kultur bringt, so spricht man von »primären Kulturen«. Primäre Zellen lassen sich häufig nur begrenzt vermehren, die Reinheit der Kulturen muss erst bestimmt werden, und die Variabilität zwischen verschiedenen Präparationen kann sehr groß sein. Primäre Kulturen haben aber den Vorteil, relativ nah an den Verhältnissen zu sein, die im Organismus selbst herrschen. Von Zelllinien spricht man erst dann, wenn man die Zellen über viele Passagen weiter in Kultur hält und so über viele Zellgenerationen vermehrt. Eine Zelllinie ist also eine in einer Zellkultur letztlich beliebig vermehrbare Population von Zellen, die idealerweise – und dann kommt die Stammzelle ins Spiel – auf eine einzelne Ursprungszelle zurückgeht (eine »klonale Zelllinie«). Das Wort »Klon« wird uns noch in anderen Zusammenhängen begegnen. Hier bedeutet es die Abstammung von einer einzelnen Stammzelle.

Primäre Kulturen, die direkt aus dem Organismus stammen, sind uneinheitlicher und nur in Ausnahmefällen bereits klonal. Aus einzelnen Stammzellen, die sich in primären Kulturen verborgen haben, können, wenn man die Zellen vereinzelt, »sekundäre«, neue Zelllinien gewonnen werden. Auch sekundäre Kulturen werden passagiert. Einzelne Fraktionen können tiefgefroren und zur späteren Anlage neuer Kulturen wieder aufgetaut werden. So kann man Stammzelllinien verschicken und so können sie auch zum wirtschaftlich interessanten, schützbaren Produkt werden.

Unter Stammzelllinien versteht man in der rauen Wirklichkeit sehr verschiedene Dinge. Oft handelt es sich nur um eine ununterbrochene Vermehrungsgeschichte einer Zellpopulation. Je gesicherter die Klonalität, je detaillierter diese Geschichte dokumentiert ist und je besser die korrekte, unveränderte genetische Ausstattung gesichert ist, desto hochwertiger die Linie. Zelllinien sind gewissermaßen die Einheit, in der Stammzellen zwischen Wissenschaftlern handelbar sind. Diese Einheit ist aber ein Konstrukt, eine Art Marke und Typenbezeichnung, wie es beim Auto zum Beispiel »Audi A6« wäre, und keine einfach zu fassende biologische Entität (genauso wie der Audi eben immer noch silbern oder blau, Unfallwagen oder neu, mit Seitenairbags oder ohne sein könnte).

Zelllinien gibt es auch für andere Zellen als Stammzellen. Vor allem Tumorzellen, die mit den Stammzellen das unbegrenzte Wachstumspotenzial gemeinsam haben, können in Tumorzelllinien gehalten werden. Auch sie können klonal sein. Zellen, die sich nicht wie Tumor- oder Stammzellen teilen können, müssen mitunter genetisch verändert werden, um als Zelllinie überleben zu können. Die normale Wachstumshemmung muss wegfallen; die Zellen müssen »immortalisiert« werden. Dies passiert manchmal spontan in der Zellkultur (was dann jedoch auch ein großes Problem darstellen kann), oder man löst gentechnisch die Bremsen, die sonst ein ungehemmtes Wachstum verhindern. Natürlich entfernen sich solche mutwillig entarteten Zelllinien zunehmend von dem Zelltyp, den sie repräsentieren sollen. Das begrenzt ihren Nutzen, der aber dennoch sehr hoch bleibt. Ein beachtlicher Teil der modernen Zellbiologie wird an derartigen immortalisierten (das heißt »unsterblich« gemachten) Zelllinien durchgeführt. So gibt es zum Beispiel »neuronale Zelllinien«, Zellen mit Nervenzelleigenschaften, die in der Kultur vermehrbar sind, obwohl sich Nervenzellen

»eigentlich« gar nicht mehr teilen können. Der Vorteil von immortalisierten Zelllinien ist, dass sie sehr homogen aus immer den gleichen Zellen bestehen und sehr stabil sind, also ein sehr einfaches Arbeiten im Labor erlauben. Primäre Zellen sind meistens kapriziöser.

Es gibt auch immortalisierte Kulturen von Stammzellen, bei denen also der schon vorhandenen Vermehrungsfreude noch durch eine genetische Manipulation zusätzlich auf die Sprünge geholfen wurde. Diese genetische Veränderung stabilisiert die Zelllinie und erlaubt manche Untersuchungen, die mit den primären Zellen oder nicht immortalisierten Zelllinien nur schwer möglich wären. Auch hier gilt aber, dass immortalisierte Stammzelllinien viel vom Charakter der ursprünglichen Stammzelle eingebüßt haben. Sie repräsentieren nur noch bedingt die Stammzellen, wie sie im Organismus vorkommen. Aus diesem Grund müssen Stammzelllinien auch immer wieder darauf kontrolliert werden, ob sich nicht genetische Veränderungen eingeschlichen haben, die die Zellen gegenüber den Ursprungszellen verändert oder sogar spontan immortalisiert haben.

Humane ES-Zelllinien

Stammzelllinien gibt es auch von ES-Zellen. Die große Aufregung um die Stammzellforschung nahm ihren Ursprung in James Thomsons 1998 veröffentlichtem Bericht in der Zeitschrift *Science* über die erste humane ES-Zelllinie.[2] Humane ES-Zelllinien sind vor allem aus befruchteten Eizellen hergestellt worden, die bei In-vitro-Befruchtungen in Reproduktionskliniken entstanden, aber nie verwendet wurden und als überzählige Relikte eines Kinderwunschs eingefroren blieben.

Der Begriff der Stammzelllinie ist der rein biologischen Domäne entwachsen und hat eine ethische, juristische und vor allem politische Dimension erhalten. Dass das Wort Stammzelllinie überhaupt Allgemeingut geworden ist, ist der ethischen Debatte um die Forschung an menschlichen embryonalen Stammzellen zu verdanken und dem amerikanischen Präsidenten GEORGE W. BUSH, in dessen Auftrag 2001 eine Liste von damals verfügbaren menschlichen ES-Zelllinien erstellt wurde. Auf die Umstände, unter denen diese Liste zustande kam, werden wir noch zu sprechen kommen. In den USA darf aus Bundesmitteln nur Forschung an ES-Zelllinien von dieser Liste durchgeführt werden.

Zu den meisten ES-Zelllinien, die auf Bushs Liste stehen, waren bei ihrer Erstellung nur sehr begrenzte Informationen vorhanden. Die Liste beinhaltet 73 Zelllinien, von denen heute maximal 20 sinnvoll nutzbar sind. Alle anderen sind nie wirklich gute Stammzellen gewesen oder haben sich im Laufe der Zeit so verändert und sind gewissermaßen »verwildert«, sodass sie nicht mehr für Forschung und erst recht nicht für eine Therapie geeignet sind.

Natürlich ist seit 2001 weltweit eine Fülle weiterer humaner ES-Zelllinien generiert worden, von denen viele auch strengsten modernen Qualitätskriterien genügen. Es existieren heute schätzungsweise 400 humane ES-Zelllinien, die gut charakterisiert sind. Der Wunsch von Wissenschaftlern, von der willkürlichen Positivliste weg zu einer Zusammenstellung von wirklich definierten Stammzelllinien zu kommen, ist vor dem Hintergrund der Zahlenverhältnisse und der Qualitätsunterschiede sicherlich verständlich. Hinzu kommt, dass die Verwendung der Stammzelllinien häufig damit verbunden ist, dass eine Lizenzvereinbarung mit dem Besitzer und Hersteller der Zellen getroffen werden muss. Für rein akademische Fragen ist dies in der Regel nicht weiter problematisch; wenn das Ziel aber lautet, vermarktungsfähige neue Therapieformen zu entwickeln, wird diese Abhängigkeit kontraproduktiv. Die recht zufällig entstandene Bush-Liste, auf die mehr oder minder auch die in Deutschland geltende Rechtslage Bezug nimmt, schafft nun amerikanischen Lizenzgebern, vor allem WiCell an der University of Wisconsin, einen starken, fast monopolartigen Wettbewerbsvorteil. Der Wissenschaftler DOUG MELTON aus Boston, der als Vater von zwei zuckerkranken Kindern ein sehr starkes persönliches Motiv für seine Forschung hatte, hat mehrere ES-Zelllinien hergestellt, die ohne derartige Lizenzen öffentlich zur Verfügung stehen.

»Stammzelllinie« ist also auch ein politischer Begriff und ein wirtschaftliches Gut.

Gezielte Differenzierung

Will man Stammzellen, die man in der Zellkultur züchtet, zur Zelltherapie verwenden, muss man sie gezielt in die Zelltypen differenzieren lassen, die ersetzt werden sollen. Mitunter scheint zwar das Wirtsgewebe ausreichend Signale dafür auszusenden, dass Stammzellen auch erst nach der Transplantation im Empfänger bedarfsgerecht ausdifferenzieren, aber derartige Ergebnisse sind meist umstritten. Bei somatischen Stammzellen, die an ihren normalen Ort transplantiert werden, ist dieser Automatismus noch nachvollziehbar. Denn sie sind ja die richtigen Spieler am richtigen Ort. Bei ES-Zellen erscheint der Vorgang weitaus unwahrscheinlicher. Ein erkranktes Wirtsorgan schließlich wird nur in den seltensten Fällen noch all die Signale bereitstellen, die eine normale Ausdifferenzierung möglich machen. Eine Vordifferenzierung in der Kultur ist auch deshalb notwendig, weil die undifferenzierten Stammzellen ein Potenzial zur Tumorbildung bergen. Zwar existieren zu diesem Risiko sehr unterschiedliche Angaben, und die veröffentlichten Ergebnisse sind keineswegs eindeutig, aber das Risiko besteht.

Die Differenzierung in vitro stellt eine mindestens ebenso große Herausforderung dar wie das Problem, Stammzellen als Stammzellen zu erhalten. Die Differenzierung wird zumeist angestoßen, indem man den Stammzellen spezielle Wachstumsfaktoren in ihrer Nährlösung entzieht oder sie (im Falle der ES-Zellen) von dem Nährzellrasen, auf dem sie wachsen, entfernt. Faktoren wie Retinolsäure, die man dem Kulturmedium zugeben kann, steigern die initiale Differenzierung, aber der Wegfall der stammzellerhaltenden Bedingungen allein reicht aus, um die Zellen ihren Stammzellstatus aufgeben zu lassen. Dies ist aber nur der Anfang der Differenzierung, der oft nicht zu viel mehr als zu recht generischen Zelltypen führt, entfernten Verwandten der erwünschten Zellen mit vager Familienähnlichkeit. Von der gezielten Differenzierung in spezialisierte Zelltypen ist man so noch weit entfernt. Um diese zu erreichen, muss man im Prinzip die Signale der normalen Entwicklung in der Zellkultur nachvollziehen. Dafür braucht man sequenzielle Zellkulturprotokolle, die den zeitlichen (und zum Teil auch räumlichen) Ablauf der Entwicklung, wie sie in vivo verläuft, in der Zellkultur nachvollziehen. Bis heute ist das nur in Ausnahmefällen schlüssig gelungen, aber das spiegelt vor allem die Tatsache wider, dass Entwicklungsbiologie noch immer ein Gebiet mit vielen weißen Feldern auf der Landkarte des Wissens ist. Deshalb muss, wer Stammzellbiologie (und -therapie) will, Entwicklungsbiologie betreiben.

Manche Entwicklungswege allerdings laufen in gewissem Rahmen automatisch ab. Zum Beispiel bilden sich verhältnismäßig problemlos Zellen, die Nervenzelleigenschaften haben (ob sie wirklich in einem funktionellen Sinne Nervenzellen sind, muss meist dahingestellt bleiben). Das bedeutet, dass man nicht nur manche Entwicklungslinien fördern, sondern auch andere unterdrücken muss (wenn man, wie in diesem Beispiel, eben gar keine Nervenzellen haben will). Mitunter erledigen die zur gezielten Differenzierung eingesetzten Faktoren dies gleich mit – manchmal aber auch nicht, sodass man zusätzliche Variablen zu beachten hat. Das Entwickeln von derartigen Kulturprotokollen ist zwar geleitet durch die Erkenntnisse der Entwicklungsbiologie und somit kein reines Ausprobieren, aber die

Arbeit ist dennoch auch heute noch sehr stark von Versuch und Irrtum als Motor des Fortschritts geprägt.

Eines der großartigsten Beispiele dafür, dass man schon heute diese gezielte Differenzierung sehr weit treiben kann, haben Hynek Wichterle und Tom Jessel mit ihren Kollegen geliefert. Ihnen gelang es, ES-Zellen der Maus durch eine Abfolge von Zellkulturzusätzen, die die Sequenz der Signale, die die Zellen auch im sich entwickelnden Rückenmark erhalten würden, nachahmten, in Motorneurone zu differenzieren.[3] Die Motorneurone sind eine wichtige Klasse von Nervenzellen, die mit ihren langen Fortsätzen die Verbindung zwischen dem Rückenmark und den Muskeln herstellen. Für die allermeisten anderen Zelltypen kennt man die Abfolge der Signale nicht genau oder kann sie in der Zellkultur noch nicht nachahmen. Mitunter sind die erforderlichen Muster wohl auch extrem komplex.

In der Zellkultur erfolgt die Differenzierung von Stammzellen meist nicht einheitlich in einen einzigen Zelltyp, sondern nahezu immer gleichzeitig in Zellen verschiedener Art. Das könnte einerseits heißen, dass die bekannten Zellkulturbedingungen noch nicht spezifisch genug sind, es könnte aber auch anzeigen, dass Zellen so programmiert sind, dass sie sich unterschiedlich verhalten, je nachdem von welchen und wie vielen Nachbarzellen sie umringt sind. Während der Entwicklung in vivo ist das in der Tat so. Hier sorgen wohl zunächst winzige zufällige Schwankungen in der Konzentration bestimmter Faktoren dafür, dass Zellen nicht ganz gleich sind. Winzige Anfangsunterschiede reichen aus, eine Kaskade in Gang zu setzen, die die Zellen immer unterschiedlicher werden lässt. Es ist nicht der normale Gang der Dinge, dass nur Zellen eines einzigen Typs gleichgeschaltet miteinander heranreifen. Für biotechnologische Zellzuchtverfahren stellt dies eine Einschränkung dar, die in ihrer Tragweite noch nicht völlig verstanden ist. Zellzuchtverfahren müssen also zumindest in einem gewissen Maß immer darauf abzielen, die normale Heterogenität der Zellentwicklung zu mindern oder im Extremfall zugunsten völliger Homogenität zu überwinden. Je nach Gewebetyp und Vordifferenzierung der Stammzellen gelingt dies in unterschiedlichem Maße. Knorpel- und Hautzellen beispielsweise lassen sich in vergleichsweise hoher Reinheit züchten, andere Zelltypen nicht.

Stammzelltherapien der ersten Generation

Stammzellen existieren nicht, um als Therapie eingesetzt zu werden, aber es ist ganz und gar unstrittig, dass sie dazu eingesetzt werden können. Wer Sinn und Zweck hier gleichsetzt, macht sich die Welt aber in zu einfacher Weise gefügig. Stammzellen sind nämlich vielmehr ein fundamentales Prinzip des Lebendigen. Wie wir im Kapitel »Stammzellen im Detail« sehen werden, gäbe es ohne Stammzellen kein vielzelliges Leben, und Stammzellen sind notwendig, um den Organismus in jeder seiner Stunden am Leben zu erhalten. Das deutet schon an, dass die Sache etwas komplizierter sein könnte, als dass sich hier nur einfach ein wunderbares Ersatzteillager auftäte.

Wenn man dennoch einen gradlinigen »Um-zu«-Ansatz verfolgt, gibt es zunächst im Wesentlichen drei auf Stammzellen basierende Therapieoptionen, die sich für die Behandlung der verschiedensten Erkrankungen einsetzen ließen:

1. die Zellzucht und -transplantation zum Zellersatz,
2. die Zellzucht und -transplantation zur unterstützenden Therapie, und
3. die Verwendung von Stammzellen als Vehikel zur Einschleusung des veränderten Gens im Rahmen einer Gentherapie.

Dies sind die drei Ziele, die bei der ethischen Debatte über menschliche embryonale Stammzellen eine nennenswerte Rolle gespielt haben. Unverkennbar reduziert man Stammzellen hier sehr stark auf ein »Mittel zum Zweck« und zieht den therapeu-

tischen Ansatz von der Methode her auf. Die Argumentations-
linie dieses Buches ist, dass dies zwar selbstverständlich möglich
und ganz gewiss nicht falsch ist, aber dem Wesen der Stammzellbiologie eigentlich nicht im besten Sinne entspricht. Die
wirkliche Stammzellrevolution lauert erst hinter dieser Strategie.

Exkurs: »Frischzellen«

Was, als Randnotiz und um Missverständnisse frühzeitig auszu-
räumen, sind sogenannte »Frischzellen«? Die seit den 1940er
Jahren in bestimmten, vor allem auch prominenten Kreisen populären »Frischzellkuren« haben keinen wirklichen Bezug zu
Stammzellen und Stammzelltherapie. Vielmehr handelt es sich
um Zellpräparationen, zumeist aus ungeborenen Lämmern
(insbesondere aus dem Thymus, einem Organ des Immunsystems), die, in den menschlichen Organismus injiziert, dort zu
einer Auffrischung diverser, buchstäblich erschlaffter Leistungen und zur »Verjüngung« führen sollen. Mit Medizin im Sinne
des Hippokratischen Eides hat das weniger zu tun (und mit
Wissenschaft noch weniger) als mit einem »interessanten« Geschäftsmodell. Eine echte, medizinisch relevante und positive
Wirkung solcher Zellinjektionen ist nicht belegt. Das Risiko
aber, das der Kunde mit einer Injektion von Tierzellen in seinen
Körper eingeht, ist wegen der drohenden Abstoßungsreaktion
gegen die tierischen Zellen gewaltig. Die ursprüngliche, besonders gefährliche Behandlungsform des Schweizers PAUL NIE-
HANS hatte zwischen 1930 und Mitte der 1950er-Jahre bereits
über 30 Todesfälle zur Folge. Die Injektion von kompletten
Tierzellen ist heute in Deutschland verboten. Bestandteile der
tierischen Zellen fallen aber, da es sich um individuelle Zu-
bereitungen handelt, bisher nicht unter das Arzneimittelgesetz
und können noch verabreicht werden. Es gibt für die Frischzell-
therapie aber weder eine konkrete wissenschaftliche Hypothese

noch einen plausiblen Wirkmechanismus. Die Zellen bauen sich nachweislich nicht in den Gastorganismus ein. Jegliche positive Wirkung auf den Körper ist, wenn überhaupt je nachweisbar, indirekt und riskant.

Es gibt heute auch »Stammzelltherapien«, die ähnlich wie die Frischzellen beworben und für eine zahlungskräftige und -willige Klientel in eher ungewöhnlichen Ländern der wissenschaftlichen Landkarte durchgeführt werden. Dabei wird auch mit menschlichen Zellen jenseits aller ethischen Reflexion und notwendiger Sicherheitsstandards operiert. Wenn es wirklich so einfach wäre mit sicherer und ethisch vertretbarer Stammzelltherapie, kann man mit Sicherheit davon ausgehen, dass auch die Forscher und Mediziner in den USA und Europa etwas von den relevanten Tricks gehört hätten.

Zellersatz

Die am stärksten propagierte Einsatzmöglichkeit von Stammzellen ist die Zellersatztherapie. In der Hämatologie, der Heilkunde des blutbildenden Systems, ist diese Therapie heute bereits Routine und hat ihr definiertes Anwendungsgebiet. Es hat sich eingebürgert, die anderen Bereiche der Stammzellforschung separat von der hämatologischen Stammzelltherapie zu betrachten, obwohl (oder vielleicht doch, auch weil) diese der einzige bis heute erfolgreiche Einsatz von Stammzellen in der Medizin ist. Für diese Abgrenzung sprechen einige praktische Argumente (so wie man in der Schule die, die viel nachzuholen haben, in eigene Förderklassen steckt), aber die Trennung ist manchmal auch problematisch, da sie den Blick auf die Gemeinsamkeiten und die wirklichen Unterschiede verstellen kann.

Die ethischen Debatten um den Einsatz menschlicher embryonaler Stammzellen sind vor allem von der Vision angetrieben worden, aus ihnen Zellen zum Organ- und Zellersatz außerhalb des blutbildenden Systems gezielt und in großer

Zahl herstellen zu können. Dieses Ziel ist legitim, und es ist zu vermuten, dass diese Strategie auch zu einigem klinischen Erfolg geführt werden kann. Allerdings sind die Hindernisse auf dem Weg dorthin groß. Hindernisse sind freilich per se kein Grund, die Herausforderung nicht anzunehmen, sie machen aber Kosten-Nutzen-Abwägungen umso dringlicher.

Widmen wir uns zunächst der bereits heute gängigen Zellersatztherapie in der Hämatologie und ihrer Basis: den Blutstammzellen.

Blutstammzellen

Blut besteht aus einer eiweißreichen Flüssigkeit, dem Plasma, und den Blutzellen. Man unterscheidet rote von weißen Blutkörperchen und bei den weißen wiederum zwei große Linien: die myeloische Linie, die die Blutplättchen und die Granulozyten hervorbringt, und die lymphozytäre Linie, die sich ihrerseits vor allem in die zwei Familien der T- und B-Lymphozyten teilt. Viele dieser Zelltypen besitzen noch einmal verschiedene Untertypen. Es entstehen also aus einer gemeinsamen Stammzelle des blutbildenden (hämatopoetischen) Systems Zellen mit sehr unterschiedlichen Funktionen, die vom Sauerstofftransport (rote Blutkörperchen) über die Abwehr von Bakterien (Granulozyten) und Viren (Lymphozyten) bis hin zur Wundheilung und Gefäßabdichtung (Blutplättchen) reichen. Das blutbildende System ist das regenerative Organ unseres Körpers par excellence. Die hämatopoetische Stammzelle befindet sich im Knochenmark, vor allem in den Beckenschaufeln und den langen Röhrenknochen des Oberschenkels und Oberarms. Das Knochenmark setzt unaufhörlich neue Blutzellen in den Kreislauf frei. Deren Überleben ist schon unter normalen Bedingungen begrenzt. Ein Granulozyt beispielsweise hat eine Lebensspanne von meist wenigen Tagen, ein Erythrozyt lebt knapp vier Monate. Der Umsatz an Blutzellen in unserem Körper ist also beachtlich, und das Knochenmark arbeitet dabei noch längst nicht auf Hochtouren. Bei Blutverlusten oder Infektionen wird es zu über die normale Produktion hinausgehenden Höchstleistungen stimuliert und füllt den entstandenen Mangel an Blut- und Immunzellen innerhalb kürzester Zeit wieder auf. Seine Regenerationsfähigkeit ist extrem. Jeder, der schon einmal Blut gespendet hat, weiß, dass das eine gefahrlose Angelegenheit ist. Innerhalb von Stunden bis Tagen ist die Spende wieder ausgeglichen.

Das hämatopoetische System ist heute das bestverstandene Stammzellsystem. An ihm wird eine Hierarchie der Stamm- und Vorläuferzellen deutlich. Man vermutet, dass ähnliche Hierarchien für andere Stammzellsysteme im erwachsenen Organismus existieren. Dies aber ist zumeist nur eine Vermutung mit bruchstückhafter Beweislage.

Im hämatopoetischen System mit seinem klar beschriebenen Stammbaum fällt auf, dass es an der Spitze der Pyramide nicht eine, sondern zwei Stammzellen gibt. Eine Langzeit-Stammzelle, die sich selten teilt, bringt eine Kurzzeit-Stammzelle hervor, die dann mehr für das Tagesgeschäft zuständig ist, sich in der Entwicklungspotenz aber nicht von der Langzeit-Stammzelle unterscheidet. Die Langzeit-Stammzelle erscheint damit als die eiserne Reserve, auf die nur selten zurückgegriffen wird. Dies deutet bereits ein wichtiges Prinzip an: Stammzellen, auch innerhalb eines Systems, sind nicht gleich Stammzellen.

Stammzelltransplantation in der Hämatologie

Bei der Zellersatztherapie der Hämatologie geht es darum, entweder durch die Implantation von Knochenmark, das die Stamm- und Vorläuferzellen enthält, oder durch den Einsatz von aufgereinigten Stamm- und Vorläuferzellen die Funktion des Knochenmarks wiederherzustellen. Wegen der Breite der Funktionen des Knochenmarks (und des Blutes) kommt diese

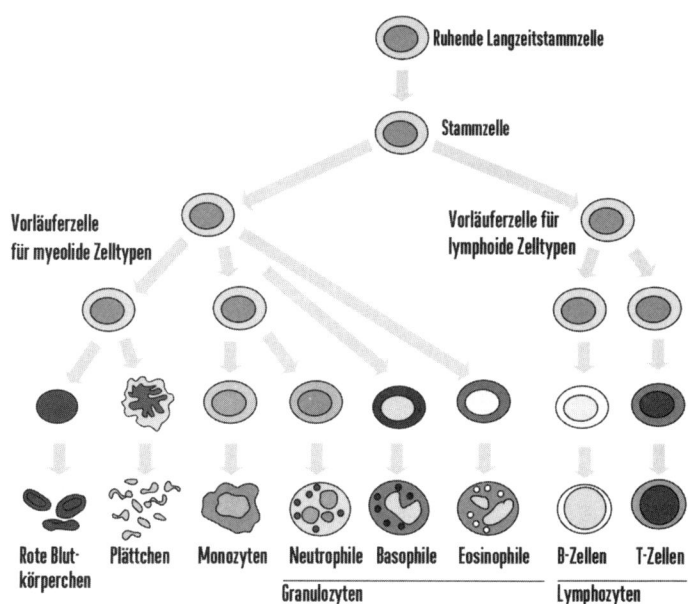

Hierarchie der Zellen des Blutes

Therapie für eine Vielzahl von Erkrankungen in Betracht, seien sie angeboren oder erworben, krebsartig oder nicht krebsartig. Beim amerikanischen *Center for International Blood and Bone Marrow Transplant Research* waren bis einschließlich 2006 über 200 000 Patienten registriert, die eine Knochenmarkstransplantation erhalten hatten, was schätzungsweise weniger als die Hälfte aller Patienten ausmachen dürfte, die weltweit bereits therapiert wurden. Es handelt sich also um eine weitverbreitete Therapie. Die Epoche der Knochenmarkstransplantation begann vor mehr als 40 Jahren. 1990 erhielt der Pionier dieser Technik, EDWARD DONNALL THOMAS vom *Fred Hutchinson Cancer Research Center*, gemeinsam mit dem Chirurgen JOSEPH EDWARD MURRAY den Nobelpreis für die »Einführung der Methode der Übertragung von Gewebe und Organen als klinische Behandlungspraxis in die Humanmedizin« – übrigens einer der ganz wenigen Fälle, in denen der Nobelpreis für »Physiologie oder Medizin« wirklich für Medizin im engeren Sinne und nicht für Physiologie im weiteren vergeben wurde.

Angesichts dieser Erfolge ist es paradox, dass es bis heute nicht befriedigend geglückt ist, hämatopoetische Stammzellen in der Zellkultur nennenswert und stabil zu vermehren. Das hat zur Folge, dass man für die Stammzelltransplantationen in der Hämatologie auf viele Spender angewiesen ist. Einer der größten theoretischen Vorteile der Stammzelltherapie ist in diesem Paradebeispiel damit gar nicht gegeben. Die Abhängigkeit von Spendern existiert bei der Transplantation von aufgereinigten Stammzellen noch genauso wie bei der klassischen Knochenmarkstransplantation.

Hinzu kommt, dass auch in der Hämatologie die Stammzelltherapie trotz ihrer routinemäßigen Anwendung nicht als Allheilmittel betrachtet wird. Im Gegenteil ist heute gut belegt, dass es nur bestimmte Krankheiten gibt, vor allem Leukämien bei Kindern, die mit reinen Stammzellen besser behandelbar sind als mit der technisch weit weniger aufwendigen klassischen Knochenmarkstransplantation, die freilich in einem weiteren Sinne auch eine Stammzelltherapie ist, weil Knochenmark eben Stammzellen enthält. Das Beispiel legt nahe, dass Stammzelltherapie generell nur für wenige, ausgewählte Indikationen innerhalb einer Gruppe von ähnlich erscheinenden Erkrankungen sinnvoll und praktikabel sein wird. Auch in dieser realistischen Einschränkung ist die Hämatologie Vorreiter. Das heißt, dass man hier bereits an dem Punkt ist, der Stammzelltherapie ihren Platz im Gesamtangebot der Therapieoptionen zuzuweisen und die Patienten entsprechend für oder gegen eine Transplantation zu beraten.

Stammzellen des Bindegewebes

Aus mesenchymalen Stammzellen gehen die Zellen des Bindegewebes und des Stütz- und Bewegungsapparates, die mesenchymalen Gewebe, hervor. Dazu gehören Knorpel und Knochen, Sehnen und lockeres Bindegewebe, das Fettgewebe und die Skelettmuskulatur. Mesenchymale Stammzellen verbleiben lebenslang im erwachsenen Organismus und können für die Regeneration in den betreffenden Organen sorgen. Über die genaue Stellung dieser Stammzellen in der normalen Funktion dieser Gewebe und ihre Regulation und Kontrolle ist aber relativ wenig bekannt. Mesenchymale Stammzellen lassen sich recht einfach in der Zellkultur vermehren, wo sie in Kolonien (Zellgruppen) wachsen und sich in die verschiedenen Zelltypen differenzieren lassen. Besonders interessant ist dabei die Beobachtung, dass man mesenchymale Stammzellen dazu bringen kann, auch gewisse Eigenschaften von Nervengewebe anzunehmen. Das an sich schon bemerkenswerte Spektrum der mesenchymalen Stammzellen schien sich dadurch noch unerwartet zu erweitern. Über eine derartige »Transdifferenzierung« werden wir noch ausführlich sprechen. Es ist allerdings bislang nicht gelungen, die mesenchymalen Stammzellen zu voll funktionsfähigen Nervenzellen zu differenzieren. Die Zellen wiesen zwar schon verschiedene Charakteristika von Nervenzellen auf, erreichten aber nicht die letztlich entscheidende Stufe, nämlich die, auch als Nervenzellen zu funktionieren. Vielmehr schien es so zu sein, dass mesenchymale Stammzellen Entwicklungspfade einschlagen können, auf denen sie *auch* Markereiweiße der neuronalen Entwicklungslinie auf ihren Zelloberflächen zeigen können, ohne dass sie wirklich auf dem Weg neuronaler Entwicklung unterwegs wären. Die fundamentale Frage ist nun, ob es nur eine Frage der Zellkulturtechnik und -bedingungen ist, die vollständige Differenzierung doch möglich zu machen, oder ob Nervengewebe wirklich und unabänderlich außerhalb des Spektrums der mesenchymalen Stammzellen liegt.

Aus dem Knochenmark lässt sich nämlich noch ein weiterer Zelltyp isolieren, der zwar auch der mesenchymalen Linie entstammt, aber möglicherweise sehr viel weitergehende Stammzelleigenschaften hat. Diese Zellen, die extrem rar sind und sich nur in einem sehr aufwendigen und langwierigen Verfahren aus dem Knochenmark isolieren lassen, wurden erstmals von CATHERINE VERFAILLIE, damals an der Universität von Minnesota, heute an der Katholischen Universität in Leuven in Belgien, beschrieben und als »multipotential adult progenitor cells«, kurz MAPCs, bezeichnet.[4] MAPCs scheinen sich schon fast pluripotent zu verhalten. Insofern ist die Wahl des Namens etwas verwirrend. Neben ihrem mesenchymalen Differenzierungspotenzial zeigen MAPCs die Fähigkeit, eine Vielzahl anderer Zelltypen generieren zu können. Insbesondere nehmen die MAPCs, wenn man sie in eine Mausblastozyste injiziert, an der Entwicklung der Maus teil, und ihre Nachkommen finden sich in fast allen Geweben. Bis heute ist leider ungeklärt, ob diese Zellen auch in vivo existieren oder ob sie durch die speziellen Kulturbedingungen hervorgerufen werden. Sie blieben in jedem Fall sehr interessante Zellen, aber es wäre nicht das Gleiche. Auch ist ihre Handhabung so aufwendig und kompliziert, dass die Erforschung etwas für Spezialisten bleibt und zumindest bislang nicht in die Breite gehen konnte. Daneben gibt es Berichte, dass man ähnliche Zellen auch aus Nabelschnurblut und der Haut isolieren könne. Auch dort scheint ihr primärer Differenzierungsphänotyp ein mesenchymaler zu sein.

FACS: Eine Methode zur Isolierung von Stammzellen

Aus dem Knochenmark kann man Stammzellen aufgrund einer verblüffenden Eigenschaft isolieren. Zellen besitzen sogenannte Transporter in ihren Membranen, Moleküle, die für den Austausch von Ionen und anderen Molekülen zwischen dem Außenraum und dem Innenraum der Zelle sorgen können. 1996 beschrieb Margaret Goodell, damals am *Massachusetts Institute of Technology* in Boston, dass Stammzellen im Gegensatz zu anderen Zellen die Eigenschaft haben, einen bestimmten fluoreszierenden Farbstoff mit dem wenig griffigen Namen Hoechst 33342 aktiv aus dem Zellinnern herauszubefördern.[5] Vereinfacht gesagt entfärben sich die Zellen also sehr schnell wieder. Im FACS-Gerät kann man dies ausnutzen. FACS steht für »fluorescence-activated cell sorting«. Die Abkürzung hat aber ein Eigenleben als selbstständiges Wort begonnen. FACS funktioniert so: die Stammzellen, die aus einer Suppe von Zellen herausgefischt werden sollen, unterscheiden sich durch ihre Fluoreszenz. Sie leuchten weniger, da sie den Farbstoff schon wieder hinausgepumpt haben. Die Zellen schwimmen einzeln in ihrer Nährflüssigkeit. Nun jagt man die Zellsuspension mit hoher Geschwindigkeit durch eine kleine Düse, sodass einzelne Zellen nacheinander heraustreten. Eine Fluoreszenzlampe (genaugenommen ein Laser) beleuchtet die Zellen. Wenn eine Zelle aufleuchtet, weil ihr Fluoreszenzfarbstoff durch das Licht der für ihn richtigen Wellenlänge angeregt wird, wird das erkannt und blitzschnell ein elektrisches Feld aktiviert, das den hauchdünnen Strahl von Zellen und ihrer Nährflüssigkeit so ablenkt, dass just die eine Zelle in ein separates, darunter aufgestelltes Auffanggefäß fällt. Das klingt nach Science-Fiction, funktioniert aber bestens. Das FACS-Gerät zählt auch die Zellen, die es in die verschiedenen Töpfchen abgelegt hat, und erstellt daraus typische Grafiken. In diesen Grafiken tauchen die entfärbten Zellen als eigene Population an der Seite der großen Masse der gefärbten Zellen auf. Daher rührt der englische Name für die Zellfraktion, die die Stammzellen enthält: »side population« (wörtlich »Seitenpopulation«, aber die Übersetzung ist ziemlich ungebräuchlich).

FACS kann man auch auf andere Markermoleküle anwenden, die eine Zelle auf der Oberfläche trägt. Man bindet dann ein fluoreszierendes Molekül spezifisch an das Markermolekül, sodass sich Zellen, die den Marker besitzen, von denen, die ihn nicht besitzen, in ihrer fluoreszierenden Farbe unterscheiden, und wendet dieselbe Technik an. Theoretisch ist die FACS-Methode damit auch außerhalb des Knochenmarkes und Blutes anwendbar. Aber in soliden Geweben liegen die Zellen nicht natürlicherweise als Einzelzellen vor. Man muss sie erst vereinzeln, um sie durch das FACS schicken zu können, was ihnen oft nicht gut bekommt.

Ähnliche »side populations« sind mittlerweile auch für andere Gewebe beschrieben worden, wobei es sich aber oftmals doch um hämatopoetische Stammzellen handelte, die mutmaßlich durch den Kreislauf in die anderen Organe gelangt waren. Über die Fähigkeit zur Farbstoffausscheidung nichthämatopoetischer Stammzellen ist erst wenig bekannt.

Zelltherapien mit mesenchymalen Stammzellen

Das Interesse, das den MAPCs zeitweilig entgegengebracht wurde, hat mitunter davon abgelenkt, dass mesenchymale Stammzellen für die Medizin natürlich sehr nahe liegende Anwendungsgebiete haben: den Ersatz von Knochen und Knorpel. Hieran haben Orthopädie und Unfallchirurgie sehr großes Interesse. Man kann heute von weltweit etwa 800 000 Knochentransplantationen pro Jahr, mit steigender Tendenz, ausgehen. Meist handelt es sich dabei um autologe Transplantationen. Das heißt, man verwendet zum Beispiel ein Stück Beckenknochen des Patienten selbst, um den Ersatzknochen herzustellen.

Es ist einleuchtend, dass dieses Ersatzteillager sehr begrenzt ist. Stammzellen könnten hier eine bessere Quelle für transplantierbares Gewebe darstellen. Noch einmal bedeutender ist die mögliche Anwendung in der Kieferchirurgie, wo Millionen von Zahnersatzpatienten Verstärkungen der Kieferknochen benötigen, um die Ersatzzähne stabil zu befestigen. Knochen entstammt mesenchymalen Stammzellen, die vom Patienten selbst gewonnen werden könnten. Heute werden die gezüchteten Zellen in der Regel in eine synthetische Matrix implantiert, die eine dreidimensionale Struktur vorgibt und ein geordnetes Wachstum und mechanische Stabilität ermöglicht. Eine der großen Herausforderungen ist die Entwicklung derartiger Matrices. Sie bringt die Stammzellforschung in Berührung mit der Materialforschung. Moderne Initiativen zur Regenerativen Medizin beinhalten daher häufig Beiträge von Biomaterialforschern, einer dementsprechend äußerst gesuchten Gruppe von Wissenschaftlern.

Interessant ist auch die Gewinnung von Knorpel. Knorpel zeigt kaum Regeneration in vivo, schon gar nicht im Alter, wenn Arthrosen und andere Degenerationserscheinungen der Gelenke für große Probleme sorgen. Auch die Versorgung von Knorpelverletzungen stellt eine große Herausforderung dar. Hier implantierbaren Ersatz zu züchten, ist ein wichtiges Ziel, das auch nicht zu vermessen scheint. Trotz vielversprechender Ansätze ist es aber noch nicht zur Serienreife gediehen.

Mesenchymale Stammzellen kann man möglicherweise auch aus Fettgewebe isolieren, was einen vergleichsweise problemlosen Zugriff auch auf menschliches Gewebe erlauben würde. Auch an Spendern wäre hier gegebenenfalls wohl kein Mangel. Die diesbezüglichen Berichte sind aber noch recht umstritten. Fettgewebe selbst in größeren Mengen zu züchten, dürfte den meisten Patienten einer Wohlstandsgesellschaft nicht als sinnvolles Ziel regenerativer Medizin erscheinen.

Nabelschnur

Während der Entwicklung im Mutterleib hat das Kind, das nach Abschluss der ersten drei Monate (Embryonalperiode), Fötus (oder Fetus) genannt wird, bereits einen funktionierenden Blutkreislauf. Dieser Kreislauf schließt allerdings statt einer großflächigen Durchströmung der Lunge, die ja noch nicht luftgefüllt ist und deshalb noch nicht ihre spätere Funktion erfüllen kann, eine Verbindung durch die Nabelschnur zur Plazenta ein, über die es von der Mutter ernährt wird. Nabelschnurblut ist nichts anderes als das Blut des Fötus; die Nabelschnur enthält keine besondere, fundamental andere Art Blut. Fötales Blut ist aber sehr reich an jenen Stammzellen, wie man sie auch im Knochenmark findet, und stellt deshalb eine besondere »Güteklasse« dar. Es enthält Stammzellen des blutbildenden Systems, des Bindegewebes und der Blutgefäße. Nach der Geburt wird die Nabelschnur durchtrennt, und es bleibt eine gewisse Menge Blut des Kindes mit der Plazenta zurück. Dieses stammzellreiche Blut kann man konservieren und zur Stammzellgewinnung verwenden. Freilich lassen sich daraus nur die Stammzellen gewinnen, die im fötalen Blut zirkulieren. Dabei handelt es sich der Definition nach um multipotente, gewebespezifische Stammzellen. Ihre Gewinnung, Lagerung und Vermehrung gilt deshalb als ethisch unproblematisch. Stammzellen aus der Nabelschnur sind sowohl bei Kindern als auch bei Erwachsenen bereits erfolgreich als Alternative zu den Blutstammzellen des Knochenmarks eingesetzt worden. Auch bei Menschen durchgeführte Versuche, das Potenzial der Nabelschnurzellen zur Therapie anderer Erkrankungen einzusetzen, sind bislang gescheitert oder mit fragwürdigem Erfolg behaftet. Insbesondere die immer wieder geäußerte, mitunter als sehr konkrete Möglichkeit dargestellte Hoffnung, mit Nabelschnurzellen komplexe Erkrankungen wie Morbus Parkinson behandeln zu können, sind bislang nicht von wissenschaftlicher Evidenz gedeckt. Stammzellen aus der Nabelschnur zeigen keine größere Fähigkeit zur Transdifferenzierung in Nervenzellen als andere somatische Stammzellen auch. Insofern ist die Idee, einem Kind sein eingefrorenes Nabelschnurblut als »Versicherung« mit auf den Lebensweg zu geben, nach gegenwärtigem Stand der Wissenschaft nur von sehr unwahrscheinlichem Nutzen. Nicht einmal alle Formen der Leukämie wären mit dem Blut behandelbar, und läge der Erkrankung ein genetischer Defekt zugrunde, so wären die Nabelschnurzellen davon genauso betroffen wie die des entwickelten Organismus.

Statt Nabelschnurblut zu hohen Kosten für eine unsichere spätere eigene Verwendung einzufrieren, erscheint es als gute und ehrenwerte Alternative, Nabelschnurblut einer Nabelschnurbank zur Verfügung zu stellen. Nabelschnurblut löst eine weit geringere Immunantwort aus als Blut in späterem Lebensalter, sodass die Nabelschnurblutspende für einen Fremden sogar weniger problematisch ist als der Empfang einer Knochenmarkspende eines Erwachsenen. Genetische Defekte können heute vor der Verwendung ausgeschlossen werden. Die Nabelschnurblutspende hilft anderen, und die Chance, dass man im möglichen eigenen Bedarfsfall auf die gleiche Ressource wird zurückgreifen können, erscheint größer als die, im seit Jahrzehnten eingelagerten eigenen Nabelschnurblut das therapeutische Werkzeug der Wahl zur Verfügung zu haben.

Mit viel begleitendem Medientheater wurde Anfang 2007 berichtet, dass sich auch aus dem Fruchtwasser, das den Fötus im Mutterleib umgibt, Zellen mit Stammzelleigenschaften isolieren lassen, die als quasi pluripotent verkauft wurden, obwohl die veröffentlichten Experimente nichts anderes zeigen als das, was man von anderen mesenchymalen Stammzellen auch erwartet.[6]

Abstoßungsreaktionen

Das größte Problem beim Zellersatz durch Transplantation (auch im hämatopoetischen System und bei der klassischen Organtransplantation) ist die Immunabwehr des Transplantatempfängers (und mitunter auch eine Immunantwort im Transplantat selbst). Eine Transplantation zwischen zwei Menschen, die nicht eineiige Zwillinge sind, nennt man allogen. Damit sie gelingt, müssen die immunologischen Eigenschaften von Transplantat und Empfänger bestmöglich aufeinander abgestimmt sein. Dies kann durch einen Test geschehen, der die Marker bestimmt, wie zum Beispiel die Blutgruppenzugehörigkeit als bekanntestes derartiges Merkmal. Dabei ist die Zahl der möglichen Kombinationen nicht unendlich, sodass es möglich scheint, in Stammzellbanken zumindest die wichtigsten Kombinationen vorrätig zu halten. In einer direkten Transplantation, wie sie bei der klassischen Organtransplantation vorliegt, hat man keine Auswahl an transplantierbaren Organen auf Lager. Spender und Empfänger müssen zueinander passen. Da die Übereinstimmung praktisch nie bei 100% liegt, muss das Immunsystem des Empfängers unterdrückt werden, was mit nebenwirkungsreichen Medikamenten geschieht. Der Vorteil eines stammzellbasierten Ansatzes, der genau passende Zellen liefern könnte, liegt insofern auf der Hand. Durch Einsatz von somatischen Stammzellen des Patienten selbst ließen sich Zellen herstellen, die für die autogene (oder isogene) Transplantation geeignet wären. In diesem Fall bliebe die Immunantwort aus.

Der fundamentale Unterschied zwischen einer Zellersatztherapie aus embryonalen und aus somatischen Stammzellen ist der, dass sich aus embryonalen Stammzellen Zelllinien für die allogene Transplantation züchten ließen, die (wegen der guten Vermehrbarkeit) als Fertigprodukt herstellbar wären. Zwar ist das auch aus somatischen Stammzellen prinzipiell möglich, wird aber wegen der vielen Entwicklungsbeschränkungen (regionale Spezifizierung) und der schlechteren Vermehrbarkeit als weit weniger praktikabel angesehen. Die Domäne der somatischen Zelltherapie wäre die autologe Therapie, das heißt der Patient erhielte seine eigenen Stammzellen nach ihrer Vermehrung und gegebenenfalls therapeutischen Veränderung wieder zurück. Das immunologische Problem der Abstoßung gäbe es hier nicht. Der Nachteil dieser individualisierten Therapie ist, dass sie ohne ein fertiges Zellprodukt, das in größerem, preissenkendem Maßstab herstellbar wäre, auskommen muss. Als Geschäftsmodell steht daher bei der somatischen Zelltherapie das technische Wissen der autologen Zellvermehrung im Vordergrund, bei der Zelltherapie aus ES-Zellen aber die Zelle selbst. Dies ist der Grund, warum in den Diskussionen über die Stammzellen, wenn es um die wirtschaftliche Dimension der Forschung geht, die Rede immer schnell auf ES-Zellen kommt.

Es gibt noch ein zweites immunologisches Problem neben dem, dass der Empfänger das Transplantat abstoßen könnte. Auch das Transplantat, das ja ebenfalls Immunzellen enthält, kann sich gegen den Wirt wenden und ihm gefährlich werden. Das nennt man »graft-versus-host-disease«. Stammzelltherapien haben im Gegensatz zu Therapien mit nicht aufgereinigtem Knochenmark den Vorteil, dass diese Reaktion ausbleibt, da die sich neubildenden Immunzellen nur den Wirt kennenlernen und keine Erinnerung an die Antigene des Spenders mitbringen.

Hautstammzellen

Die Haut besteht aus mehreren Zellschichten, die wie eine Mauer übereinandergestapelt sind. Die obersten Schichten, fern von der darunterliegenden Blutversorgung und ständig den Elementen ausgesetzt, sterben ab, aber von unten liefern

Stammzellen ständig Nachschub. Wie der Hirnforscher PASKO RAKIC in Stammzellvorträgen gern sagt: »Bezüglich meiner Körperoberfläche bin ich jeden Monat ein neuer Mensch.« So lange dauert es etwa, bis sich die Haut erneuert hat. Auch die »Anhangsgebilde« der Haut, Nägel und Haare, wachsen lebenslang. Im Unterschied zur Haut selbst schilfern sie aber nicht ab, sondern werden, wenn wir nichts dagegen tun, immer länger.

Die ständige Erneuerung der Haut aus ihren Stammzellen kann man nach einem Sonnenbrand beobachten. Die obersten, verbrannten Schichten schilfern ab; innerhalb weniger Tage wächst neue, rosige Haut nach. Anders sieht es aus, wenn die tiefen Schichten der Haut, wo die Stammzellen sitzen, mit verletzt wurden, wie das bei höhergradigen Verbrennungen passiert. Dann sind auch die Stammzellen untergegangen und die Regeneration bleibt aus.

Man versucht seit Langem, Hautwachstum in der Zellkultur nachzubilden und dann zum Beispiel zur Transplantation einzusetzen. Es gibt Ansätze für sehr lebensechte Modelle, wie das der Heidelbergerin PETRA BOUKAMP. Zum Teil funktionieren diese Verfahren auch schon recht gut, was für Verbrennungsopfer neue Hoffnung bedeutet. Aber die Haut wirklich als Ganzes wiederherzustellen ist schwierig. Nicht nur ihre Architektur stellt eine große Herausforderung dar, vor allem auch die Einbeziehung von Haarbälgen, Schweißdrüsen, Nervenendigungen, die Berührung, Schmerz und Temperatur vermitteln, gelingt bislang nicht. Durch die stetig von innen nach außen erfolgende Schichtenbildung hilft hier eine einfache stützende Matrix nicht aus. Für die Haare müssen die Stammzellen der Haarbälge involviert werden; die Nervenfasern müssen von außen einwachsen. Auch die charakteristische Blutversorgung ist nicht einfach nachzubilden.

Eindeutige Marker für Hautstammzellen sind bislang nicht identifiziert worden. Trotz ihrer lebenswichtigen und auffälligen Aktivität sind Hautstammzellen noch immer große Unbekannte. Das Beispiel der Haut lehrt also Bescheidenheit. Selbst über ein regeneratives Organ mit hoher Stammzellaktivität wissen wir erst sehr wenig, und es gelingt uns kaum, die fundamentalen Abläufe der Organentstehung nachzuvollziehen.

Drei große Ziele für Zellersatztherapien: Zuckerkrankheit, Herzinfarkt und Morbus Parkinson

Grundsätzlich kommen für Zellersatztherapien zunächst vor allem solche Erkrankungen infrage, bei denen nur ein einziger Zelltyp in umschriebenem Ort ersetzt werden muss und die neuen Zellen eine vergleichsweise einfache, da zum Beispiel nur verhältnismäßig wenig regulierte, Funktion erfüllen.

Drei immer sehr vorrangig genannte und breit angestrebte Anwendungsgebiete von Stammzellen in der Zellersatztherapie sind Diabetes mellitus (Zuckerkrankheit), Myokardinfarkt (Herzinfarkt) und Morbus Parkinson. Beim Diabetes sind es die sogenannten Inselzellen der Bauchspeicheldrüse, die ersetzt werden sollen, beim Herzinfarkt die durch die Durchblutungsstörung zugrunde gegangenen Herzmuskelzellen und beim Morbus Parkinson eine einzige Population von Nervenzellen im Hirnstamm, deren Fehlen für die komplexen Symptome verantwortlich ist. In allen drei Fällen ist die Strategie, die zerstörten Zellen ersetzen zu wollen, gradlinig und plausibel. Es gilt »nur«, die Hauptfunktion der Inselzellen, die Ausschüttung von Insulin, wiederherzustellen, oder die Hauptfunktion der Herzmuskelzellen, sich rhythmisch zusammenziehen zu können, herbeizuführen, oder die Hauptfunktion der verlorenen Nervenzellen, einen Botenstoff namens Dopamin freizusetzen, nachzuahmen.

Prinzipiell könnten hierfür entweder in der Zellkultur vordifferenzierte Zellen oder aber Vorläuferzellen selbst transplantiert werden. Letztere Strategie setzt darauf, dass die für die Ausreifung notwendigen Signale im Körper des Empfängers (noch) vorhanden sind, sie ist aber potenziell mit einem höheren Fehlerrisiko behaftet. Besonders bei ES-Zellen ist das Risiko der Tumorentstehung groß. Bei somatischen Vorläuferzellen ist das Tumorrisiko geringer, vielleicht gar nicht vorhanden.

Diabetes mellitus

Die Zuckerkrankheit Diabetes mellitus beruht auf einer Störung in der Funktion des Hormons Insulin, das von den Betazellen in den Langerhans'schen Inseln der Bauchspeicheldrüse (Pankreas) gebildet wird. Entweder wird zu wenig Insulin freigesetzt, weil die Betazellen zugrunde gehen (Typ-I-Diabetes), oder es ist zwar zunächst genug Insulin vorhanden, es kann aber nicht wirken, da die dazu notwendigen Rezeptoren in den Geweben nicht funktionieren (Typ-II-Diabetes). Die Zellersatztherapie zielt primär auf die Behandlung des Typ-I-Diabetes ab, der zwar sehr viel seltener als der Typ-II-Diabetes ist, aber außer durch Insulin selbst durch nichts behandelt werden kann. Von der erfolgreichen direkten Transplantation von Inselzellen bei einigen menschlichen Patienten weiß man auch, dass eine Zelltherapie des Diabetes mellitus prinzipiell möglich ist. Die mangelnde Verfügbarkeit von Spenderzellen aber bleibt eines der großen Probleme. Und die Erfolgsrate war viel zu gering. Da es sich bei der Typ-I-Zuckerkrankheit um eine Autoimmunerkrankung handelt, bei der sich das Immunsystem der Patienten gegen die eigenen Betazellen richtet, stehen Transplantationstherapien auch vor der Herausforderung, das Überleben des Transplantates unter Bedingungen zu sichern, die schon den ursprünglichen Zellen keine Chance gaben.

In der Zellkultur zeigen Betazellen selbst eine gewisse (allerdings sehr begrenzte) Neigung, sich zu vermehren, sodass man versucht hat, diese Neigung anzustacheln. Somatische Vorläuferzellen des erwachsenen Pankreas wurden zwar beschrieben, entziehen sich bislang aber einer eindeutigen Handhabung in vitro und in vivo. Ihre physiologische Rolle zeigen sie zum Bei spiel während der Schwangerschaft, in der Frauen eine erhöhte Zahl von Betazellen haben.

Bei der gezielten Herstellung von Betazellen setzt man deshalb auch auf das Potenzial der ES-Zellen. Protokolle für die gezielte Differenzierung wurden entwickelt. Es ist auch tatsächlich geglückt, insulinproduzierende Zellen aus Maus-ES-Zellen zu generieren, und diese zeigten sogar die Fähigkeit, wie normale Betazellen in vivo auf einen erhöhten Zuckerspiegel mit einer Insulinausschüttung zu reagieren.[7] Die deutsche ES-Zellpionierin Anna Wobus arbeitet zum Beispiel sehr erfolgreich auf diesem Gebiet.[8] Trotzdem ist die experimentelle Zelltherapie des Diabetes mellitus mit derartigen Zellen bislang nicht geglückt. Die Insulinspiegel, die erreicht werden konnten, waren noch zu niedrig, und die Rate der Tumorentstehung aus den ES-Zellen war zu hoch. Extrem anspruchsvoll ist auch das bislang unerreichte Ziel, dass die Insulinabgabe sehr präzise auf den Blutzuckerspiegel reagieren sollte. Diese Feinabstimmung ist bislang nicht geglückt. Die gezüchteten Zellen verhielten sich also noch nicht »wirklich« wie Betazellen. Dennoch sind die vorliegenden Ergebnisse nicht ganz entmutigend: Sie zeigen, dass der Ansatz immerhin prinzipiell funktioniert. Man kann mit transplantierten insulinproduzierenden Zellen einen krankhaft hohen Blutzuckerspiegel reduzieren. Das Beispiel zeigt aber auch, dass man sich in der Medizin mit dem Erreichen von Nebengipfeln meist nicht zufrieden geben kann.

Myokardinfarkt

Beim Herzinfarkt geht Herzmuskelgewebe zugrunde, weil es (meist wegen eines verstopften Herzkranzgefäßes) nicht durchblutet wurde. Auch wenn die Durchblutung wiederhergestellt wurde, erholt sich das Gewebe nicht. Vorläuferzellen des erwachsenen Herzmuskels wurden zwar entdeckt, die Berichte geben aber insgesamt noch kein schlüssiges Bild ab. Herzstammzellen scheinen sehr rar zu sein und führen, jedenfalls unter beobachtbaren Bedingungen, nicht zu einer messbaren Regeneration. Theoretisch ist es denkbar, dass man den Schutzmechanismus umgehen könnte, der normalerweise dafür sorgt, dass sich Herzmuskelzellen (Kardiomyozyten) nicht mehr teilen können, um sie so zu vermehren und zu regenerieren. Im Mausexperiment wurde das vorgeführt, aber die Übertragung dieser interessanten Ergebnisse auf den Menschen steht vor vielen Problemen. Die strenge Kontrolle des Zellzyklus ist schließlich etwas äußerst Wichtiges für ein gesundes Leben. Um mit der besagten Strategie erfolgreich zu sein, müsste also, um Tumorentstehung und anderen unkontrollierten Wucherungen vorzubeugen, die Enthemmung auf die relevanten Kardiomyozyten beschränkt bleiben. Ebenfalls nicht direkt in den Bereich der Stammzellbiologie fällt die Strategie, Skelettmuskelzellen in Herzmuskelzellen umzuwandeln. Eine solche Umwandlung scheint spontan aufzutreten, wenn man Skelettmuskelzellen in das (allerdings gesunde) Herz implantiert.

Der Stammzelltherapie zugehörig wäre dagegen die Transplantation von Kardiomyozyten, die aus Vorläuferzellen in der Zellkultur differenziert wurden. Hierfür sind verschiedene Ausgangszelltypen vorgeschlagen worden. Dem normalen Entwicklungsgang entsprächen ES-Zellen und eventuell auch mesenchymale Stammzellen. Letztere sind jedoch »eigentlich« nur für Skelettmuskelzellen zuständig.

Berichten über eine angebliche Herzmuskeldifferenzierung aus hämatopoetischen Stammzellen, einer sogenannten Transdifferenzierung, steht die Wissenschaft mehrheitlich skeptisch gegenüber. Unter In-vitro-Bedingungen scheint es möglich zu sein, aus verschiedenen Ausgangszelltypen Zellen zu produzieren, die Eigenschaften von Kardiomyozyten haben (vor allem die eindrucksvolle Fähigkeit, auch als einzelne Zellen spontan zu »schlagen«, das heißt, sich rhythmisch in der Zellkulturschale zusammenzuziehen), ohne deswegen aber auch Kardiomyozyten zu *sein*. Auch dies ist also nur ein enttäuschender Vorgipfel.

Vielversprechend sind die Ergebnisse mit embryonalen Stammzellen, sodass den ES-Zellen gegenüber den mesenchymalen Stammzellen trotz des längeren notwendigen Differenzierungsweges wahrscheinlich die Priorität gebührt. In Deutschland wird diese Forschung vor allem von der Frankfurterin STEFANIE DIMMELER und JÜRGEN HESCHELER und seinen Kollegen in Köln betrieben. An Kardiomyozyten aus menschlichen embryonalen Stammzellen arbeitet zum Beispiel WOLFGANG FRANZ von der Ludwig-Maximilians-Universität in München. Es könnte sich als einfacher herausstellen, unreife Zellen über viele Stufen zu Kardiomyozyten zu machen, als bereits stärker festgelegte Zellen dazu zu bewegen, ihr Potenzial zu erweitern.

Verblüffende Ergebnisse erhielt man, als man statt vordifferenzierter Zellen gleich »Stammzellen« aus dem Knochenmark applizierte. Dies geschah entweder systemisch über das Blutgefäßsystem oder direkt ins Herz mittels eines Herzkatheters. Die dabei zunächst beobachtete »Transdifferenzierung« in Kardiomyozyten wurde später aber weitgehend durch eine Verschmelzung (Fusion) der Knochenmarkszellen mit den Herzmuskelzellen erklärt. Allerdings traten in einigen Studien zum Teil eindrucksvolle Verbesserungen der Herzleistung auf, was einen indirekten therapeutischen Effekt nahelegte. Zu solchen indirekten Wirkungen trägt auch die immer wieder beschriebene Differenzierung der Knochenmarkszellen in Blutgefäßzellen bei. Wir kommen auf diese Beobachtungen auf Seite 75 zurück.

Bei schweren Herzmuskelschädigungen, sei es nach Infarkten oder bei anderen die Muskulatur schädigenden Erkrankungen, kommt heute unter Umständen die Herztransplantation infrage. Allerdings stehen bei weitem nicht genug Spenderorgane zur Verfügung. Nur 5 bis 10% aller Patienten, die auf ein Organ warten, können tatsächlich transplantiert werden. Es ist unmittelbar einsichtig: Je komplexer und umfangreicher der Schaden am Herzmuskel ist, desto weniger kommt eine Zelltherapie, also eine Transplantation einzelner Zellen im Gegensatz zum ganzen Organ, infrage. Transplantierbares Gewebe in größeren zusammenhängenden »Ersatzteilen« ist bislang nicht in der Zellkultur herstellbar gewesen, erst recht kein ganzes Herz. Während Muskelstücke noch ein realistisches Ziel sein könnten, erscheint die »Zucht« eines ganzen Organs utopisch. Hierzu müsste nicht nur die Herzmuskulatur mit den sie versorgenden Gefäßen und den Herzklappen nachgebildet werden, was beim mechanisch hochgradig belasteten Herzen bereits eine einmalige Herausforderung darstellt, sondern auch das Reizleitungssystem, das aus spezialisierten Muskelzellen (also nicht aus Nervenfasern) besteht und die Signale für die regelmäßigen Kontraktionen durch die Muskeln leitet. Bisher gibt es keinen Hinweis, wie sich das Reizleitungssystem in vitro generieren und in sinnvollen Kontakt mit neuem Muskelgewebe bringen ließe.

Morbus Parkinson

Beim Morbus Parkinson kommt es zu einem zunächst relativ begrenzten Verlust einer einzigen Population von Nervenzellen in einer einzelnen Hirnregion im Mittelhirn. Diese Region ist die sogenannte »Substantia nigra«, die »schwarze Substanz«, die so heißt, weil ihre Nervenzellen ein dunkles Pigment enthalten und schwarz erscheinen. Die Nervenzellen der Substantia nigra benutzen einen bestimmten Botenstoff, das Dopamin. Der Morbus Parkinson ist also gewissermaßen eine lokale Dopaminmangelerkrankung. Die Situation erscheint deshalb ideal für eine Zelltherapie: ein lokales Problem und eine einzige Zellpopulation, die ersetzt werden müsste. Traurige Berühmtheit erlangten die Behandlungsversuche des mexikanischen Arztes IGNACIO MADRAZO, nach dessen enthusiastischen ersten Berichten über die ersten offenbar sehr erfolgreich behandelten Patienten Hunderte von Patienten weltweit mit Zellen aus dem Nebennierenmark transplantiert wurden.[9] Auch diese Zellen, und das war die clevere Idee, benutzen Dopamin als Botenstoff, und die Nebenniere ist operativ verhältnismäßig leicht zugänglich. Allerdings zeigte sich leider, dass die Zellen überhaupt nicht daran dachten, sich zu integrieren und adäquat Dopamin freizusetzen. Woher rührten dann die Erfolgsgeschichten?

Besonders bei verzweifelten Situationen und heroischen Behandlungsversuchen mit großer Erwartungshaltung ist der sogenannte Plazeboeffekt sehr groß. Bei Medikamenten versteht man darunter die Wirkung eines Arzneimittels, die nicht auf eine messbare pharmakologische Wirkung zurückzuführen ist. Der Plazeboeffekt ist ein komplexer, wenig verstandener Anteil an der Wirkung eines Medikamentes oder Eingriffes, der gewissermaßen die Rolle des Patienten selbst bei der Angelegenheit repräsentiert, und in den beispielsweise bewusste und unbewusste Erwartungshaltungen eingehen. Der Plazeboeffekt ist einer der großen Heiler der Medizin und hat seinen schlechten Ruf zu Unrecht. Im Gegenteil stellt die Erfolgsrate einer Plazebobehandlung mit oft 30 bis 40 Prozent den Standard dar, an dem sich alle anderen Behandlungsversuche messen müssen. Bei operativen Verfahren gibt es auch einen Plazeboeffekt, und er ist sogar besonders stark. Im Falle der Behandlungserfolge des Dr. Madrazo zeigte sich eindrucksvoll, wie wichtig es ist, genau zu bestimmen, ob es wirklich die transplantierten Zellen sind, die helfen. Man brauchte also andere Ausgangszellen.

Etwa zur Hälfte der Schwangerschaft enthält das Mittelhirn des Fötus genau die Nervenzellen, die den Patienten fehlen, in einer unreifen Vorstufe. Weil sie noch unreif sind, können sie sich noch einer neuen und fremden Umgebung anpassen. So gesehen stellen sie ein vielversprechendes Ausgangsmaterial für eine Transplantation dar. Allerdings können sie nur dann zur Verfügung stehen, wenn eine Schwangerschaft durch eine Abtreibung beendet wurde, was größere ethische Probleme aufwirft.

Bei den ersten Heilversuchen mit fetalen Zellen wandte man

einen Kunstgriff an und setzte die fetalen Nervenzellen nicht in der Substantia nigra ein, wo sie fehlen, sondern dort, wohin sie normalerweise ihre Fortsätze entsenden, im Streifenkörper (»Striatum«) in den sogenannten Stammganglien. Das entband die implantierten Zellen von der schwierigen Aufgabe, einen langen Fortsatz zur Zielregion senden zu müssen. Freilich konnte man sich fragen, ob es nicht neue Probleme schaffen würde, dass die Zellen nun an falscher Stelle Signale empfangen würden. Aber die Transplantationsversuche waren durchaus erfolgreich. Es gibt einzelne Patienten, die von Olle Lindvall und seinen Kollegen in Lund in Schweden behandelt wurden, die noch heute, viele Jahre nach der Transplantation, auf die Parkinsonmedikation verzichten können und eine schier unglaubliche und anhaltende Verbesserung gegenüber ihrem schwersten Krankheitszustand vor der Transplantation zeigen.[10] Hier konnte man auch mit recht aufwendigen Verfahren messen, dass das Transplantat in der Tat Dopamin freisetzt.[11]

Allerdings erging es nicht allen Patienten so gut. Bei manchen zeigte sich nur eine geringe Wirkung, und in einer amerikanischen klinischen Studie kam es sogar zu ausgeprägten negativen Auswirkungen. Manche der Patienten in dieser Studie, die unter der Leitung von Curt Freed von der University of Colorado in Denver stand, zeigten Symptome einer Überdosierung von Dopamin, genauso wie sie auftreten, wenn Parkinsonpatienten zuviel von ihrer Medikation einnehmen.[12] Die Veröffentlichung fand ein großes Medienecho. Bemerkenswert war sie zunächst, weil die Studie eine Plazebogruppe als Kontrolle enthielt. Die Hälfte der Teilnehmer der Studie hatte also gar keine Zellen implantiert bekommen, was weder ihnen noch ihrem Arzt bekannt war. Sie hatten sich freilich vorher mit dieser Lotterie einverstanden erklärt. Nur durch dieses »doppelblinde« Verfahren lässt sich der Plazeboeffekt messen. Zunächst waren die Medienberichte über die Studie durchaus positiv; immerhin belegte sie, dass es bei geeigneter Vorauswahl

Parkinsonpatienten gibt, die von einer Zelltherapie profitieren. Nach einem sehr negativen Bericht der Wissenschaftsjournalistin Gina Kolata in der New York Times aber kippte die öffentliche Wahrnehmung, und fortan standen nur noch die bei einigen Patienten beobachteten Nebenwirkungen im Zentrum des Interesses.

Grundsätzlich ist selbstverständlich zu erwarten, dass auch Zelltherapien Nebenwirkungen haben können. Dass diese den Symptomen einer Dopaminüberproduktion entsprachen, belegt den Erfolg der Therapiemaßnahme, allerdings (und das ist natürlich das Problem) nicht im Sinne der betroffenen Patienten. Nun ist es aber nicht zynisch, sondern notwendig, gerade bei einer neuen Therapie für einen möglichen Erfolg ein Risiko in Kauf zu nehmen. Patienten, die an derartigen Studien teilnehmen, stehen freilich unter einem unerträglichen Druck. Alles ist bei ihnen schon versucht worden, und es ist nur verständlich, dass sie nach jeder sich bietenden Möglichkeit greifen. Nur so war und ist es ethisch vertretbar, dass sich Patienten in den 1960er-Jahren für die ersten, noch höchst experimentellen Herztransplantationen zur Verfügung stellten. Die Hoffnung auf durchschlagenden Erfolg war damals marginal und in jedem Fall deutlich geringer als bei den Transplantationsstudien zum Morbus Parkinson. Insofern war die Kritik an der Studie von Curt Freed überzogen. Aber sie berührte einen problematischen Kern, der noch kein Thema war, als Lindvall und Kollegen in den 1980er-Jahren begannen, neurale Zelltherapie durchzuführen, der aber heute sehr akut ist. Es gibt mittlerweile in vielen Fällen andere, weniger invasive und erfolgversprechendere Therapien für den weit vorangeschrittenen Morbus Parkinson als die Transplantation, vor allem die Tiefenhirnstimulation mit implantierten Elektroden.

Die Therapieversuche in Lund und Denver bewiesen aber, dass eine Zelltherapie im Gehirn des Menschen möglich ist. Dieser Fortschritt ist unbestritten und sehr bedeutend. Aber die Zelltherapie ist für den Morbus Parkinson möglicherweise auch eine Sackgasse. Nicht wegen der möglichen Nebenwirkungen, die sich mit verbesserter Technik und guter Patientenselektion in den Griff bekommen ließen, sondern wegen der Konkurrenzsituation mit anderen, einfacheren und besser steuerbaren Therapieverfahren.

Schließlich ist die Zelltherapie mit fetalen Nervenzellen mit ethischen Problemen belastet. Um einen einzigen Patienten transplantieren zu können, sind Mittelhirnzellen von vier bis fünf Föten pro Hirnseite notwendig. Diese Föten können nur aus Abtreibungen stammen, was eine höchst prekäre Verknüpfung der Transplantationsmedizin mit der Abtreibungsproblematik schafft. Bei den bisher durchgeführten Transplantationen waren extrem aufwendige Absicherungen notwendig, um Abtreibung und Transplantation sicher voneinander zu trennen und Interessenkonflikte zu vermeiden. Neben der ethischen Problematik ergibt sich hieraus auch eine technische und logistische. Der für eine derartige Zelltherapie zu betreibende Aufwand ist immens und schließt schon ganz unabhängig von allen ethischen Fragen aus, dass fetale Zelltherapie beim Morbus Parkinson zu einer breit angewandten Behandlungsform werden könnte.

Bei den vorliegenden Erfahrungen handelte es sich um keine Stammzelltherapie. Dachte man zunächst, dass möglicherweise stammzellartige Zellen unter den unreifen Mittelhirnneuronen für den positiven Effekt verantwortlich sein könnten, zeigte sich später, dass es nicht gelang, eindeutig definierte Vorläuferzellen aus dem menschlichen Mittelhirn in der Zellkultur zu halten und zu züchten. So wurde mit den fetalen Zellen zwar der Beweis angetreten, dass Zelltherapie möglich ist, aber gleichzeitig wurden auch ihre gegenwärtigen Grenzen aufgewiesen. Im Grunde war diese halb positive, halb negative Erfahrung eines der Motive, andere Zelltypen als Ausgangsmaterial für die Transplantation zu erforschen. Das Interesse an den embryonalen Stammzellen erschließt sich in nicht geringem Maße aus dem prinzipiellen Erfolg der fetalen Zelltherapie beim Morbus Parkinson, der problematischen Gewinnung der dafür notwendigen Zellen und den Schwierigkeiten, aus fetalem Gewebe Stammzellen zu isolieren, die eine Zucht der transplantierbaren Nervenzellen möglich machen würde. Unabhängig davon würde sich freilich jede auch noch so sehr verbesserte Stammzelltherapie immer an anderen Therapiestandards messen lassen müssen.

Im Tierversuch gelang es OLE ISACSON und seinen Kollegen von der Harvard University, mit direkt implantierten ES-Zellen eine bemerkenswerte Wirkung in einem Modell der Parkinson-Erkrankung, das bei Ratten ausgelöst werden kann, zu erreichen.[13] Das Modell hat deutliche Grenzen, und die direkte Implantation von ES-Zellen ist, wegen der bei einem hohen Prozentsatz auftretenden Entstehung von Tumoren, auch nicht therapeutisch einsetzbar. Aber das Experiment führte zu einer wichtigen Einsicht: Die transplantierten Zellen differenzierten zum Teil in dopaminfreisetzende Zellen, die das parkinsonartige Krankheitsbild zu mildern vermochten.

Trotz der wissenschaftlichen Bedeutung des Versuchs blieb freilich die für eine Therapie beim Menschen entscheidende Frage offen: wie eine gezielte Differenzierung in dopaminfreisetzende Zellen erreicht werden kann. Forscher wie zum Beispiel RON MACKAY von den *National Institutes of Health* (NIH) der USA, STEVEN GOLDMAN von der Universität Rochester, New York, oder ERNEST ARENAS vom Karolinska Institut in Stockholm haben derartige Protokolle vorgeschlagen, und die Ergebnisse sind durchaus verheißungsvoll. Die Arbeit von Ole Isacson belegt bereits, dass ES-Zellen »direkt« in funktionierende, dopaminfreisetzende Zellen differenziert werden können. Es gilt also, die Natur hier möglichst perfekt nachzuahmen. Aber die Forschung ist noch keineswegs am Ziel.

Neben der Parkinson'schen Erkrankung gibt es erste klinische Erfahrungen mit fetalen Zelltransplantationen bei der Chorea Huntington. Die Chorea Huntington ist eine seltene Erbkrankheit, bei der, ähnlich wie beim Morbus Parkinson, vor allem Nervenzellen in Hirnarealen zugrunde gehen, die in die Kontrolle von Bewegung involviert sind. Auch hier gibt es Hinweise auf eine prinzipielle Wirksamkeit von Zelltransplantationen. In der ersten klinischen Studie war die Wirkung aber sehr begrenzt. Anders als beim Morbus Parkinson gibt es bei der Huntington'schen Erkrankung jedoch kaum Behandlungsalternativen, sodass der Druck auf die Perfektionierung der (Stamm-) Zelltherapie trotz der sehr viel geringeren Patientenzahlen sehr groß ist.

Zellersatztherapie bei anderen Erkrankungen: Multiple Sklerose, Morbus Alzheimer und Querschnittslähmung

Während also in der Hämatologie Stammzelltherapie zum Zellersatz praktiziert wird und bei den bislang genannten Erkrankungen immerhin zumindest theoretische Argumente für sie sprechen, sind in manchen Visionen zur Stammzelltherapie, wie sie im Zusammenhang der ethischen Debatte beschworen wurden, auch Erkrankungen genannt worden, deren Behandelbarkeit durch Zellersatz recht fragwürdig ist. Die beiden gewichtigsten Beispiele hierfür sind Multiple Sklerose und Morbus Alzheimer. Beides sind Erkrankungen von großer gesellschaftlicher Relevanz, die großes Leid für die Betroffenen mit sich bringen. Und bei beiden fehlt eine befriedigende langfristige Behandlungsoption. Beides sind diffuse, chronische Erkrankungen, die große Teile des Gehirns betreffen.

Bei der Multiplen Sklerose richtet sich das Immunsystem der Betroffenen gegen die eigenen Nervenzellen und die Zellen, die für die Isolationsschicht um die Nervenfasern sorgen, die Oligodendrozyten. Ganz buchstäblich kommt es so zu Kurzschlüssen, die zu einer Vielzahl von Symptomen führen. Zellersatz ist hier nicht gezielt möglich und müsste auch mindestens zwei Zellpopulationen betreffen, Neuronen und Oligodendrozyten. Und bei den Neuronen gibt es keine Begrenzung auf einen einzelnen Nervenzelltyp. Prinzipiell können alle betroffen sein. Die Seite der Oligodendrozyten ist potenziell noch am ehesten beherrschbar. Im Tiermodell gibt es Beispiele für erfolgreiche Entwicklung von Oligodendrozyten sowohl aus neuralen Vorläuferzellen als auch aus ES-Zellen (zum Beispiel durch den deutschen Stammzellforscher OLIVER BRÜSTLE). Bei Mäusen kann man eine experimentelle Erkrankung auslösen, die viele Eigenschaften der Multiplen Sklerose des Menschen hat (die experimentelle allergische Enzephalitis, EAE). Eine Behandlung von EAE-kranken Mäusen mit neuronalen Vorläuferzellen durch die Mailänder Arbeitsgruppe um GIANVITO MARTINO führte zu einem unerwarteten Ergebnis: Die Symptome besserten sich stark.[14] Verblüffenderweise aber war die Differenzierung der Zellen in Oligodendrozyten minimal, und Neurone wurden erst gar nicht gefunden. Vielmehr übten die Vorläuferzellen hier eine ganz andere Funktion aus und schienen ihrerseits als Immunzellen zu wirken, die die fehlerhafte Immunantwort bei der EAE modulierten. Das eigentliche Ziel einer Zell*ersatz*therapie hatte man nicht erreicht, aber ein positiver Effekt war trotzdem da. Vielleicht, so musste man sich nun fragen, ist der indirekte Weg überhaupt der bessere.

Als Anwendungsgebiet stammzellbasierter Therapie wurde auch immer wieder die Alzheimerdemenz genannt. Die Alzheimerdemenz ist die häufigste Form der Altersdemenz. Gezielte Zellersatztherapie durch Transplantation ist jedoch beim Morbus Alzheimer wenig plausibel. Da viele verschiedene Hirnregionen und viele verschiedene Zelltypen von dem langsam voranschreitenden Degenerationsprozess betroffen sind, stellt sich die Frage: Wohin sollte man welche Zellen überhaupt wann transplantieren?

Unrealistisch ist auch die Zelltherapie bei der Querschnittslähmung, sofern der Ersatz der geschädigten Nervenzellen angestrebt wird. Deren Zellkörper liegen zumeist in der Hirnrinde und deshalb weit von der Schädigungsstelle im Rückenmark entfernt. Bei der Verletzung werden die langen Fortsätze der Nervenzellen durchtrennt, sodass die Kommunikation von der Zentrale zur Peripherie unterbrochen wird.

Da die Querschnittslähmung durch Unfälle zustande kommt, tritt sie häufig bei jungen Menschen auf, die »das Leben noch vor sich haben«. Das macht sie, obwohl sie, absolut betrachtet, so häufig nicht ist, zu einer sozioökonomisch sehr relevanten Erkrankung. Patienten mit Rückenmarksschädigungen sind sehr aktiv; es waren häufig ihre sportlichen Aktivitäten, die überhaupt zu dem Unfall geführt hatten. Anders als bei vielen anderen Erkrankungen ist der Einsatz der Patienten für die Erforschung neuer therapeutischer Optionen ausgesprochen stark. Diesem Engagement sind einige sehr wichtige Impulse auch für die Stammzellforschung zu verdanken. Der Superman-Darsteller CHRISTOPHER REEVES entwickelte sich nach einem Reitunfall, den er vom Hals abwärts gelähmt überlebte, vom Leinwandhelden zum wirklichen Helden. Die *Christopher Reeves Foundation* mit Sitz in Irvine, Kalifornien, ist heute das Vermächtnis eines Mannes, der bis zum Ende die Hoffnung nicht aufgegeben hat, noch zu seinen Lebzeiten neue Therapien für die Querschnittslähmung zu finden – dabei spielten Stammzellen eine große Rolle. Reeves gehörte zu den prominentesten Kritikern der Stammzellpolitik von Präsident GEORGE W. BUSH. Die Zelltherapie bei Querschnittslähmung wird ihren Schwerpunkt nicht in der Rekonstruktion der durch die Verletzung geschädigten langen Nervenbahnen haben, sondern eher darin, die Regeneration der (noch) vorhandenen Nervenzellen mit ihren Fortsätzen zu unterstützen.

Anforderungen an transplantierbare Zellen

Alle neuen Zelltherapien müssen sich die folgenden Fragen gefallen lassen:

1. Ist die neue Behandlung sicher? Wie sieht das Verhältnis von Risiko und möglichem Nutzen aus?
2. Wie viele Zellen müssen ersetzt werden, um eine therapeutische Wirkung zu erzielen? Muss die Behandlung wiederholt werden, um einen dauerhaften Effekt zu haben?
3. Haben die transplantierten Zellen gegenüber den noch vorhandenen einen Überlebensvorteil oder unterliegen sie dem Krankheitsgeschehen in gleichem Maße wie die erkrankten alten Zellen?

Für medizinische Fragen und Anwendungsmöglichkeiten stellt es ein großes Problem dar, dass ES-Zelllinien durch ihren Kontakt mit Nährrasen aus Zellen anderer Arten, vor allem Mäusezellen, und mit tierischen Blutbestandteilen (durch das Serum, das Zellkulturmedien beigegeben wird) verunreinigt sein könnten. Das Problem ist zunächst immunologischer Natur. Bestandteile der Zelloberflächen tierischer Zellen und menschlicher Zellen unterscheiden sich, sodass unser Körper tierische Zellen erkennen kann und sie abstößt. Aus Serum und Nährzellen können solche Oberflächenbestandteile auf die Stammzellen übergehen und sie unbrauchbar für die Transplantation machen. Sie würden zu einer Abstoßungsreaktion führen. Aus diesen Gründen entsprechen ES-Zellen, die in der Kultur mit tierischen Zellen oder Blutbestandteilen in Berührung kommen, nicht den strengen Anforderungen für beim Menschen einsetzbare Zellen.

Das Problem ist aber, dass es nicht ausreicht, die Zelllinien auf eine Methode umzustellen, die auf tierische Komponenten einfach verzichtet. Nicht nur, dass dies bereits eine gewaltige technische Herausforderung darstellt, man könnte sich auch nie sicher sein, ob die Ursprungszellen durch die früheren Kontakte mit tierischem Material nicht bereits dauerhaft verändert worden sind. Dies könnte über sogenannte Retroviren geschehen; das sind Viren, die sich dauerhaft im genetischen Material einnisten. Auch unser menschliches Genom enthält eine Unzahl von Einbauten, die vor Urzeiten und vielen Generationen einmal durch Infektionen mit Retroviren entstanden sind und seither weiter vererbt werden. Die allermeisten von ihnen sind genetisch stumm und tragen nur zu den langen Abschnitten der Erbsubstanz bei, die nicht abgelesen werden. Aber Stummheit in einer Spezies müsste nicht ebenfalls Funktionslosigkeit in einer anderen Spezies bedeuten, sodass die Übertragung von Maus- oder anderem Tiermaterial auf den Menschen durch Transfer der Erbsubstanz in den transplantierten Zellen ein Risiko unbekannter Größe darstellt. Dies steht hinter der Forderung nach Zelllinien, die, von Anbeginn an und lückenlos dokumentiert, »sauber« sind.

Es gibt keinen Test, der generell auf »Verunreinigung durch Maus« anwendbar wäre und verlässlich auf ein Problem hinweisen würde. Mit vorhandenen Tests ist bislang keine Kontamination mit tierischen Retroviren, auch in den ES-Zelllinien der sogenannten Bush-Liste, nachgewiesen worden. Zwar ist nicht bekannt, welches Risiko letztlich von einer solchen Kontamination wirklich ausginge, sollten die Zellen wirklich beim Menschen eingesetzt werden, allerdings ist man nicht bereit, das Risiko, das ein Tier-Mensch-Chimärismus darstellen könnte, einzugehen. Die knapp 70 humanen ES-Zelllinien, die Anfang 2001 beim NIH registriert waren, wurden alle auf Mausnährrasen hergestellt und könnten daher für therapeutische Versuche beim Menschen nie eingesetzt werden. In Ländern und unter Bedingungen wissenschaftlicher Förderung, die die Herstellung von humanen ES-Zelllinien nicht untersagen, ist seit 2001 eine Vielzahl weiterer Zelllinien hergestellt worden, die auf den Einsatz von Mausgewebe verzichtet, indem Nährrasen aus menschlichen Zellen verwendet und auf die Zugabe von Serum verzichtet wurde. Schließlich wurden auch Verfahren ganz ohne Nährzellen beschrieben. Dies alles ist nicht so gradlinig und einfach möglich, wie man sich es vorstellen mag, denn nach jeder Modifikation muss erneut gezeigt werden, dass es sich wirklich noch um pluripotente ES-Zellen handelt.

Das zweite Problem, das es in den Griff zu bekommen gilt, um in Patienten implantierbare Zellen zu erhalten, ist die genetische Stabilität der Stammzellen. Wir werden im Kapitel »Stammzellen im Detail« sehen, dass Stammzellen über ein bestimmtes »genetisches Profil« definiert werden. Solche Profile werden oft mit der Unverwechselbarkeit und Eindeutigkeit eines »Fingerabdrucks« verglichen. Aber das Profil ist nicht stabil und von äußeren Faktoren abhängig.

Vereinfacht gesagt bedeutet dies, dass das genetische Profil einer Stammzelle durch und in einer konkreten Umgebung herbeigeführt *und bewahrt* werden muss. Werden (oder Sein) und Bleiben sind nicht das Gleiche. Glücklicherweise wird die Technik, die es erlaubt, einen genomischen Status zu erfassen, immer besser und zuverlässiger. Die Sorge ist nämlich, dass sich die Stammzellen über die Passagen hinweg verändern, indem sie genetische Veränderungen ansammeln. Dabei kann es sich um chromosomale Veränderungen handeln oder um Mutationen in einzelnen Genen. Zusätzlich aber können sich auch Änderungen anhäufen, die das Ablesen der Gene verändern, sogenannte »epigenetische« Veränderungen. Gute und zuverlässige Kriterien zu entwickeln, um die Stabilität einer Zelllinie zu beurteilen, ist eine große Herausforderung, bei der bereits beachtliche Fortschritte gemacht wurden, die aber noch keineswegs völlig gemeistert ist.

Von den im Jahre 2001 katalogisierten humanen ES-Zelllinien waren überhaupt nur knapp 20 in der Kultur wirklich vermehrungsfähig, und eine Vielzahl zeigte Anzeichen von genetischer Instabilität. Die Liste war unter politischem Druck und ohne Einbeziehung wissenschaftlicher Überlegungen zusammengestellt worden. Sie stellte nur eine oberflächliche Statusbeschreibung dar, nicht aber den Katalog einer wissenschaftlich sinnvoll nutzbaren Ressource. Entsprechend fragt man sich, wie sinnvoll es ist, Geld und Arbeit (ganz abgesehen von den nicht gerade geringen Opportunitätskosten der politischen Diskussion) in die Untersuchung von Zellen zu stecken, die letztlich nicht den Ansprüchen genügen, die für einen klinischen Einsatz notwendig wären.

Eine Therapie mit Zellen ist etwas anderes als eine Behandlung mit einem Medikament und auch als eine klassische chirurgische Intervention. Sind Zellen Arzneimittel? Es ist einleuchtend, dass wir es uns nicht leisten wollen, hier Sicherheits- und Qualitätsstandards zuzulassen, die hinter denen für pharmazeutische Produkte zurückbleiben. Auf der anderen Seite erscheint die Forderung des Gesetzgebers, bei jeder Zelltherapie den gleichen Umfang an Genehmigungsverfahren zu durchlaufen, die man bei Medikamenten praktiziert, überzogen. Vor allem bei autologen Zelltherapien, bei denen der Patient seine eigenen Zellen transplantiert bekommt, und bei Transplantationen, bei denen einem einzelnen Spender ein einzelner Empfänger gegenübersteht, erscheint ein derartiges Sicherheitspaket unrealistisch. Hier schaffen gut gemeinte Regeln vor allem bedrucktes Papier und Kosten. Anders liegt der Fall bei Zellen, die man auf Vorrat und zur Anwendung an vielen Patienten herstellt. Hier ist die Ähnlichkeit zu einem klassischen Arzneimittel größer. In den meisten Visionen der neuen Medizin auf ES-Zellbasis sind es solche vermarktbaren Zellen, die man herstellen will.

Wenn man in Europa (und Ähnliches gilt auch für die USA und viele andere Länder) Zellen und Gewebe zur Therapie nutzen will, muss man sich an einen Katalog von Regeln halten, der »Good Manufacturing Practice« (auf Deutsch wörtlich »gute Herstellungspraxis«), kurz GMP, heißt. Das Wort »gut« klingt zunächst recht gemütlich nach »treu und redlich«, dahinter steckt aber für den Zellzüchter ein technisch höchst anspruchsvoller, teurer und bis in kleinste Details definierter Prozess, dessen Ablauf minutiös zu dokumentieren ist. Die Anlage, in der die Zellzucht stattfindet, muss zertifiziert werden, jede einzelne Arbeit unterliegt strengen Auflagen und Anzeigepflichten. So sollen Risiken, die durch die Handhabung und Manipulation von Zellen in der Zellkultur entstehen könnten, minimiert werden. An die Zellen selbst, die in GMP-Einheiten gezüchtet werden dürfen, werden dabei hohe Anforderungen gestellt. Keine der bis 2008 in Deutschland zur Forschung verfügbaren menschlichen embryonalen Stammzelllinien entsprach den Kriterien der GMP. Stammzellpräparationen in der Hämatologie zum Beispiel durchlaufen routinemäßig GMP-Verfahren. Die Verfahren sind die Versicherung für die Allgemeinheit, dass sie sich auf Zellen so gut werden verlassen können wie auf klassische Medikamente.

Unterstützende Zelltherapie

Wie wir schon gesehen hatten, stellten sich manche Therapieversuche, die als Zellersatztherapie begannen und sogar mitunter recht erfolgreich waren, im Nachhinein als sehr indirekte Maßnahmen heraus. Von einer Differenzierung der transplantierten Zellen in die Zellen, die ersetzt werden sollten, konnte keine oder kaum eine Rede sein. Das Beispiel der aus den »falschen« Gründen erfolgreichen Studie zum Einsatz von neuronalen Vorläuferzellen im EAE-Modell der Multiplen Sklerose ist ein prägnantes Beispiel. Die grundlegende Idee ist nun, von vornherein auf solche indirekten Wirkungen abzuzielen und das ursprüngliche, hehre Ziel des Ersatzes der verlorenen Zellen zu vergessen.

Unterstützende Zelltherapie unterscheidet sich vom gezielten Ersatz vor allem oft auch darin, dass die Zellen nicht selektiv an einen bestimmten Ort transplantiert werden, sondern systemisch, das heißt meist in den Blutkreislauf, gegeben werden und ihren Weg selbst finden müssen. In der Tat scheint es so zu sein, dass Krankheitsherde Vorläuferzellen zumindest in einem gewissen Maße anziehen. Das gilt zum Beispiel auch für Tumoren.

Sowohl in der Behandlung des Herzinfarktes als auch der des Hirninfarktes sind in den vergangenen Jahren zum Teil sehr umfangreiche klinische Studien aufgelegt worden, in denen die Patienten nach dem Infarkt mit Knochenmarkszellen und Knochenmarkstammzellen behandelt wurden. Der erste Heilversuch dieser Art stammte von dem Düsseldorfer Kardiologen BODO-ECKEHARD STRAUER und seinen Kollegen und beinhaltete die lokale Injektion der Stammzellpräparationen über einen Herzkatheter. Dabei handelte es sich um die klinische Anwendung von Ergebnissen, die der Amerikaner DONALD ORLIC zuvor an Mäusen gewonnen hatte, am Menschen. Die Studien, die im Folgenden aufgelegt wurden, stellen bis heute, abgesehen von der Hämatologie, die größte Anwendung von Stammzellen zu therapeutischen Zwecken beim Menschen dar. Die Studien unterscheiden sich in vielen Details, was die zusammenfassende Beurteilung erschwert. Die deutsche und schweizerische REPAIR-AMI-Studie bei Herzinfarktpatienten, die der höchsten Güteklasse klinischer Studien angehört (weil sie plazebokontrolliert, doppelblind und randomisiert ist), zeigte einen positiven Effekt der in die Blutbahn injizierten Knochenmarkszellen auf die Herzfunktion.[15] Die Kriterien besagen, dass die Hälfte der Patienten nur zum Schein mit den Zellen behandelt wurde (plazebokontrolliert), weder sie noch ihr behandelnder Arzt wussten, welcher Gruppe, Plazebo oder Verum, sie angehörten (doppelblind), und die Zuteilung auf die Gruppe zufällig war (randomisiert).

Allerdings zeigten nicht alle Studien so deutliche Effekte wie REPAIR-AMI, und Analysen über viele Studien hinweg (Metaanalysen) konnten oft keinen eindeutigen Effekt nachweisen. Das heißt nicht notwendigerweise, dass es keine Wirkungen gibt, sondern möglicherweise, dass nur bestimmte Patienten profitieren. Beim Hirninfarkt ist die Situation sogar noch etwas pessimistischer zu sehen als beim Herzinfarkt. Wie auch aufgrund von Tierversuchen zu vermuten ist, ist die positive Wirkung am Herzen, wenn sie auftritt, im Wesentlichen auf eine Neuversorgung mit Blutgefäßen im Herzmuskel (»Neovaskularisation«) zurückzuführen. Auf eine Differenzierung der Blutzellen in Herzmuskelzellen gibt es jedenfalls kaum Hinweise.

Für das Gehirn ist dieser Mechanismus nicht mit gleicher Eindeutigkeit beschrieben worden. Hier favorisiert man eine Wirkung über eine lokale Freisetzung sogenannter »trophischer Faktoren«, die die geschädigten Nervenzellen schützen. Insgesamt sind die Details der Wirkungsweise und die Parameter, die das Ausmaß der Wirkung bestimmen, weitgehend unklar. Die Vielzahl der Theorien und das Schwanken der Wirkung deuten schon an, dass man hier erst am Anfang steht. Da die systemische Behandlung mit Stammzellen, vor allem wenn sie vom Patienten selbst gewonnen werden können, keine nennenswert riskante Therapie darstellt, ist die Bereitschaft groß, sich von der noch wenig eindeutigen Lage nicht abschrecken zu lassen. Im Gegenteil: Wenn sich dieser positive Effekt weiter substantiieren ließe, hätte man es hier mit der ersten Option einer Stammzelltherapie für eine Volkskrankheit zu tun. Die breit angelegte klinische Erforschung des therapeutischen Einsatzes von Knochenmarkvorläuferzellen beim Herzinfarkt ist vor allem in Deutschland vorangetrieben worden (zum Beispiel durch den Rostocker Kardiologen GUSTAV STEINHOFF), was manche auch als Reaktion auf die hierzulande erschwerte Erforschung menschlicher embryonaler Stammzellen interpretiert haben.

Man kann argumentieren, dass es sich auch bei der unterstützenden Art von Zelltherapie um eine Zellersatztherapie handelt, nur dass nicht diejenigen Zellen ersetzt werden, die primär für die Symptome der Erkrankung verantwortlich sind, sondern eben solche, deren Funktion den Krankheitsverlauf positiv beeinflussen können. Man gerät hier leicht in Spitzfindigkeiten. Falsch ist die Argumentation nicht unbedingt (obwohl die unterstützenden Zellen nicht in ihrer Zahl vermindert sein müssen, sodass »Ersatz« nicht ganz zutrifft), aber man setzt den Beinsgesamt griff der Zellersatztherapie einer Inflation aus, die nur für Verwirrung, vor allem bei den Patienten, sorgt. Es sollte daher gelten: Zellersatztherapie bezieht sich immer auf die für die Erkrankung verantwortlichen, primär betroffenen und eben deshalb zu ersetzenden Zellen.

Stammzellen in der Gentherapie

Stammzelltherapie und Gentherapie zu verbinden, heißt zwei heiße Eisen zusammenzuschmieden und gleich zwei umstrittene medizinische Techniken zu verknüpfen. Dass das nicht ohne Konflikte und Probleme abgehen kann, ist vorhersehbar. Trotz großer technischer Schwierigkeiten hat aber gerade diese Verknüpfung etwas zwingend Logisches. Die Mittel der modernen Molekularbiologie und Gentechnologie machen es möglich, gezielt auf Genebene in das Potenzial und die konkrete Entwicklung von Stammzellen einzugreifen. Um zu verstehen, warum die Arbeit mit Stammzellen Gentherapie vielfach überhaupt erst möglich machen wird, ja Gentherapie ohne Stammzellen meist undenkbar ist, muss man etwas weiter ausholen.

Gene sind die sinnstiftenden Einheiten der Erbsubstanz, so wie die Wörter in einem Text – wobei jedoch der Text der Erbsubstanz DNA über weite Strecken nur Buchstabensalat enthält, aus dem die Wörter hervorspringen. Jedes Gen beinhaltet die Information, ein bestimmtes Eiweißmolekül, ein Protein, herzustellen, das dann später noch variiert werden kann, weil es mit anderen Eiweißmolekülen wechselwirkt.

Man kann Gene auf verschiedene Weisen auf Stammzellen in der Zellkultur übertragen. Die einfachste Strategie ist die, das Gen in einem sogenannten Plasmid vorliegen zu haben, einem ringförmigen DNA-Molekül, das verhältnismäßig stabil ist. Schon wenn man Plasmide einfach nur zu den Zellen in die Stammzellkultur gibt, erhält man einen sehr geringen Gentransfer in die Zelle. Die Ausbeute wird deutlich erhöht, wenn man mittels elektrischen Stroms die Zell- und Kernmembranen öffnet und durchgängiger macht (»Elektroporation«). Die zurzeit beste Strategie aber bedient sich Viren als Genfähren, sogenannter »viraler Vektoren«. Viren sind nichts anderes als kleine biologische Apparate mit der Funktion, Erbinformation zu übertragen und der infizierten Zelle so den Willen des Virusgenoms aufzuzwingen. Das nutzt man für den experimentellen und therapeutischen Gentransfer aus. Dabei hat man die Viren so maßgeschneidert, dass sie zwar noch die Zellen infizieren können, aber man hat all die Bestandteile, die krank machen würden, herausgeschnitten. Besondere Tricks sorgen dafür, dass sich die veränderten Viren nicht mit ihren wilden Verwandten wieder verbinden und ihr Genom rekombinieren können. Das Produkt einer solchen Verbindung könnte sonst schwer vorhersehbare Risiken bergen.

Retroviren (denen wir schon im Zusammenhang mit der Frage nach der Reinheit von ES-Zelllinien begegnet sind) sind Viren, die nur Zellen infizieren, die sich gerade teilen. Damit das Virusgenom sich in die Erbsubstanz integrieren kann, muss das Genom der Wirtszellen in einer Form vorliegen, wie sie nur während der Zellteilung vorkommt. Das bedeutet, dass sich nur Zellen infizieren können, die teilungsfähig sind, und auch diese nur in dem Augenblick, in dem sie sich wirklich teilen. Nervenzellen zum Beispiel, die keine Teilungsfähigkeit besitzen, werden nicht infiziert. Stammzellen aber sind teilungsaktive Zellen und können von Retroviren infiziert werden. Die Ausbeute bei einer Infektion mit retroviralen Vektoren ist in der Regel deutlich besser als bei der Elektroporation, aber für viele Zwecke noch nicht ausreichend.

Lentivirale Vektoren stellen demgegenüber einen weiteren Fortschritt dar. Sie wurden ursprünglich einmal vom AIDS-Virus HIV abgeleitet, aber die lentiviralen Vektoren, die man heute benutzt, zeigen nur noch minimale Ähnlichkeit mit dem ursprünglichen Virus. Sie können noch infizieren, aber nicht mehr krank machen. Trotzdem ist ihre Handhabung anspruchsvoll und erfordert große Sorgfalt. Lentiviren infizieren sowohl sich teilende als auch ruhende Zellen. Mit Lentiviren ist es bereits gelungen, sehr effizient Gene in ES-Zelllinien und andere Stammzellen einzubringen.

Jedes Gen besitzt ein vorgeschaltetes Steuerelement, eine Art Schalter, Promotor genannt, der die Expression des Gens reguliert. Die Expression eines Gens ist seine Ablesung und Umsetzung in ein Protein. Man misst die Genexpression, indem man das Genprodukt, das Protein, nachweist.

Mit dem Gentransfer bringt man auch die Steuersequenz in die Zelle ein. Die Promotoren sind bei der gentechnologischen Manipulation aber oft gar nicht die, die eigentlich zu dem betreffenden Gen gehören. Der Promotor von Gen A kann, wenn entsprechend modifiziert, auch Gen B steuern. Verschiedene Promotoren reagieren aber auf unterschiedliche Signale. So wird es möglich, dass nach der genetischen Manipulation Gen B auf die Signale für Gen A »hört«. Das ist interessant, wenn man zum Beispiel ein sonst nicht vorhandenes Molekül »überexprimieren« will. Hat man das erreicht, ist die größte Herausforderung, dass die Genexpression stabil und weiterhin regulierbar bleibt. Dies gilt erst recht, wenn die betreffende Zelle transplantiert werden soll. Es gab einige ernüchternde Erfahrungen, als Zellen, die in der Zellkultur nach entsprechender genetischer Modifikation das Hormon der Bauchspeicheldrüse,

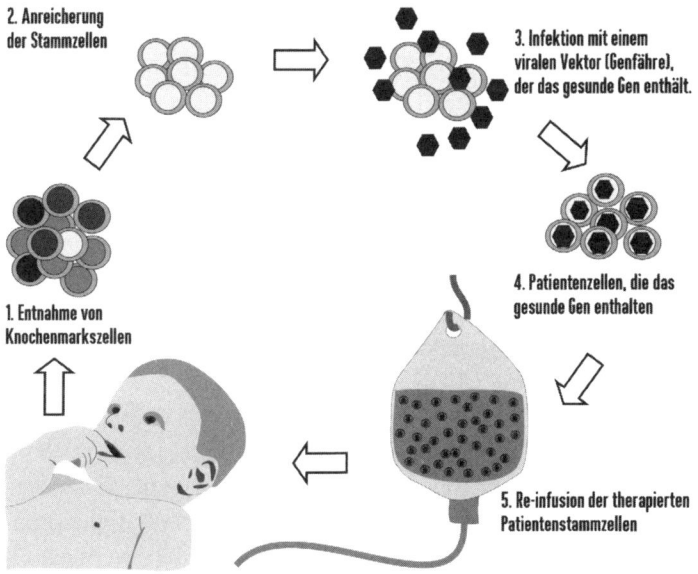

2. Anreicherung
der Stammzellen

3. Infektion mit einem
viralen Vektor (Genfähre),
der das gesunde Gen enthält.

1. Entnahme von
Knochenmarkszellen

4. Patientenzellen, die das
gesunde Gen enthalten

5. Re-infusion der therapierten
Patientenstammzellen

Funktionsweise der Gentherapie

Insulin, herstellen und freisetzen konnten, diese zur Therapie
des Diabetes mellitus höchst wünschenswerte Fähigkeit nach
Implantation in die Bauchspeicheldrüse wieder einstellten.
Ähnliche Schwierigkeiten gab es mit Zellen, die den Botenstoff
Dopamin produzierten und die man zur Therapie des Morbus
Parkinson einsetzen wollte. Lentivirale Vektoren führen sehr
häufig zu einer stabilen Genexpression und gelten daher als be-
sonders vielversprechend.

Gentherapie ist zurzeit nicht »en vogue«. Einige schlagzeilen-
trächtige Fehlschläge durch ziemlich voreilige und nur dürftig
abgesicherte Therapieversuche beim Menschen haben das
ganze Feld in Misskredit gebracht. Deshalb das Kind mit dem
Bade auszuschütten, ist aber nicht gerechtfertigt.

Die Idee, Therapie direkt am Genom ansetzen zu lassen,

bleibt verführerisch. Krank machende Gene könnten ausgetauscht werden, aber auch andere Einsatzmöglichkeiten sind denkbar. Der einfachste Fall ist die Reparatur einer einzelnen Mutation, das heißt eines einzelnen fehlerhaften »Buchstabens« in der DNA-Kette eines Gens. Deshalb sind monogene Erkrankungen, also solche, die auf ein einzelnes Gen zurückzuführen sind, die besten Kandidaten für eine Gentherapie.

Stammzellen sind sozusagen die natürlichen Zielzellen für eine Gentherapie. Da sie über lange Zeiträume neue Zellen generieren können, erlaubt eine Gentherapie in der Stammzelle eine genetische Veränderung aller ihrer Nachfahren. Man müsste nicht alle Zellen einzeln infizieren.

Auch auf dem Gebiet der Gentherapie durch Stammzellen sind die Hämatologen führend, und was die klinische Anwendung beim Menschen angeht, stammen bis heute die meisten Erfahrungen aus Deutschland und Europa. Hämatopoetische Stammzellen können stabil genetisch verändert werden. Da Knochenmarkstammzellen auch die Zellen des Immunsystems hervorbringen und ein fehlerhaftes Immunsystem tödlich ist, haben sich die ersten Versuche zur Gentherapie beim Menschen auf die Behandlung von angeborenen Immunmangelsyndromen konzentriert. Andere Erkrankungen mit konkreten Gentherapieversuchen sind die Granulomatosen (das sind Erkrankungen der Granulozyten, die mit einer schweren Anfälligkeit für bakterielle Infekte einhergehen), Erkrankungen der Blutplättchen sowie die Thalassämien, eine Gruppe von Erkrankungen der roten Blutkörperchen. Wie bei den Zellersatztherapien ist zu klären, ob der mögliche Gewinn das einzugehende Risiko aufwiegt, wie viele Zellen ersetzt werden müssen, damit eine therapeutische Wirkung einsetzt, und ob im Organismus die behandelten Zellen einen Überlebens- und Funktionsvorteil gegenüber den erkrankten haben oder wie diese zerstört werden.

Gegen ein schweres angeborenes Immundefizienzsyndrom

Gene mit ihren Steuersequenzen als Abschnitte der Erbsubstanz (DNA)

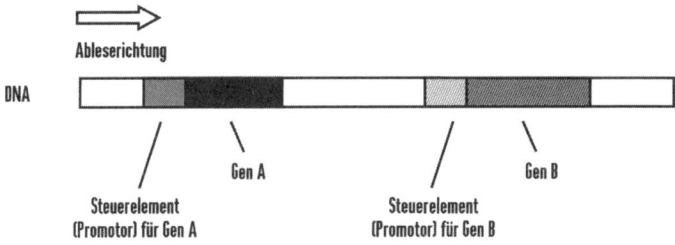

Ableserichtung

DNA

Steuerelement
(Promotor) für Gen A

Gen A

Steuerelement
(Promotor) für Gen B

Gen B

Gentransfer mittels eines Virus

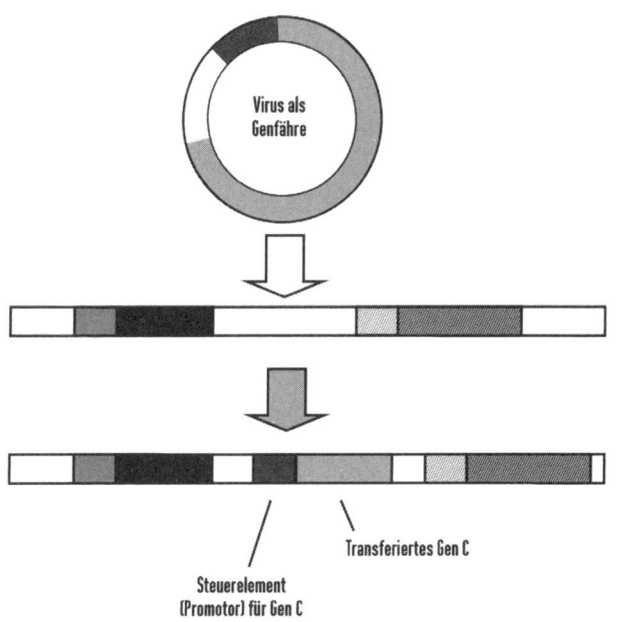

Virus als
Genfähre

Steuerelement
(Promotor) für Gen C

Transferiertes Gen C

Gentransfer in ein anderes Gen zerstört dessen Wirkung (»insertionale Mutagenese«)

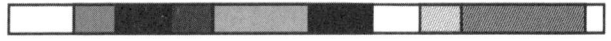

Gentransfer bei der Gentherapie

(»ADA-SCID«) sind bislang etwa 30 Patienten behandelt worden, von denen 26 einen therapeutischen Erfolg erleben durften.[16] Allerdings trat gleich bei mehreren Patienten eine spezielle und seltene Form der Leukämie auf. Als man die DNA der Empfänger untersuchte, um die neu eingebauten Genstücke im Genom wiederzufinden, entdeckte man, dass einige Regionen des Genoms die Retroviren geradezu anzogen. Ansonsten ist die Stelle des Einbaus in das Genom der Zelle zufällig. Zu diesen Genabschnitten mit erhöhter Anziehungskraft gehörte auch die Genregion, deren Mutation die seltene akute T-Zell-Leukämie auslösen kann. Dieses Problem nennt man »insertionale Mutagenese« (siehe unteren Abschnitt der Abbildung auf Seite 83). Insertionale Mutagenese kann wie hier zu Krebs führen, kann aber auch andere unerwünschte Folgen haben. Um das Problem zu umgehen, wäre ein gezielter Einbau der therapeutischen Gene in bekannte Genregionen wünschenswert (das transferierte intakte Gen B ersetzt das defekte Gen B des Patienten), aber die Effizienz dieser Methoden ist noch viel zu gering, um damit eine therapeutische Wirkung zu erzielen.

Aus der Erfahrung solcher in der Tat massiven Probleme haben manche voreilig geschlossen, Gentherapie habe überhaupt keine Zukunft. Auch wurde gesagt, dass man die insertionale Mutagenese im Tierversuch hätte ausschließen müssen. Beides trifft nicht zu. Dass insertionale Mutagenese auftritt, war aus dem Tierversuch wohlbekannt; die Bevorzugung von Regionen, die mit der Leukämie assoziiert sind, allerdings nicht. Das aber ist nicht verwunderlich: Das Genom der Maus sieht trotz verblüffender Ähnlichkeiten anders aus als das des Menschen, und es gibt daher für jedes konkrete neue therapeutische Verfahren, das beim Menschen angewandt werden soll, Grenzen des Tierversuchs. An einem bestimmten Punkt (den es allerdings sorgfältig und nicht voreilig zu bestimmen gilt) ist der Schritt zum Patienten notwendig. Völlig sicher kann man nicht sein.

Eine verblüffende Konsequenz der Erkenntnisse über die insertionale Mutagenese ist, dass man beginnt, Gentherapie mit denselben Maßstäben zu beurteilen wie eine medikamentöse Therapie. Die Nebenwirkungen der Gentherapie sind ebenfalls dosisabhängig. Für jede Therapie gilt es den Kompromiss zwischen der Gendosis und der »Aggressivität« des Genvektors herauszuarbeiten.

Obwohl es also durchaus ermutigende Hinweise gibt, dass man Stammzelltherapie und Gentherapie in sinnvoller Kombination nutzen können wird, sind die verbleibenden Schwierigkeiten nicht dazu angetan, allgemeine Skepsis in der Öffentlichkeit abzubauen. Dabei sind im Unterschied zur Gentherapie die Vorbehalte gegenüber der Stammzelltherapie in der Regel gerade nicht von eher technischen und wissenschaftlichen Fragen geprägt. Sie konzentrieren sich vielmehr nahezu allein auf die Frage, ob man menschliche embryonale Stammzelllinien herstellen darf. Es ist daher an der Zeit, sich diesen gesellschaftlichen Fragen zuzuwenden.

Die Stammzelldebatte oder: Bekommt jede Gesellschaft die Stammzellen, die sie verdient?

Eine Schneise im Debattendickicht

Man muss sich immer wieder vor Augen führen: Bei der ethischen Stammzelldebatte ging es nicht um Stammzellen an sich, sondern um die Frage, ob menschliche Embryonen dazu benutzt werden dürfen, menschliche embryonale Stammzellen zu gewinnen, die in der Forschung und hoffentlich eines Tages zur Therapie verschiedenster Erkrankungen und zum Wohle der Menschheit eingesetzt werden sollen. Es handelte sich also um einen gesellschaftlichen Diskurs über die Frage nach dem Anfang menschlichen Lebens und die Frage, welcher Schutz ihm zu welchem Zeitpunkt seiner Entwicklung zukommt. Es war weiterhin eine Debatte darüber, ob und wie dieser moralische Status abwägbar sei gegen die Ziele der Medizin und die Forschungsfreiheit.

Dieses Buch ist primär eine Einführung in die Stammzellbiologie, und die Details der ethischen Positionen und die Geschichte der Debatte sind daher nicht unser Thema. Andererseits besäße das Buch eine empfindliche Lücke, wenn nicht wenigstens klar würde, wie die naturwissenschaftlichen Erkenntnisse die ethische Debatte beeinflusst oder nicht beeinflusst haben. Dennoch bleibt festzuhalten, dass die Frage nach dem Lebensanfang den Kern der Stammzellrevolution selbst gar nicht trifft. Es wurde aber im Kontext der Stammzellforschung ein Grundwertekonflikt deutlich: die Freiheit der Forschung (und der angenommene rechtfertigende Nutzen dieser Forschung) gegen den Status des Embryos.

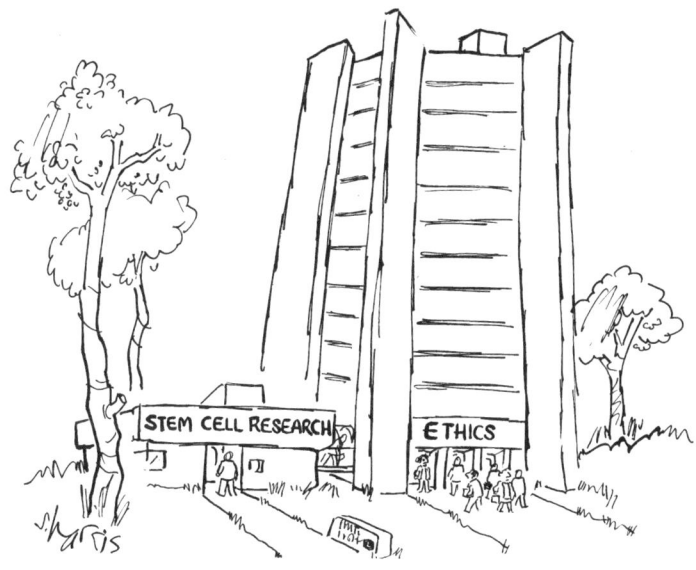

Stammzellforschung und Ethik

»Was ist ein Embryo?« ist zunächst auch eine semantische Frage. Klassisch biologisch spricht man in der Entwicklung von Säugetieren von einem Embryo zwischen der Einnistung (Nidation) in die Gebärmutter und dem Ende der Organanlage. Nach dieser Nomenklatur (die aber auch in der Biologie nicht in Stein gemeißelt ist) ist ein menschlicher Keim vor der Nidation ein Präembrio oder Prä-Nidationsembryo und noch nicht unbedingt ein Embryo. In der Debatte um die moralische Stellung des Embryos wurde Biologen, die vom Präembrio sprachen, mitunter vorgeworfen, den Begriff des Embryos (und damit wohl auch seine moralische Stellung) relativieren zu wollen. Wissenschaftlich ist die Unterscheidung aber nachvollziehbar und auch historisch gewachsen. Das griechische Wort, von dem sich unser Wort Embryo ableitet, bedeutet »hineinsprießen«: gemeint ist die Einnistung in die Gebärmutterwand. Der Embryo im biologischen Sinne entsteht in dieser Deutungsweise erst mit der Einnistung (Nidation). Wenn man diese sprachliche Unschärfe in der Debatte erwähnte, wurden einem oft Spitzfindigkeit und der Versuch vorgeworfen, Positionen zu verwässern. Dabei folgt aus dieser begrifflichen Präzisierung keine ethische Beurteilung. Es bliebe ja selbstverständlich immer noch zu prüfen, inwieweit auch dem Präembrio schon die Schutzrechte des Embryos zukommen. Es ist aber so, dass die gegenwärtig auch in die Biologie zurückwirkende, umfassendere Definition des Embryos weitgehend von Juristen und Politikern stammt. Nach der in Deutschland geltenden (gesetzlichen) Sprachregelung ist ab der »Verschmelzung von Ei- und Samenzelle« von einem Embryo zu reden. Bleibt man auf der semantischen Ebene, ist es ein Leichtes, geringen Wert zu suggerieren, wenn man das gleiche Stadium des Lebens nicht als Embryo, sondern als »Zellhaufen« bezeichnet. Umgekehrt ist es fragwürdig, es abzulehnen, die Bezeichnung »Tötung« auf den Präembrio anzuwenden, nur weil der eben noch gar kein Embryo sei und für ihn deshalb die Schutzwürdigkeit des Embryos logischerweise nicht gegeben sei. Derartige semantische Gefechte helfen ethisch nicht weiter.

Die Debatte als Ganze ist deshalb so verwirrend, weil es unterschiedliche Entscheidungen und Annahmen a priori gibt, die die unterschiedlichen Positionen nicht recht zusammenpassen lassen, sodass alle aneinander vorbeireden. Die folgende Abbildung erhebt nicht den Anspruch auf Vollständigkeit und deshalb auch nicht auf vollständige Richtigkeit. Sie scheint mir aber das Grundmuster der Debatte recht gut abzubilden.

Die Kernfrage, an der niemand vorbeikommt, ist die, ob eine menschliche Blastozyste, ein menschlicher Keim im Bläschenstadium, schutzwürdig ist. Sie steht im Mittelpunkt der Debatte. Die Haltungen, die mit 1. und 2. gekennzeichnet sind, beenden aber die Diskussion bereits vorzeitig. Nur wer voraussetzend anerkannt hat, dass die Schutzwürdigkeit prinzipiell vor

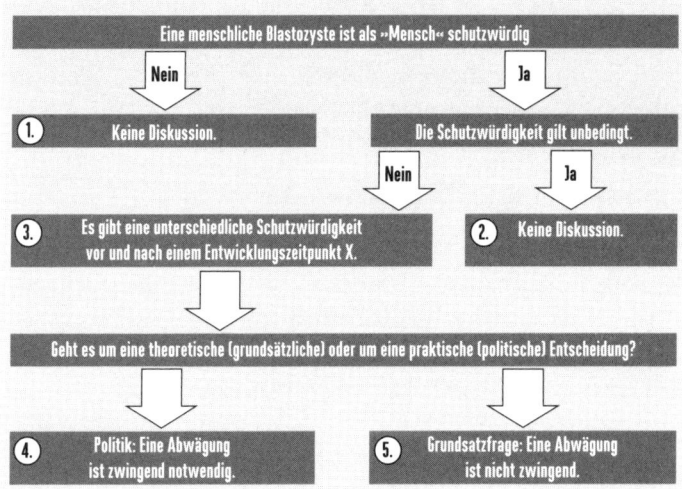

Grundpositionen der Stammzelldebatte

und nach einem (zu bestimmenden oder zu benennenden) Zeitpunkt X, zum Beispiel der »Verschmelzung von Ei- und Samenzelle«, der Einnistung in die Gebärmutter, der Geburt, etc., unterschiedlich sein kann (Punkt Nr. 3), und nur wer akzeptiert, dass es in demokratischen Gesellschaften politische ethisch richtige Entscheidungen geben kann und muss, die von grundsätzlichen, in derselben Gesellschaft anerkannten Haltungen abweichen, erreicht den Punkt 4. Voraussetzung für eine praktische Lösung ist die Akzeptanz des Dilemmas, dass eine demokratische Gesellschaft nicht all ihren Grundsätzen gleichzeitig vollständig gerecht werden kann. Zwischen 4. und 5. herrscht in einer gesunden Debatte Austausch, aber die Annahmen sind nicht identisch. Wer also im politischen Rahmen diskutiert, schließt zwangsläufig eben jene mit ein, die sich mit Punkt 1. oder 2. bereits aus der Debatte verabschiedet haben.

Diese Annahmen selbst lassen sich freilich auch ihrerseits zum Thema der Debatte machen. Damit aber rührt man an die elementarsten Fragen von Religion, Recht und jenen Sparten der Naturwissenschaften, inklusive der Soziobiologie oder der Evolutionspsychologie, die mit ihren Methoden untersuchen, wie wir Menschen werden, was wir sind.

Stammzellforschung und Reproduktionsmedizin

Auf der Ebene der befruchteten Eizelle, der Zygote, die gewissermaßen die ultimative Stammzelle ist, da aus ihr ein ganzer Organismus entstehen kann, besteht eine enge Berührung zwischen der Stammzellbiologie und der Fortpflanzungsmedizin. Das führt in der öffentlichen Wahrnehmung mitunter zu Missverständnissen, obwohl, biologisch betrachtet, die Reproduktionsbiologie eher einen Sonderfall der Stammzellbiologie darstellt als umgekehrt. Ziel der Reproduktionsmedizin ist es, die Befruchtung einer Eizelle und ihre Einnistung in der Gebärmutter zu ermöglichen, wobei an diversen Schritten dieses Vorgangs technische Hilfestellungen möglich und denkbar sind und – was die Beurteilung weiter verkompliziert – die beteiligten Zellen, Spermium und Eizelle, nicht notwendigerweise von dem Paar stammen müssen, das den Kinderwunsch hat. Der Kinderwunsch aber ist der fundamentale Unterschied zur Stammzellbiologie im Kontext der Regenerativen Medizin, bei der es um Zellen und Gewebe, nicht aber um Individuen und erst recht kein konkretes Kind geht.

Ein gängiges Verfahren, kinderlosen Paaren zum Kind zu verhelfen, ist die In-vitro-Fertilisation (IVF), bei der Eizelle und Spermium außerhalb des weiblichen Körpers im Labor zusammengebracht werden und über die ersten Zellteilungen entwickelt werden. Diese (Prä-)Embryonen können direkt in die Gebärmutter eingebracht oder aber eingefroren werden, um so für spätere Versuche, eine Schwangerschaft herbeizuführen, zur Verfügung zu stehen. Auf diese Weise sammeln sich in den Stickstofflagern der reproduktionsmedizinischen Kliniken überzählige befruchtete Eizellen an. Im Kontext der Stammzelldebatte sind diese oft als »überzählige Embryonen« bezeichnet worden, was bereits als sprachliches Konstrukt das moralische Unbehagen zum Ausdruck bringt, das von vielen bei dieser Praxis empfunden wird.

Aus den befruchteten Eizellen könnte man, wenn man sie in der Zellkulturschale bis zum Bläschenstadium entwickelte, embryonale Stammzellen gewinnen. In der Tat sind die vorhandenen embryonalen Stammzelllinien des Menschen auf diese Weise entstanden. Die Befürworter dieser Praxis sehen in einer solchen Verwendung dieser Zellen eine sinnvolle Nutzung von Zellen, die ansonsten vernichtet würden, und finden den Schritt zum Menschsein erst in der bewussten Einsetzung in eine Gebärmutter begründet. Die Gegner beziehen sich auf das Potenzial zur Menschwerdung, das der Zygote innewohnt, und die unzweideutige Intention der Reproduktionsmediziner, Spermium und Eizelle gerade zum Zweck der Fortpflanzung zusammengebracht zu haben.

Erstaunlicherweise war die Einführung der IVF, die zur Existenz von »überzähligen Zygoten« führt und auch sonst durchaus geeignet ist, ethischen Diskussionsbedarf zu wecken, nach anfänglichem Aufschrei um das erste »Retortenbaby« Louise Brown von keiner der späteren Stammzelldebatte vergleichbaren gesellschaftlichen Auseinandersetzung begleitet, obwohl manche Fragen zu Status und Würde des Embryos sich in diesem Zusammenhang ähnlich ergeben wie in der Stammzellbiologie. Nur in den Stellungnahmen der katholischen Kirche klingt diese Verbindung konsequenterweise immer wieder an. Die Akzeptanz der IVF in der Gesellschaft und ihre faktische Durchsetzung als Routineverfahren der Reproduktionsmedizin führten deshalb zu einer argumentativen Schieflage in der Stammzelldebatte, da in der IVF ein Präzedenzfall geschaffen worden war, der zwar gänzlich andere Intentionen hatte, aber gleichwohl nicht von einer ethischen Reflexion begleitet gewesen war, die jetzt als adäquat und notwendig angesehen wurde. Das legte den Verdacht nahe, dass der Zweck die Mittel heiligen sollte – verwendet doch die Reproduktionsmedizin die gleichen Zellen, wie Stammzellbiologen sie für die umstrittene Forschung an menschlichen embryonalen Stammzellen benutzen könnten.

Als Alternative zur gängigen Praxis, humane ES-Zelllinien aus befruchteten Eizellen, die bei In-vitro-Befruchtungen in Reproduktionskliniken als überzählig eingefroren wurden, herzustellen, könnte man theoretisch auch ES-Zellen durch eine In-vitro-Fertilisation direkt aus gespendeten Ei- und Samenzellen herstellen. Wegen der noch offensichtlicheren Nähe zu einem »Zeugungsakt« hat dieses direkte Verfahren, obwohl es natürlich eine gewisse innere Logik besitzt, wenig Befürworter. Wenn schon die Verwendung »überzähliger« Embryonen so problematisch ist, um wie viel mehr dann erst ihre »Herstellung« eigens zu wissenschaftlichen Zwecken. Das deutsche Embryonenschutzgesetz von 1993 entstand, um eine derartige Herstellung auszuschließen.

Die Motivation der Debatte

Die Notwendigkeit, die Diskussion über die Forschung an menschlichen embryonalen Stammzellen zu führen, wurde unter der Vorstellung eines Zwecks geführt. Diese Forschung wurde als medizinisch notwendiges und auch wirtschaftlich bedeutsames Mittel zum Zweck der Heilung von Krankheiten gesehen. Sie duldete keinen Aufschub, sei es wegen der bei Verzug unbehandelt sterbenden Patienten, sei es wegen des drohenden Verlustes wissenschaftlicher und wirtschaftlicher Führungsansprüche. Dabei fand man oft eine seltsam religiös oder abergläubisch angehauchte Sprache. Da war viel von »Heilsversprechen« oder »Heilsbringern« die Rede, und Stammzellen wurden als die Wunderwaffen der Medizin dargestellt. Das war nicht mehr nur visionär, das war bereits utopisch. Das unbestritten gewaltige Potenzial der embryonalen Stammzellen wurde in eine nahe medizinische Anwendbarkeit extrapoliert, die in ihrer Generalität wie in ihrer Konkretheit nur überraschen konnte. Zelltherapien wurden sogar für Erkrankungen wie der Alzheimerdemenz, bei denen der Defekt diffus und im Detail selbst noch gar nicht verstanden ist, als in naher Zukunft realistisch dargestellt. Diese Hybris, die auf dem Boden der mit Halbwissen gepaarten allgemeinen Begeisterung prächtig gedeihen konnte, hat sowohl der Stammzellforschung geschadet als auch der ethischen Debatte einen falschen Anreiz gegeben. Vor allem die absurd konkreten Jahreszahlen, die für das Erreichen der Heilbarkeit bis heute untherapierbarer Krankheiten genannt wurden, mussten so sicher falsch liegen wie die teuer bezahlten Prognosen derjenigen, die im März 2000 auf den für ihre verbleibende Lebenszeit weiterhin linearen und also unbegrenzten Anstieg des DAX wetteten. Allerdings ist es falsch, den Schuldigen an diesen überzogenen Vorstellungen allein bei den Wissenschaftlern zu suchen. Vielmehr hörte die Öffentlichkeit auch nur, was sie hören wollte. Hinzu kommt, dass die Forschungspolitik mit ihrer fragwürdigen Betonung des »Anwendungsnahen« unseriöse Prophezeiungen geradezu provoziert. Ein Ziel dieses Buches ist es, darauf hinzuweisen, dass die Stammzellbiologie keineswegs primär von der Warte der möglichen unmittelbaren medizinischen Anwendung aus betrachtet werden sollte.

Die Vorstellung, dass an der Erforschung menschlicher embryonaler Stammzellen der Erfolg oder Niedergang von Wissenschaftsnationen hängen könnte, ist jedenfalls eine unbewiesene Behauptung, die, ungeachtet der Tatsache, dass diese Forschung absehbar außerordentlich Interessantes und Nützliches, ja sogar Wesentliches, zutage bringen wird, auch gar nicht bewiesen werden kann.

Prophezeiungen über die Wissenschaft haben wohl keine

höhere Trefferquote als andere Wahrsagungen auch. Angesichts der an sich recht offenkundigen Unmöglichkeit, den realen Nutzen einer entstehenden Wissenschaft exakt vorherzusagen, schien es deshalb vielmehr so zu sein, dass unsere Gesellschaft auf einen Anlass gewartet hatte, die Frage nach dem Lebensanfang zu stellen und neu zu diskutieren. Dieser Anlass war ein guter, aber dennoch ein relativ beliebiger. So bleibt es zukünftigen Historikern vorbehalten, herauszufinden, warum eine ähnlich konsequenzenreiche Diskussion nicht auch schon bei der Einführung der In-vitro-Fertilisation geführt worden war und warum sie im Kontext der Abtreibungsdebatte zu so ganz anderen Schlussfolgerungen kommen konnte. Vielleicht waren es der Kontext der Forschung und das oft nur mittelprächtige Renommee der Wissenschaft in der Öffentlichkeit, die die Debatte hier und nicht im Kontext der In-vitro-Fertilisation oder der Abtreibungsfrage ausbrechen ließen.

Daneben ist festzuhalten, dass es prinzipiell einfach ist, mit der ganzen Frage »kein Problem« zu haben und auf die Menschen und ihre angebliche Rückständigkeit herabzublicken, die hier Klärungsbedarf und einen schweren Konflikt sehen (Ausgang Nr. 1 im Schema auf Seite 89). Einfacher jedenfalls, als sich einem offenkundigen inneren Dilemma zu stellen und es so auflösen zu sollen und wollen, dass man vor sich selbst, seinem Gewissen, vor Gott und auch vor »der Welt« bestehen kann. Die eigene Unfähigkeit oder gar Unwilligkeit, das Problem zu sehen, darf jedenfalls nicht zum Prinzip und Imperativ erhoben werden. Es hat aber dennoch nicht an Versuchen gemangelt, die ganze Diskussion als Scheindebatte darzustellen oder sogar ins Lächerliche zu ziehen. Wer kein Problem sieht, hat aber die Verantwortung gegenüber den vielen, die es oft schmerzlich anders sehen, zu prüfen, warum für ihn, aber nicht für die anderen, die Lage so klar ist. Alles andere wäre zynisch. Wer die Frage nach dem Anfang menschlichen Lebens gänzlich abtut, ist kalt, und wir empfinden kategorisches Desinteresse an unseren ontogenetischen Ursprüngen als in sehr wörtlichem Sinne unmenschlich. Entsprechend ist man dieser Haltung in der Embryonendebatte auch fast nur in einer unreflektierten Form begegnet.

Dabei ist aber durchaus im Auge zu behalten, dass die Ablehnung der Diskussion genauso wie auch ihr Suchen mitunter opportunistischen Motiven folgte. Stammzellen waren eben plötzlich auch Modethema, das es bis an Stammtische und in Boulevardzeitschriften schaffte. Die Breitenwirkung der Debatte hatte sich von den forschungspolitischen Ursprüngen weitgehend entkoppelt.

Die rechtliche Seite

Kehrt man zur konkreten Frage der Erlaubtheit der Forschung an menschlichen embryonalen Stammzellen zurück, so ist es hilfreich, sich zunächst mit der Frage des Rechts zu befassen. Die Sphäre des Rechts (im konkreten Stammzellgesetz) und die Sphäre der Ethik sind natürlich nicht deckungsgleich und stehen oft sogar in einem Spannungsverhältnis, sind aber ebenso unzweifelhaft aufeinander bezogen. Recht und Gesetze greifen auf eine ihnen zugrunde gelegte Ethik zurück; die Ethik wiederum tritt mit dem Anspruch auf, Handlungsanweisungen aufzustellen, die Gesetz sein könnten (oder sollten). Man hat es also immer mit einer doppelten Begründung zu tun, einer rechtlichen und einer ethischen, die zwar zum Teil miteinander verknüpft, aber nicht identisch sind. Deshalb hat auch das deutsche Stammzellgesetz von 2002 nicht zu einer endgültigen Lösung in der Frage der Würde und Schutzwürdigkeit des menschlichen Embryos geführt.

Embryonenschutzgesetz und Stammzellgesetz
In Deutschland regelt das novellierte Stammzellgesetz (StZG) vom April 2008 den »ausnahmsweisen Import embryonaler

Stammzellen des Menschen für hochrangige Forschungsziele«. In der Fassung, die von 2002 bis 2008 galt, waren nur vor dem 1. Januar 2002 etablierte Zelllinien zugelassen. Die damals daraus resultierende Liste hatte sich weitgehend mit der sogenannten Bush-Liste aus dem Jahr zuvor gedeckt und war in der Zwischenzeit immer wieder heftig kritisiert worden. Der jetzt geltende Stichtag ist der 1. Mai 2007. Die Gesetzesänderung hat es der Stammzellforschung in Deutschland ermöglicht, auf eine deutlich größere Zahl qualitativ hochwertigerer Zelllinien, die seit 2002 im Ausland hergestellt worden sind, zurückzugreifen. Des Weiteren gilt das Embryonenschutzgesetz (ESchG), das dem Stammzellgesetz bereits 1994 vorausging und, da es von der Verwendung von Embryonen zur Stammzellgewinnung noch nichts ahnte, eine Lücke besaß, die das Stammzellgesetz dann schloss. Den unter bestimmten Bedingungen erlaubten Import der embryonalen Zellen, deren Gewinnung in Deutschland verboten ist, haben viele als »ethisches Outsourcing« betrachtet. Das Gesetz trägt deutliche Male seiner schwierigen Entstehung und seines Kompromisscharakters.

Das Embryonenschutzgesetz stellt die Erzeugung eines Embryos zur Entnahme von Stammzellen unter Strafe. Es regelt nicht die Frage, ob an derartigen Zellen geforscht werden dürfte, wenn sie zum Beispiel importiert würden und bereits existierten, bevor ein deutscher Forscher eben seine ausländischen Kollegen bäte, ihm die Zellen zur Verfügung zu stellen. Dieser Fall war bei der Formulierung des Embryonenschutzgesetzes nicht berücksichtigt worden, da die Kultivierung embryonaler Stammzellen des Menschen zu diesem Zeitpunkt noch nicht beschrieben worden war. Es wurde nun vermutet oder behauptet, dass das Embryonenschutzgesetz »eigentlich« auch den zweiten Fall unter Strafe gestellt hätte, wenn man denn schon damals von ihm gewusst hätte. Rein formal rechtlich hätte nach dem Embryonenschutzgesetz wohl nichts dagegen gesprochen, wenn die Deutsche Forschungsgemeinschaft (DFG) dem

Antragsteller OLIVER BRÜSTLE aus Bonn im Jahre 1999 seinen Antrag auf Förderung von Experimenten an menschlichen embryonalen Stammzellen genehmigt hätte. Die DFG fürchtete jedoch offenbar, dass hier eine Lücke im Gesetz vorlag, die sie nicht in offensichtlicher Weise ausnutzen wollte. Sie vermutete, dass der Gesetzgeber die Intention des Embryonenschutzgesetzes eigentlich auch auf die Forschung an menschlichen embryonalen Stammzellen ausgedehnt hätte sehen wollen. Deshalb müsse auch dieser Fall durch die Politik gesetzlich eindeutig geregelt werden. An sich war dies ein eigentümlicher Vorgang. So geriet letztlich ein »Antrag auf Sachbeihilfe« bei der DFG vor den Deutschen Bundestag. Die Verlautbarungen der DFG zu ihrer Haltung in der Frage nahmen denn auch Kurs von einer sehr forschungsfreundlichen zu einer restriktiveren Haltung. Und mit dieser Perspektive im Kopf, die sich schnell festsetzte, ging man freilich nicht mehr vorurteilsfrei an die erneute Gesetzgebung heran. Das Stammzellgesetz war damit vom ersten Augenblick seiner Konzeption als Verlängerung des Embryonenschutzgesetzes gedacht. Die Frage war nicht offen gestellt worden.[17] Gute Zusammenfassungen der rechtlichen Situation wurden beispielsweise von dem Mannheimer Verfassungsrechtler JOCHEN TAUPITZ[18] und dem Dortmunder Juristen JENS KERSTEN[19] veröffentlicht.

Die beiden Gesetze weisen zwei Besonderheiten auf. Zum einen schränken sie die im Grundgesetz Artikel 5 Absatz 3 verbriefte Forschungsfreiheit ein, was ihnen einen besonderen Rechtfertigungsdruck auferlegt, denn eine derartige Einschränkung ist nur möglich, wenn andere hohe Verfassungsgüter auf dem Spiel stehen. Die andere, weit dramatischere Besonderheit liegt in der Tatsache, dass die beiden Gesetze zu einer sehr kategorialen Festlegung des Embryonenschutzes kommen, die sie aus der Verfassung selbst ableiten. Während die erste Besonderheit die beiden Gesetze nur aus der Flut anderer Gesetze heraushebt, ist die zweite fundamental und hat für heftige Kritik gesorgt. Kritik am Stammzellgesetz gab es neben diesen prinzipiellen Punkten auch wegen diverser handwerklicher Mängel und kleiner Absonderlichkeiten, die aber freilich die Intention und Macht des Gesetzes nicht schmälern.

Bevor man sich aber der aufschlussreichen Kritik zuwendet, ist festzuhalten, dass die Intention des Gesetzgebers eine äußerst hoch zu schätzende und vornehme war: den Lebensanfang vor Manipulation und »Verzweckung« zu schützen. Dieser Zielsetzung schließen sich auch viele Verfechter einer weitergehenden Freigabe der Forschung an menschlichen embryonalen Stammzellen an.

Einer der entschiedensten Kritiker des Stammzellgesetzes ist der Hamburger Verfassungsrechtler REINHARD MERKEL. Die Problematik des Stammzellgesetzes sieht er so: »Es erlaubt deutschen Forschern, aus einer Quelle zu schöpfen, die es zuvor für vergiftet erklärt: den Import embryonaler Stammzellen, deren Gewinnung im gleichen Atemzug als Verletzung von Lebensrecht und Menschenwürde verworfen wird. Man mag den moralischen Selbstwiderspruch, der diese Paragrafen durchzieht, durchaus auf das Konto des politischen Kompromisses setzen, dem sie ihre missratene Gestalt verdanken. Akzeptabel macht ihn das nicht. Was den politischen Alltag als Tugend kennzeichnen mag: um einer Einigung willen in Kauf zu nehmen, was man sachlich ablehnt, wird in der Sphäre ethischer Grundlagen zum heillosen Defekt – zur Unehrlichkeit, Doppelmoral, Heuchelei.«[20]

Merkel schlug dann vor, »jene Prämissen, die das Gesetz zugleich beschwört und ignoriert, genauer [zu] betrachten und ihre Anwendbarkeit auf den Embryonenschutz skeptischer [zu] betrachten, als es der Gesetzgeber offenbar getan hat.« Dabei schlussfolgert er aus seiner Analyse der verfassungsrechtlichen Situation, dass es nach dem Grundgesetz nicht nur erlaubt, sondern sogar geboten sei, den moralischen Status früher Embryonen geringer zu gewichten als den geborener Menschen. Diese geringere Gewichtung erlaubt dann in Merkels Augen die Abwägung gegen die medizinischen Ziele der Forschung an menschlichen embryonalen Stammzellen. Aus Sicht der Verfassung wird damit der Status des Embryos »ent-absolutiert«.

Auch die Berlin-Brandenburgische Akademie der Wissenschaften kann sich der Meinung des Gesetzgebers nicht anschließen und schreibt: »Die das Gesetz begründende moralische Verurteilung der Herstellung von hES-Zellen in Deutschland leitet sich allein aus dem Urteil ab, das der menschlichen Blastozyste den Status einer Person zuschreibt. Diese Zuschreibung ist nicht zwingend.«[21] Dies sind die unterschiedlichen Annahmen, wie sie in der Abbildung auf S. 89 identifiziert werden. Recht entspringt immer aus Politik, so groß sein Legitimationsdruck auch sein mag.

Die juristische Kernfrage ist also, ob der Artikel 1 unseres Grundgesetzes, der die Menschenwürde schützt, auf die Situation der Herstellung humaner embryonaler Stammzellen zu Forschungszwecken anwendbar ist. Dies kann man aus zwei Perspektiven infrage stellen. Einmal vonseiten des Rechts und dann auch wieder vonseiten jener wissenschaftlichen Konventionen, die festlegen, was ein Embryo überhaupt ist und auf die der Gesetzgeber sich explizit oder implizit bezieht. Wird die Anwendbarkeit von Artikel 1 allerdings bejaht, greift der volle Schutz des Grundgesetzes. Die Beantwortung dieser scheinbar so einfachen Frage erweist sich aber als extrem schwierig.

Merkel fasst das Dilemma auf der rechtlichen Seite so zusammen: »Wer den Embryo ›als Menschen‹ für absolut schutzwürdig hält, wird ihm eben gerade den Schutz der Art. 1 Abs. 1 und 2 Abs. 2 GG zusprechen; und wer jenes nicht tut, wird dieses ablehnen.« Man setze also »für die Auslegung voraus, was mit dieser erst zu beweisen wäre«.[20]

Im Grundgesetz kommt der Embryo nicht vor, und die Frage, ob er im Begriff des »Menschen«, dem in den Artikeln 1 und 2 des Grundgesetzes die Würde zugesprochen wird, »mitgemeint« sei, ist deshalb allein aus dem Text der Verfassung nicht entscheidbar. Das Bundesverfassungsgericht hat diese Frage dagegen in seinen zwei (im Kontext der Abtreibungsfrage gefällten) Entscheidungen eindeutig bejaht. In seinen Schriften argumentiert Merkel, dass sich das Verfassungsgericht damit jedoch trotz seiner »verfassungsgesetzlichen Auslegungs- und Definitionsmacht« in den Widerspruch zum geltenden Recht stellt. Das freilich ist seinerseits nicht unwidersprochen geblieben. Die weitere Erörterung würde hier zu weit führen; sie hat mit Stammzellen auch nichts mehr zu tun, die doch das Thema dieses Buches sind.

Die Embryonenfrage jedoch wurde und wird im Kontext der Stammzelldebatte auch in juristischer Sicht relativ isoliert betrachtet. Jedenfalls fanden die anderen juristischen Kontexte, in denen es um den Status des Embryos geht, keinen oder nur geringen Eingang in die Diskussion. Insbesondere die Abtreibungsfrage wurde nicht mit der Frage der Forschung an frühen menschlichen Embryonen in Zusammenhang gebracht, obwohl viele der Argumente, die in der Stammzelldebatte zugunsten des moralischen Status des Embryos vorgebracht wurden, grundsätzlich auch in der Abtreibungsfrage anwendbar sind. Die Ausklammerung der Abtreibungsproblematik wurde in der Regel mit der besonderen Situation der Frau bei einer (möglichen) Abtreibung begründet. Dieser Konflikt begründet ja auch die rechtstheoretisch einmalige Konstruktion der Straffreiheit trotz Rechtswidrigkeit. Das Problem liegt aber darin, dass die Trennung von Abtreibungsdebatte und Stammzellfrage nicht Ergebnis einer Auseinandersetzung mit dem Problem war, sondern eben gewissermaßen a priori und in stillschweigendem Einverständnis aller Beteiligten erfolgte. Die Frage des Status des Embryos wurde also nicht vorurteilsfrei diskutiert. Die Konsequenz ist heute, dass der (sogenannte) Embryo, der außerhalb eines menschlichen Zeugungsaktes im Labor geschaffen und nie in eine Gebärmutter implantiert würde, einen weitergehenden Schutz genießt als der physiologischerweise sich in der Gebärmutter entwickelnde Embryo, der diese Bezeichnung nach allen hergebrachten Definitionen zu Recht trägt. Diese Absurdität und Inkonsequenz ist zu Recht immer wieder kritisiert worden. Um die Diskussion überhaupt in der Öffentlichkeit führen zu können, war die Trennung von Stammzelldebatte und Abtreibungsfrage wohl opportun, aber sie schuf eine höchst fragwürdige Situation. Die Inkonsequenz wird weiter verstärkt durch die Tatsache, dass es auch im Kontext der In-vitro-Fertilisation keine letztlich vergleichbare Diskussion gegeben hatte. Auch hier fand a priori eine Ausklammerung der Debatte statt und die Existenz »überzähliger« Embryonen wurde als gegeben und unabänderlich oder eben sogar als wünschenswert akzeptiert. In denselben Kontext gehört die Präimplantationsdiagnostik, bei der im Rahmen der In-vitro-Fertilisation in frühesten Entwicklungsstadien Zellen des Präembrios entnommen und genetisch untersucht werden, um so zu einer Entscheidung zu gelangen, ob sich bei Einnistung in eine Gebärmutter ein gesundes Kind entwickeln würde. Die Präimplantationsdiagnostik wurde in der Diskussion immer vor allem wegen ihrer eugenischen Implikationen angegriffen, weit weniger aber wegen des Eingriffs an einem menschlichen Präembryo. Zwar ist völlig unbestritten, dass Abtreibung, In-vitro-Fertilisation und Präimplantationsdiagnostik ganz andere Problemfelder berühren als die Stammzelldebatte und alle nach individueller Betrachtung und Abwägung verlangen, die jeweils in den betreffenden Gesetzgebungsprozess einfließen. Aber das bedeutet nicht, dass es nicht Gemeinsamkeiten gäbe, die eigentlich auch nur gemeinsam betrachtet werden können.

Insgesamt hinterließ die Debatte über den Embryo in diesen Bereichen den Eindruck, dass der angenommene Zweck die Mittel heiligte und die Diskussion, wenn auch zum Teil aus nachvollziehbaren Gründen der Diskussionskultur und Kompromissfähigkeit, selektiv geführt wurde. Dieser »blinde Fleck« rächt sich, da von einer gesellschaftlichen Lösung des Problems des Status des Embryos nicht die Rede sein kann, wenn Partikularinteressen die Diskussion a priori einengen. Dies ist an sich kein Argument für oder gegen den einen oder anderen Standpunkt in der Debatte, sondern eine grundsätzliche Kritik am Verfahren. Diese Kritik allerdings lässt sich zusätzlich in der Debatte zugunsten des eigenen Standpunktes instrumentalisieren, was die Lage nicht einfacher macht.

Patente

Die Stammzelldebatte hinterließ bei nicht wenigen den Eindruck, Stammzellen seien primär ein Produkt (und nicht etwa ein biologisches Prinzip), wie der nebenstehende, schon legendäre Cartoon aus Gary Trudeaus »Doonesbury« zeigt.

Für nicht geringe rechtliche Verwirrung sorgt darüber hinaus die Frage, inwieweit Stammzellen patentierbar sind. Firmen, die sich in der Stammzellforschung engagieren wollen, haben aus nachvollziehbaren und guten Gründen ein Interesse daran, ihre Forschungs- und Entwicklungsergebnisse zu schützen, um auch den wirtschaftlichen Nutzen aus ihren Investitionen ziehen zu können. Dem steht die bis heute letztlich ungelöste Frage entgegen, inwieweit Bestandteile der Natur, die ja nun einmal eher ge- als erfunden werden, überhaupt patentierbar sein können. Diese Frage wird offenkundig als besonders problematisch empfunden, wenn es sich um menschliche Zellen handelt. Entsprechend hat das Europäische Patentamt gegenwärtig alle Patentanmeldungen suspendiert, die sich mit menschlichen ES-Zellen beschäftigen. Die Begründung lautet, dass die Verwendung von menschlichen Embryonen für industrielle und kommerzielle Zwecke von der Patentierbarkeit ausgeschlossen sei. Wenngleich die zugrunde liegende Intention durchaus sympathisch ist, so reibt sich die rigide Haltung doch an der biologi-

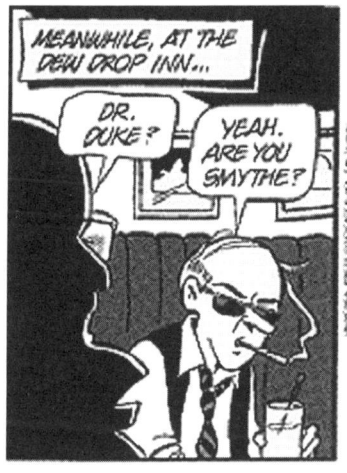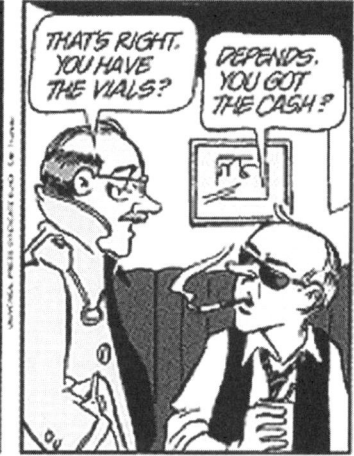
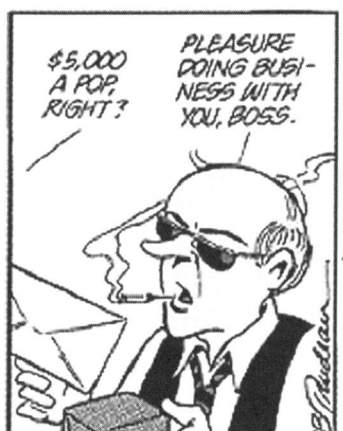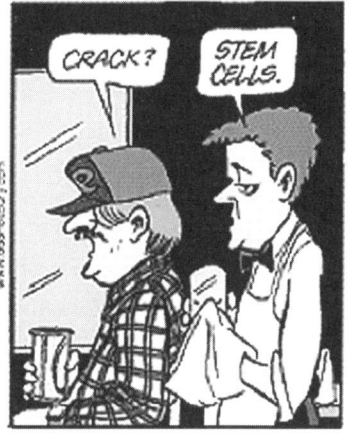

Währenddessen im Gasthaus ›Tautropfen‹: – »Dr. Duke?« – »Mmh. Sind Sie Smythie?« – »Richtig. Haben Sie die Fläschchen?« – »Kommt drauf an. Haben Sie das Geld?« – »5000 Dollar das Stück, richtig?« – »Ist ein Vergnügen, mit Ihnen Geschäfte zu machen, Boss« – »Crack?« – »Stammzellen.«

schen Realität, dass embryonale Stammzellen eben nicht wirklich vollständig mit Embryonen gleichgesetzt werden können, also in Isolation doch rechte Kunstprodukte sind, und an der politischen Realität, die in international uneindeutiger Lage nach einem gangbaren Kompromiss ruft. In ihrer Pauschalität und Vereinfachung ist die Haltung des Europäischen Patentamtes ein deutlicher Nachteil gegenüber Nordamerika und Asien, wo derartige Patente mit weit weniger Bedenken vergeben werden. Die Konkurrenzsituation kann zwar nicht als ethisches Argument herangezogen werden, stellt aber andererseits eine Rahmenbedingung dar, die aus anderen, nicht minder ethischen Gründen, zum Beispiel eben jener Ethik des politischen Kompromisses, der Forschungsfreiheit, oder auch der Fürsorgepflicht des Staates, nicht ohne Weiteres ignoriert werden kann. Der Versuch einer rechtlichen Regelung ohne Rückgriff auf ethische Überlegungen muss hier ebenso zum Scheitern verurteilt sein wie, angesichts weltweit nicht einheitlicher Wertvorstellungen, der Versuch, eine einzelne Ethik zum Maß aller juristischen Begründungen zu machen.

Dass Bestandteile der Natur per se nicht patentierbar sein sollten, erscheint den meisten, die nicht selbst entsprechende materielle Interessen hegen, einleuchtend und verteidigenswert. Auch dass es nicht angehen kann, dass man sich aus der Fülle der biologischen Funktionen in wilder Kombinatorik denkbare medizinische Anwendungen ausdenkt und diese »vorausschauend« und flächendeckend patentieren lässt, ist plausibel. Dass es aber technische Verfahren gibt, die sich mit der konkreten Anwendung und gezielten Veränderung natürlicher Vorgänge befassen, ist ebenso offensichtlich. Wo die Grenze zwischen der normalen, nicht patentierbaren Funktion eines Bestandteils der Natur und einer Anwendung, die eine genuine Erfindungsleistung darstellt, liegt, ist allgemein bislang nicht befriedigend festgestellt worden und auch im Einzelfall nur schwer zu entscheiden. Ohne Rückgriff auf die Biologie ist diese Entscheidung unmöglich. Um so mehr irritiert, gerade vor dem Hintergrund der schwierig zu definierenden Stellung des Embryos, die kategorische Haltung des Europäischen Patentamtes, da sie eine Eindeutigkeit suggeriert, die doch weder von den Befürwortern noch von den Gegnern der Nutzung menschlicher embryonaler Stammzellen gesehen wird.

Der Blick über die Grenzen: Politik

Auf der Basis von einander sehr ähnlichen Diskussionen sind die westlichen Staaten zu recht unterschiedlichen rechtlichen Regelungen der Stammzellforschung gekommen. Vorreiter waren wie so oft die USA, wo jedoch eine ungewöhnliche »Lösung« des Konfliktes gefunden wurde. Sehr weitgehend auf Initiative von Präsident George W. Bush wurden Fördermittel des *National Institute of Health* für Forschung an menschlichen embryonalen Stammzellen gesperrt und Forschung nur an einer Reihe von Zelllinien, die vor dem Stichtag 9. August 2001 erzeugt worden waren, zugelassen. Der entscheidende Unterschied zwischen dieser Regelung und zum Beispiel der deutschen Stichtagsregelung ist, dass in den USA keine generelle gesetzliche Regelung der Stammzellforschung gefunden wurde, sondern eben nur die Vergabe von Bundesmitteln für die humane embryonale Stammzellforschung untersagt wurde. Diese seltsame Widersprüchlichkeit führte zu der verqueren Situation, dass ein und dasselbe Institut, ja ein und dieselbe Forschungsgruppe, sehr säuberlich trennen muss, woher das Geld für die Stammzellarbeit stammt. Aus diesem Grund gibt es in manchen amerikanischen Labors eine Art doppelte Buchführung und eine Vielzahl von Geräten, die doppelt vorgehalten werden. Auf der Ebene der Bundesstaaten sind sehr unterschiedliche, zum Teil erheblich abweichende Regelungen getroffen worden. Am berühmtesten ist das Beispiel der kalifornischen »Proposition 71«, in der die Bevölkerung in einem

Referendum beschloss, die gigantische Summe von drei Milliarden Dollar für die Stammzellforschung, inklusive der humanen embryonalen Stammzellforschung, bereitzustellen. Dieses Geld war lange wegen Einsprüchen und anhängenden Prozessen nicht freigegeben, aber es ist offensichtlich, dass es starke Tendenzen in der amerikanischen Öffentlichkeit gibt, sich mit der Bush-Doktrin nicht abzufinden. Legendär ist der schon erwähnte Feldzug von DOUG MELTON aus Boston, der buchstäblich im Alleingang, aber mit starker lokaler Unterstützung, diverse humane embryonale Stammzelllinien erzeugte und sie öffentlich zugänglich machte.

Die ethische Auseinandersetzung in den USA war sehr viel stärker als in anderen Ländern an die Person eines Politikers, die des Präsidenten Bush, geknüpft, sodass es zu einer problematischen Verschränkung mit anderen politischen Themen, insbesondere auch dem zweiten Irak-Krieg, gekommen ist. Dies schafft eine höchst fragwürdige Situation, die zu seltsamen Allianzen führt und jedenfalls mit dem eigentlichen Diskussionsthema nicht mehr viel zu tun haben muss.

Die USA gehören erstaunlicherweise bis heute zu den wenigen Ländern, die die Forschung an menschlichen embryonalen Stammzellen nicht gesetzlich reguliert haben. Diese eigentümliche amerikanische (Nicht-)Regelung hatte weitreichende Folgen für die Debatte in Europa und die hiesigen Gesetze. Die USA sind gleichzeitig das Land mit einer der liberalsten und einer der restriktivsten Haltungen in der Stammzellfrage. Da die Restriktion nur das öffentliche Geld betrifft und sehr, sehr viel privates Geld im amerikanischen Wissenschaftsbetrieb steckt, steht der sehr prominent hochgehaltenen Ablehnung eine ganz andere, kaum regulierte Realität entgegen, auf die die Öffentlichkeit nur in groben Meinungsbildern Einfluss hat. In den meisten anderen Industrieländern ist es zu einer differenzierteren Auseinandersetzung bis in die Parlamente gekommen, und es ist der Versuch unternommen worden, in solch

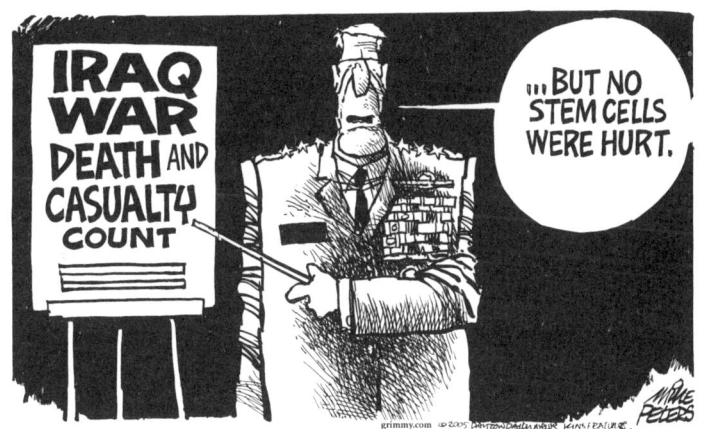

»Irakkrieg – Gefallene und Verwundete« – »… aber keine Stammzelle wurde verletzt.«

bedeutender und schwieriger Frage zu einem politischen Kompromiss zu kommen.

Auch die EU hat sich bislang zu keiner einheitlichen Regelung durchringen können, sodass innerhalb der Staatengemeinschaft recht unterschiedliche Vorstellungen zum Tragen kommen. Dabei haben Litauen, Österreich, Slowakei, Polen und Irland die striktesten Regelungen und Belgien, Schweden und Großbritannien die liberalsten. International stehen diese drei Länder damit in etwa einer Linie mit den USA (außerhalb der öffentlich geförderten Forschung), China, Indien und Singapur. Die meisten europäischen Staaten, inklusive der Schweiz, haben sich für eine moderat und kontrolliert permissive Haltung entschieden. Hierzu gehören Finnland, Dänemark, Frankreich, Litauen, Estland, Slowenien, Griechenland, Spanien, Ungarn, die Niederlande und Tschechien, das aber noch keine gesetzliche Regelung gefunden hat. Außerhalb Europas gehören in diese Kategorie Australien, Japan und Kanada. Deutschland und Italien stehen zwischen dieser Gruppe und den Ländern der prohibitiven Linie. Allerdings dürfte die seit 2008 geltende gesetzliche Regelung in Deutschland durch die Stichtagsverlegung de facto zu einem Aufschließen Deutschlands in die forschungsfreundlichere Liga führen, da nun bessere humane embryonale Stammzelllinien für die Forschung zur Verfügung stehen.

Schlüsselpositionen der Debatte

Vereinfacht gesagt, und wie schon im Diagramm auf S. 89 angedeutet, gab und gibt es in der Embryonendebatte zunächst nur zwei Positionen. Die eine, prinzipiell argumentierende Seite sagt, dass der moralische Status eines Embryos auch vor der Nidation nie zur Disposition stehe und nicht gegen wirkliche oder vermeintliche Güter in Forschung und Therapie abwägbar sei. Die andere, pragmatisch orientierte Richtung sagt, dass diese Abwägung nicht nur erlaubt, sondern sogar notwendig sei. Es ist unmittelbar offenkundig, dass zwischen diesen beiden Polen keine echte Vermittlung möglich und kein widerspruchsfreier Kompromiss denkbar ist. Man hat das oft mit dem gerade in diesem Kontext nicht mehr sehr originellen Bild beschrieben, dass man auch nicht »ein bisschen schwanger« sein könne. Die politischen Lösungen, die gefunden und in Gesetze gefasst werden müssen, stehen deshalb unter dem schlechten Stern, nie eine wirklich alle befriedigende Lösung des Problems darzustellen, sondern mehr oder weniger gute Kompromisse.

An beiden Enden des Spektrums der Diskutanten hat es Versuche gegeben, in Verabsolutierung der eigenen Position die ganze Debatte als überhaupt überflüssig abzutun, da eben (aus der eigenen Sicht) die Gegenposition »prinzipiell« gar nicht möglich sei. Nun ist das freilich eine sowohl zynische als auch realitätsferne Haltung, die durch die Wirklichkeit widerlegt wird. Man kann, wie der Blick in die Welt beweist, ganz offensichtlich auch anders argumentieren. Auch wenn »nicht sein kann, was nicht sein darf«, kann ein Anderer dennoch anderer Meinung sein, und auch innerhalb der beiden fundamentalen Positionen findet sich noch eine große Bandbreite von Vorstellungen. Die zwei Hauptpositionen der Debatte stellen nur das gröbste Raster des ethischen Problems dar.

Die philosophischen Argumente der Debatte

Im Wesentlichen gibt es vier Argumente, die die Embryonendebatte dominieren und die die »Würde« und Schutzwürdigkeit des Embryos begründen sollen. Der Begriff der »Würde« wird dabei ebenso wenig einheitlich verwendet wie der des Embryos selbst. Ein kleinster gemeinsamer Nenner in der Debatte ist aber die Ansicht, Würde impliziere, dass der Embryo starke Schutzrechte genieße und (in diesem Kontext) nicht für die embryonale Stammzellforschung getötet werden dürfe.

Die vier Argumente sind das Speziesargument, das Kontinuitätsargument, das Identitätsargument und das Potenzialitätsargument; nach ihren Anfangsbuchstaben manchmal zusammengefasst als SKIP-Argumente.

Das Speziesargument gilt als das problematischste der vier. Es besagt, dass, da jedem Mitglied der Spezies Mensch Würde zukomme und jeder Embryo ein Mitglied der Spezies Mensch sei, jeder Embryo Würde besitze. Die Problematik liegt in der ersten Aussage, die die Schutzwürdigkeit mit der biologischen Spezieszugehörigkeit allein begründet und damit einen nicht nachvollziehbaren Sprung von einer Beschreibung zu etwas Normativem beinhaltet. Das reine Speziesargument hat in der Debatte daher keine sehr große Rolle gespielt.

Das Kontinuitätsargument besagt, dass es unmöglich ist, während der Entwicklung eines Menschen einen nicht willkürlichen Einschnitt zu setzen, der dann mit einem Zuwachs an Würde verknüpft wäre. Der Ursprung der menschlichen Entwicklung wird in der Regel in der Vereinigung von Ei- und

Samenzelle gesehen. Der Haupteinwand lautet hier, dass es eben gerade die Frage sei, ob es keine für die moralische Bewertung bedeutsamen Einschnitte gebe und das Argument also voraussetze, was es erst noch beweisen müsse.

Das Identitätsargument ähnelt dem Kontinuitätsargument, funktioniert aber gewissermaßen rückblickend. Der heute Erwachsene stellt im Rückblick eine durchgängige Identität seiner Person fest. Da ihm heute die Würde zweifelsfrei zukommt, kommt sie auch dem Embryo, mit dem er »identisch« ist, zu. In seiner strengen Form ist das Identitätsargument aus biologischer Sicht erst etwa ab dem Beginn der dritten Woche zu halten, da vorher noch Zwillings- und Mehrlingsbildungen möglich sind. Ein Hauptproblem liegt darin, dass – wie beim Speziesargument aus der Spezieszugehörigkeit – aus »Identität« allein nicht zwingend etwas Normatives folgt. Dies wäre nämlich nur der Fall, wenn wir »Identität« auch bei der personalen Identität tatsächlich im engsten Sinne als Ununterscheidbarkeit verstünden – was nicht in die richtige Richtung führt, da wir uns im Laufe unseres Lebens ja durchaus verändern.

Das Potenzialitätsargument schließlich ist der bedeutendste der vier Argumenttypen. Es besagt, dass jedem Wesen, das potenziell die menschlichen Eigenschaften wie Leidensfähigkeit, (Selbst-)Bewusstsein oder die Fähigkeit zu wünschen besitzt, Würde zukommt. Da nun jeder Embryo potenziell über diese Eigenschaften verfügt, folgt daraus, dass auch der Embryo Würde hat. Das Hauptproblem ist hier, dass man das Potenzial, die menschlichen Eigenschaften besitzen zu können, auch den Ei- und Samenzellen schon zuschreiben kann, was, wenn auf diese Zuschreibung in der Tat eine normative Konsequenz folgen soll, unhaltbar ist. Das Potenzialitätsargument kommt dem biologischen Potenzialbegriff sehr nahe, wie er sich im genetischen Potenzial – auf das wir noch ausführlich zu sprechen kommen werden – ausdrückt. Es bezieht sich aber sehr ausdrücklich auf eben den besagten Typ von Eigenschaften, die sich der biologischen Beschreibung sehr weitgehend entziehen.

Für und gegen alle vier Positionen lassen sich treffliche Argumente vorbringen. Aber es ist offensichtlich, dass man sie ad absurdum führen kann, wenn man sie radikal anwendet. Sie sind Teil des Diskurses, aber die Konfrontationen bleiben letztlich unauflösbar. Es gibt keine offenkundige Lösung.

Neben den vier Positionen gibt es zuletzt, gewissermaßen als Synthese, ein übergeordnetes Argument, das sogenannte Vorsichtsargument, das sich am besten mit »Im Zweifel für den Embryo« (»in dubio pro embryone«) beschreiben lässt. Angesichts der Unlösbarkeit der Gegensätze und Widersprüche der Debatte und der Unmöglichkeit, ein einzelnes Argument vollständig durchhalten zu können, erscheint »im Zweifel für den Embryo« pragmatisch und sinnvoll. Die Grundidee ist hier, dass die Möglichkeit, dass dem Embryo Würde zukomme, wegen der hohen auf dem Spiel stehenden Güter bereits ausreiche, ihn zu schützen. Wörtlich lautet das Argument in den Worten von Gregor Damschen und Dieter Schönecker, die einen Band zu den Argumenten der Debatte vorgelegt haben: »Es besagt, dass in Situationen, in denen guter Zweifel darüber besteht, ob ein Wesen in den Anwendungsbereich eines moralischen Gebotes fällt, davon ausgegangen werden muss, daß es sich so verhält, wenn die gegenteilige Annahme und die mit ihr vielleicht verbundenen positiven Auswirkungen in keinem akzeptablen Verhältnis zum moralischen Schaden stehen, der entstünde, würde man jene Annahme nicht machen.«[22] Ein ähnliches Argument findet sich auch in der Haltung der katholischen Kirche, die sagt, dass schon die Möglichkeit des moralisch verwerflichen Handelns ausgeschlossen werden muss, wenn man sich kein vollständig klares Bild von der Wahrheit des menschlichen Lebensanfangs machen kann.

Das Vorsichtsargument, so bedeutend und so sympathisch es ist, wird freilich von vielen als ausweichend empfunden. Der versöhnlich gemeinte Schlussstrich, den es zu ziehen versucht, ist angreifbar mit just den unauflösbaren Argumenten, die es hinter sich zu lassen versuchte. Man kann das Vorsichtsargument unterschreiben und dennoch zu entscheidend anderen Schlussfolgerungen kommen, auch wenn radikal permissive Vorstellungen damit unvereinbar sind.

Die berechtigte Sorge ist ja, dass hier die Grundlage unseres ganzen Selbstverständnisses buchstäblich ins Wanken geriete. Das Geheimnis des Lebensanfangs als geklärt vorauszusetzen, heißt ihn zu entweihen oder zu entheiligen. Hier überhaupt Zweckfragen zuzulassen, ist dann Ausdruck einer Entfremdung des Menschen von sich selbst. Und diese ist das große Thema der Moderne. Insofern stellt gerade das »Nicht-daran-Rühren« keineswegs eine einfach nur bequeme, sondern zutiefst menschliche Haltung dar. Dennoch dürfen die Ungewissheiten über Beginn (und auch Ende) menschlichen Lebens und die Sorge vor der Verzweckung und Ernüchterung unserer frühen Existenz nicht zur voreiligen Verabschiedung aus der Debatte missbraucht werden. Die Verantwortung liegt im Ringen und die Bürde im Nicht-wissen-Können.

Die Rolle der Biologie in der Debatte

Egal welchem Argument man folgt, ist die Kernfrage die, ab wann in der menschlichen Entwicklung dem entstehenden Wesen der Status des schutzwürdigen Menschseins (häufig auch als »Person« bezeichnet) zukommt.

Wie wir sehen werden, gibt die Biologie allein keinen Anhalt dafür, wann »Person« und »Würde« beginnen. Sie kann dies grundsätzlich nicht, da sie mit ihren Mitteln diese Begriffe gar nicht auszufüllen und darzustellen weiß. Sie bleiben Setzungen. Biologische Fakten können aber unterschiedlich gute Argumente für und wider einzelne mögliche Setzungen liefern. Die Entscheidung bleibt un-biologisch, aber die Biologie schafft die faktische Basis, auf deren Grundlage die Entscheidung getroffen werden kann. Dies wäre in etwa analog zum Vorgehen in der Rechtswissenschaft, wo es gilt, den Sachverhalt so zu beschreiben, dass Gesetze anwendbar werden.

Grundsätzlich handelt es sich bei einer ethischen und moralischen Bewertung um eine gänzlich andersartige Betrachtung des Embryos als bei seiner Beschreibung durch die Biologie. Die beiden Kulturen der Geistes- und Naturwissenschaft scheinen sich auch hier einmal wieder unversöhnlich gegenüberzustehen. Das Problem ist aber, dass ganz offenkundig keine der beiden Kulturen die eine oder andere Haltung in der Frage des Beginns schutzwürdigen menschlichen Lebens vorwegnehmen würde. Es sind keineswegs alle Naturwissenschaftler liberal in der Stammzellfrage und alle Geisteswissenschaftler restriktiv. Die Fronten gehen quer durch die Kulturen und gar nicht selten durch ein und denselben Wissenschaftler.

Angesichts dessen ist mein Verdacht, dass jeder, Geistes- oder Naturwissenschaftler, angesichts der Inkommensurabilität der Perspektiven eben bei seiner zunächst eingenommenen Haltung verbleibt, ohne dass dies automatisch Lernunfähigkeit oder -willigkeit bedeuten müsste. Der Weg zur anderen Betrachtungsweise ist vielmehr wirklich nur unter einer gewissen Aufgabe der eigenen Ursprünge zu haben. Verleugnet sich aber ein Naturforscher und setzt sich in Selbstwiderspruch, wenn er ethische Referenzpunkte und Begründungen außerhalb des geschlossenen Systems zulässt? Verlieren Religion und Philosophie ihre Erklärungsmacht, wenn sie die Konsequenzen der Naturwissenschaft zulassen? Man wird beide Fragen verneinen müssen, ohne dass einem damit im Einzelfall geholfen wäre.

Es gibt mitunter allerdings die etwas vordergründige Tendenz, die auch durchaus etwas Folgerichtiges hat, die Biologie überhaupt auszuklammern und zu argumentieren, dass, wenn »Person«, »Würde« etc. etwas seien, das eben in der biologischen Sphäre nicht erfasst werden kann, die Definition überhaupt ohne Rückgriff auf die Biologie erfolgen müsse. Leicht wäre das nicht, da ja die Naturwissenschaft sich durchaus als eine, wenn auch sehr verfeinerte, Methode zur Beschreibung der belebten Welt versteht. Trotzdem ist erstaunlich, wie selten dieser Versuch glaubwürdig und zu Ende gedacht unternommen wurde. Vielmehr beziehen sich auch viele Religionen und philosophische Ethiken manchmal explizit und vor allem aber häufig implizit auf biologische Fakten. Die für die Diskussion so bedeutende »Verschmelzung von Ei- und Samenzelle« ist das eklatanteste Beispiel. Sie ist der Erkenntnis ohne naturwissenschaftliche Methoden überhaupt nicht zugänglich. Dadurch huldigen gerade diejenigen, die sich für eine ganzheitliche und transzendierende Betrachtung aussprechen, häufig einem impliziten Biologismus und Determinismus. Biologische Fakten sind jedoch kein Selbstbedienungsladen und es ist schlechterdings unredlich, nur bestimmte Aspekte oder auch Ebenen der biologischen Betrachtung, mehr oder minder nach eigenem Gutdünken, zuzulassen. Umgekehrt gilt das freilich genauso: Auch der Naturwissenschaftler darf nicht Philosophie und Theologie nach Belieben plündern. Wenn man den Naturwissenschaftlern also vorwirft, philosophisch im 19. Jahrhundert mit seinem klaren Dualismus stecken geblieben zu sein, so gilt auch der umgekehrte Vorwurf, dass die Philosophie und Theologie der Gegenwart einem veralteten Verständnis von Biologie anhängen. Dieser wechselseitige Vorwurf bringt natürlich überhaupt nichts, zeigt aber, dass Aufklärungsarbeit auf beiden Seiten notwendig ist.

Nun helfen die demütige Bescheidung und die Trennung in eine naturwissenschaftliche und eine ethische Betrachtung nämlich nicht weiter, wenn es um die Identifizierung von exakten Kriterien geht, die eine ethische Wertung in der faktischen Realität verankern sollen. Zu sagen, dass es solche Kriterien prinzipiell nicht geben könne, ist unbefriedigend und wird dem Naturwissenschaftler, der dies vorbringt, als Ausflucht angekreidet. Und es stimmt auch nicht. Aus der Begrenztheit ihrer Aussagen folgt nicht, dass die Biologie überhaupt keine Aussagen zu machen habe. Es ist selbstverständlich so, dass sich eine ethische Wertung an der »Wirklichkeit« und den »Fakten« orientieren muss und dass es in diesem Falle die Biologie sein muss, die die Beschreibung dieser Realität liefert.

Das Eingeständnis der Begrenztheit seiner Aussage bei gleichzeitiger Verantwortung für ihre Folgen bindet den Biologen in den Diskurs mit ein. Er trägt Verantwortung und ist zu ethischem Handeln verpflichtet, aber nicht, weil er Biologe ist, sondern weil er Mensch ist. Ethik darf nicht zur Ethik von Experten werden. Die Naturwissenschaft kann nicht sagen: Hier sind die Fakten, sie sind wertneutral, jetzt urteilt ihr. Eine Bewertung ergibt sich nicht von selbst aus biologischen Fakten, sondern aus ihrer reflektierenden Betrachtung. Diese aber ist eine zivilisatorische Leistung menschlichen Geistes, die auf Referenzgrößen Bezug nehmen muss, die grundsätzlich außerhalb der Naturwissenschaft liegen. Geschichtliche und soziale Aspekte, die die menschliche Existenz zutiefst prägen, kann man nicht naturwissenschaftlich erfassen. Die externe Bezugnahme kann im religiösen Kontext geschehen, kann sich aber auch aus anderen Idealen ableiten (»Naturrecht«, »Weltethos« etc.).

Die Zeitpunktbestimmung: Beginn schutzwürdigen menschlichen Lebens

Die Politikerin MARGOT VON RENESSE, eine der Initiatorinnen des deutschen Stammzellgesetzes, zitierte in diesem Kontext mitunter einen alten jüdischen Witz: Das Leben beginne, wenn »die Hypothek bezahlt, die Kinder aus dem Haus und der Hund tot« seien. Der Witz spielt mit der durchaus als fundamental erkannten Schwierigkeit, diesen Anfang zu bestimmen. Und paradoxerweise lässt sich die Frage des Beginns schutzwürdigen menschlichen Lebens auch weder mit noch ohne Rückgriffe auf die Biologie wirklich beantworten.

Man muss sich noch einmal vor Augen führen, dass die Geschehnisse der frühen menschlichen Entwicklung ohne auf sie gerichtete wissenschaftliche Neugierde und die Anwendung wissenschaftlicher Methoden der alltäglichen Wahrnehmung nicht zugänglich sind. Ei- und Samenzellen und die Entwicklung in den frühesten Entwicklungsstadien sind nur unter dem Mikroskop sichtbar (und auch dies weitgehend nicht unter In-vivo-Bedingungen). Natürlich ist eine Schwangerschaft ab einem gewissen Punkt deutlich durch die Mutter und ihre Umgebung wahrnehmbar, aber die Abläufe, die ihr zugrunde liegen, sind es nicht. Auch wenn eine Schwangerschaft nicht erfolgreich verläuft und es zum Abgang des Keims kommt, ist dieser erst in späteren Stadien groß genug, um sichtbar zu sein. Viele Schwangerschaften enden unbemerkt. Das, was wir heute in der Diskussion um die Gewinnung menschlicher embryonaler Stammzellen als »Embryo« bezeichnen, ist etwas, das erst seit dem späten 19. und frühen 20. Jahrhundert fassbar wurde, da es wissenschaftlicher Methodik bedurfte, um es wahrnehmbar zu machen.

Die Verschmelzung von Ei- und Samenzelle ist eine Festmachung aus den Frühtagen der Biologie am Ende des 19. Jahrhunderts. Auch diese Zuschreibung bezieht sich auf eine wissenschaftliche Beobachtung. Niemand, der vor Erfindung des Mikroskops ein Kind gezeugt hatte, konnte wissen, dass dabei Ei- und Samenzelle »verschmelzen«. Unter dem Mikroskop sah das dann aber in der Tat so aus. Die Wissenschaft ist hierbei aber nicht stehen geblieben und hat den Vorgang immer weiter untersucht und ihn schließlich mit der modernen Molekular- und Entwicklungsbiologie verknüpft. Die Verfeinerung der Methoden zeigte nämlich bald, dass es die Verschmelzung eigentlich als Zeitpunkt gar nicht gibt. Sie zerfällt wiederum in ein Kontinuum zum Teil sehr komplexer Vorgänge, die mit dem normalen Mikroskop schon nicht mehr sichtbar sind. Viele der entscheidenden Vorgänge passieren auf subzellulärer Ebene und im Genom. Es ergibt sich also die Frage, warum man, wenn man schon den Bereich der eigenen, unmittelbar zugänglichen Anschauung verlässt, das Mikroskop noch zulässt, die Molekularbiologie und Genetik aber nicht.

Was man nämlich biologisch sehr gut terminieren kann, ist, dass mit dem Abschluss der Reifeteilung der befruchteten Eizelle ein neues Genom entstanden ist. Dies wäre gewissermaßen die genetische »Verschmelzung«, wenn man an diesem Begriff festhalten will. Genetisch gesehen ist dies der stärkste Einschnitt im Werden eines neuen Menschen. Dieses Argument ist in der ethischen Debatte dennoch nur selten zu hören gewesen. Meist wird der Einschnitt eben in die biologisch überhaupt nicht klar fassbare, der Reifeteilung vorausgehende »Verschmelzung von Ei- und Samenzelle« gelegt.

Mit der Reifeteilung werden die Karten neu gemischt. Und dieses neu gemischte Genom, hier erstmals vorhanden, kann man nicht nur als ein Potenzial verstehen, man muss es sogar, wenn der Begriff in diesem Kontext überhaupt einen Sinn haben soll. Wieder aber ist die Frage zu stellen, inwieweit dieser Potenzialbegriff dann taugt, Würde und Person und die anhängenden moralischen Urteile zu rechtfertigen. Diese bleiben eine Zuschreibung aus einer anderen Domäne. Das Genom selbst gibt den Begriff nicht her. Weder vor noch nach der Reifeteilung. Das genetische Potenzial ist nicht identisch zum Potenzialitätsargument der Ethik.

Die »Verschmelzung« ist eine metaphorische Beschreibung, keine wissenschaftliche (mehr). Unvoreingenommen betrachtet spricht ansonsten ja auch viel für sie. Die beiden elterlichen Zellen kommen zusammen und werden zu einer, was den Beginn neuen Lebens darstellt. Nur wissen wir eben heute, dass es nicht gelingt, diese schöne Beschreibung präziser zu fassen. Der Rückgriff auf die Genetik schafft größere Klarheit, verschiebt den Zeitpunkt der »Menschwerdung« vielleicht ein wenig nach hinten, ist aber mit dem Makel behaftet, noch expliziter einem biologischen oder genetischen Determinismus zu huldigen, der nicht adäquat scheint. Wir werden noch ausführlich sehen, dass genetischer Determinismus allein nicht weit trägt.

Für viele Wissenschaftler erscheint die Nidation, das heißt die Einnistung der Blastozyste in die Gebärmutterwand, als die gewissermaßen »natürliche« Zäsur am Beginn menschlichen Lebens. Im klassischen biologischen Sinne markiert dieser Zeitpunkt den Beginn der Embryonalperiode. Mit der Nidation beginnt insofern etwas grundlegend Neues, als dass die Entwicklung nunmehr dialogisch und damit konkret wird. In der präembryonalen Phase ist noch alles Selbstentwicklung und nahezu einzig vom genetischen Programm getrieben. Dieses wird jetzt beileibe nicht unwichtig (im Gegenteil), aber die Interaktion mit der Mutter wird lebensentscheidend. Die spontane Abortrate, die vor der Nidation und bis zum Termin der ausbleibenden Regelblutung bei fast 60% der befruchteten Eizellen liegt, reduziert sich nach der Nidation auf nur noch 10% bis zur Geburt.[23] Von fast zwei Dritteln aller Schwangerschaften erfährt also niemand etwas. Genau genommen zerfällt auch die Nidation bei näherer Analyse in viele Einzelschritte von großer Komplexität. Analog zur Entstehung des neuen Genoms am Ende der Reifeteilung aber könnte man den entscheidenden Zeitpunkt hier fixieren auf die Existenz eines direkten Stoffaustauschs zwischen mütterlichem und kindlichem Organismus.

Wegen dieser notwendigen Interaktion von Mutter und Embryo und der sich darin ausdrückenden Annahme des werdenden Lebens durch die Mutter sollte man meinen, dass vor allem auch die christlichen Religionen den Zeitpunkt der Nidation als besonders heilig ansähen. Dass sie stattdessen die »Verschmelzung von Ei- und Samenzelle« als entscheidenden Fixpunkt gewählt haben, hat vielleicht mehr historische als theologische Gründe. Ein anderes Motiv freilich ist das oben genannte Vorsichtsargument, das eben im Zweifelsfall für den früheren Zeitpunkt votiert.

Obwohl sich also biologische Argumente für die Festlegung der Nidation als »Beginn des Lebens« finden lassen, hat auch dies keine Zwangsläufigkeit. Sie bleibt eine Setzung, die sich ohne Rückgriff auf nicht-biologische Kategorien nicht durchführen lässt. Dies ist das Dilemma: Die biologische Betrachtung allein bringt keine ethische Beurteilung hervor; die ethische Untersuchung allein jedoch bleibt willkürlich und metaphorisch, da ihr die Mittel fehlen, sich sicher in den Fakten zu verankern.

Ausblick: Die sogenannte »normative Kraft des Faktischen«

Wir hatten gesehen, dass sich weder die Biologie aus der Verantwortung stehlen noch die Ethik die Naturwissenschaft außen vor lassen kann. Wir hatten auch gesehen, dass die Debatte komplex ist und an das Innerste der menschlichen Existenz rührt.

Vor allem aber dürfte auch klargeworden sein, dass die Frage nach dem Lebensanfang mit Stammzellen, deren forschungspolitische Problematik den Anstoß zur Debatte gab, nur bedingt etwas zu tun hat, dass diese Frage die Debatte aber dennoch massiv geprägt hat.

Nahezu alle westlichen Länder haben die Embryonendebatte mit gleichen oder sehr ähnlichen Argumenten geführt. Immer war sie ein Thema mit Breiten- und Tiefenwirkung. Die eingangs beschriebenen beiden großen Schlüsselpositionen der prinzipiell und der pragmatisch argumentierenden Fraktion haben die Bevölkerung und Parlamente nahezu aller Länder hälftig und quer zum politischen Spektrum geteilt. Diese Dichotomie ist aber, wie beschrieben, Ausdruck eines letztlich viel weniger divergenten Meinungsspektrums.

Es waren vielmehr Nuancen, die im politischen Entscheidungsprozess den Ausschlag gaben, und dieser Prozess fiel in der Mehrheit der Fälle mehr oder minder haarscharf zugunsten der Seite aus, die sich für eine freiere Forschung an menschlichen embryonalen Stammzellen aussprach. Und so findet sich das katholische Land Polen auf der »Nein«-Seite, das katholische Land Spanien aber bei »Ja«. Die Schweiz und Großbritannien, beides gewiss Länder mit einer wertekonservativen Tradition, sind aufgrund letztlich der gleichen Argumente, wie sie in Deutschland zu hören waren, zu einer deutlich freizügigeren Haltung gekommen als wir. Die scheinbar einander ausschließenden Gegensätze und die Größe der Konsequenzen aus den unterschiedlichen Entscheidungen verschleiern dabei, dass auch die unterschiedlichsten Beschlüsse auf der Basis von sehr ähnlichen Argumenten und Gegenargumenten gefallen sind.

Aus der Tatsache dieser knappen Entscheidungen zugunsten der »Ja, aber«-Lösungen (also der erlaubten, aber kontrollierten Forschung an embryonalen Stammzellen) gegenüber den »Nein, aber«-Lösungen (also dem Verbot mit ausnahmsweiser Erlaubnis, wie in Deutschland) könnte man ableiten, dass im Konzert der Kräfte auch in dieser recht ausbalancierten Situation langfristig die Interessen der Handelnden gegenüber denjenigen der Beharrenden leicht überwiegen werden. Auch von solchem Driften der Meinungen abgesehen, ist es schlicht eine Tatsache, dass, ungeachtet ablehnender Haltungen und Entscheidungen, doch weltweit Forschung an menschlichen embryonalen Stammzellen stattfindet. Die Globalisierung des Wissens sorgt dafür, dass wir (oder zumindest unsere Kinder) nahezu zwangsläufig von den Früchten essen werden, deren Bäume anzupflanzen wir vielleicht abgelehnt haben, die aber anderswo gepflanzt wurden. Absehbar erlaubt das Konstellationen, die etwas Ödipales an sich haben. Es ist unvorhersehbar, wie sich die ethischen Reflexionen der Zukunft im Detail entwickeln werden. Aber es steht zu vermuten, dass sie nicht wie unsere heutigen sein werden. Fakten haben die Tendenz, Normen zu verändern.

Als Andreas Vesalius und seine Zeitgenossen im 16. Jahrhundert begannen, an Leichen die Anatomie des Menschen zu studieren, war das ein fürchterlicher Tabubruch. Obwohl wir heute, immerhin fast 500 Jahre später, die Achtung der Totenwürde keinesfalls hinter uns gelassen haben, können wir diese Entrüstung doch nicht mehr genuin nachvollziehen.

Entscheidend wird sein, die Diskussion offen und am Leben zu erhalten. »Im Zweifel für den Embryo« ist ein wichtiger Grundsatz, der jedoch nicht von der dauernden Abwägung befreit und mit unterschiedlichen politischen Entscheidungen vereinbar bleibt. Die Biologie steht in dieser Betrachtung nicht außen vor. Weder als mutmaßliche Nutznießerin gewährter Forschungsfreiheit noch als Beschreiberin der Fakten, die als Grundlage für die ethische Diskussion herangezogen werden müssen.

Die normative Kraft des Faktischen werden die einen als Segen, die anderen als Fluch sehen.

Dabei geht es zwar primär um den Schutz des Embryos, daneben werden aber auch Belange der Gesellschaft reflektiert. Am bekanntesten sind hier die »Dammbruch«-Argumente, die zwar auf ernst zu nehmende Sorgen hinweisen (zum Beispiel die, dass zukünftig ein menschliches Leben weniger zählen könnte), aber wie alle Prophezeiungen mit nicht zu unterschätzender Irrtumswahrscheinlichkeit behaftet sind. Da man eben nicht weiß, ob der Damm wirklich bricht, ist es problematisch, die bloße Sorge bereits als gewichtiges Argument im Abwägen von immerhin höchsten Gütern (»Würde des Menschen«, »Forschungsfreiheit«, »Therapie unheilbarer Krankheiten«) zuzulassen.

Dem einen ist die normative Kraft des Faktischen ein (schwacher) Trost, dem anderen gerade Grund zur Beunruhigung. Die Aussicht mag etwas Aufgeregtheit aus einer Debatte nehmen und sie vielleicht gar erledigen, lösen kann und wird sie sie nicht. Veränderter Wahrnehmung und vielleicht auch veränderten Werten zum Trotz ist anzunehmen, dass das Problem des Status des menschlichen Embryos der Gesellschaft erhalten bleiben wird. Säkulare Gesellschaften tun sich damit nicht unbedingt leichter als religiös geprägte. Oftmals ist sogar das Gegenteil der Fall, sofern denn der Wegfall des transzendenten Bezugspunktes des Wertesystems nicht gleichgesetzt wird mit einem Wegfall des Wunsches nach ethischer Versicherung überhaupt. Eine pragmatische Sicht, die bequem oder fatalistisch auf die normative Kraft des Faktischen vertraut, läuft immer Gefahr, wichtige Dimensionen der Debatte zu verkennen, die zwar unter der Oberfläche liegen, aber deshalb nicht unbedeutend sind. Und viele Sorgen und Ängste, die mit der Forschung an Embryonen oder embryonalen Zellen verknüpft sind, speisen sich aus derartigem Unbehagen. Eine »natürliche« Reaktion von Wissenschaftlern ist, diese Ängste als irrational abzutun und zu versuchen, mit Gegenargumenten zu überzeugen, was praktisch nie funktioniert.

Harry M. Markowitz hat 1990 den Nobelpreis für Wirtschaftswissenschaften für seine Theorien erhalten, wie ein »vernünftiges« Portfolio für Geldanlagen beschaffen zu sein habe. Dabei ging er von einem streng rational agierenden Individuum aus, das eine Abwägung in Anbetracht aller verfügbaren Informationen vornimmt. Schon Markowitz selbst hielt sich, so lautet zumindest ein hartnäckiges Gerücht, bei seinen eigenen Investitionen nicht an seine hoch prämierten Regeln. Entscheidungen, selbst wenn sie etwas so Nüchternes wie Geldanlagen betreffen, fällen wir nicht rational, sondern zum großen Anteil »aus dem Bauch heraus«. Das heißt nicht, dass wir Argumenten grundsätzlich nicht zugänglich wären. Wir verwenden sie auch, aber ihr Anteil an der Entscheidung ist variabel und jedenfalls nicht vorhersehbar. Ich vermute, dass die Erkenntnisse der Wirtschaftspsychologie in noch weit größerem Maße für Entscheidungen zutreffen, die uns im Wesen viel stärker berühren (sollten) als unsere Geldgeschäfte. Der amerikanische Sozialpsychologe Jonathan Haidt hat Probanden konstruierten Fällen ausgesetzt, in denen gesellschaftliche Tabus gebrochen wurden, zum Beispiel durch Inzest zwischen Geschwistern. Das Besondere an den Geschichten war, dass sie dergestalt konstruiert waren, dass sie der gewissermaßen natürlichen Empörung allen argumentativen Wind aus den Segeln nahmen. Wie verallgemeinerbar die Fallberichte damit noch blieben, sei dahingestellt. Aber die Situation führte dazu, dass die Probanden, all ihrer gewohnten Argumente beraubt, zuletzt nicht etwa einlenkten und sagten, dass sie bei dieser Lage der Dinge den Inzest akzeptierten, sondern ausriefen: »Ich weiß aber, dass es falsch ist.« Haidt schlussfolgert aus seinen Untersuchungen: »Wir nutzen unser Abwägen nicht, um die Wahrheit zu finden, sondern um Argumente zu erfinden, die unsere tiefen und instinktiven Meinungen unterstützen.«[24]

Vielleicht basierend auf derartigen Mechanismen haben die vielen Argumente der weltweiten Debatten um die humane embryonale Stammzellforschung an der Haltung in der Bevölkerung (die nach wie vor etwa hälftig für eine liberalere, hälftig für eine restriktivere Haltung ist) so wenig geändert. Als in den Jahren 2007 und 2008 die Stammzelldebatte in Deutschland erneut aufflammte, weil im Parlament verhandelt werden sollte, ob man wegen der unbefriedigenden Qualität der nach der alten Stichtagsregelung verfügbaren Stammzelllinien den Stichtag verlegen oder gar fallen lassen sollte, wiederholten sich die alten Positionen sehr weitgehend. Lediglich der Bischof der evangelischen Kirche, Wolfgang Huber, fiel deutlich auf, weil er in Abkehr von seiner früheren Haltung nun für die Stichtagsverlegung (allerdings unter strengen Auflagen) plädierte. Das Parlament ist der Sichtweise gefolgt, dass eine Anpassung der Regelung von 2002 nötig war, und hat in seiner Entscheidung vom 11. 4. 2008 den Stichtag auf den 1. Mai 2007 verlegt.

Unsere Positionierung angesichts der Frage nach unseren

Ursprüngen ist eine menschliche (weltanschauliche) Grund-
entscheidung. Verantwortlicher Umgang mit der Schöpfung
bedeutet freilich nicht, es bei dieser Sicht zu belassen. »Natur«
mag viel erklären – ob das Handeln, das sich daraus ergibt, auch
»gut« ist, ist nicht gesagt. Eine Ethik können nur Menschen
haben und sie steht immer in der Zeit. Sie geht über Natur
hinaus und ist eine Setzung. Säkulare und pluralistische Gesellschaften müssen sich genauso um diese Ethik bemühen wie
religiös geprägte. Die Rechtfertigung ist allerdings schwierig;
der Rückgriff auf die Natur allein reicht nicht. »Natürlich« ist
Stammzellforschung nicht, sie ist eine zivilisatorische Leistung,
für deren Bewertung wir dementsprechend mehr als unsere
Instinkte zurate ziehen sollten.

Der Teufelskreis der Debatte

Was die Debatte so unbefriedigend macht, ist die ewige Wieder-
kehr der Argumente, ohne dass wirklich klärender Fortschritt
erzielbar wäre. Klärung ist bei ein paar Sachfragen und im Ausräumen innerer argumentativer Widersprüche möglich, im
Kern jedoch nicht. Wir werden uns mit den Widersprüchen auf
den verschiedenen Ebenen des Diskurses arrangieren müssen.

Es ist wohl einsichtig, dass man aus einer solchen Situation
letztlich nicht herauskommen wird, ohne sich in der einen
oder anderen Weise die Finger schmutzig zu machen. Zwar
stellt dieser Zirkel eine brutale Vereinfachung dar, aber er hilft
hoffentlich doch zu verstehen, warum die Lösungsmöglichkei-
ten hier begrenzt sind. Der Kreis ist andererseits stabil, weil es
doch eine Art Grundkonsens gibt, der uns davor bewahrt, mit
der ganzen Frage in die Anarchie abzurutschen und zentrifugal
den Diskurs zu verlassen. Wir sehnen uns nach »der« Lösung
und müssen doch einsehen, dass es die nicht geben kann –
ohne dass es deshalb beliebig wäre, was wir tun.

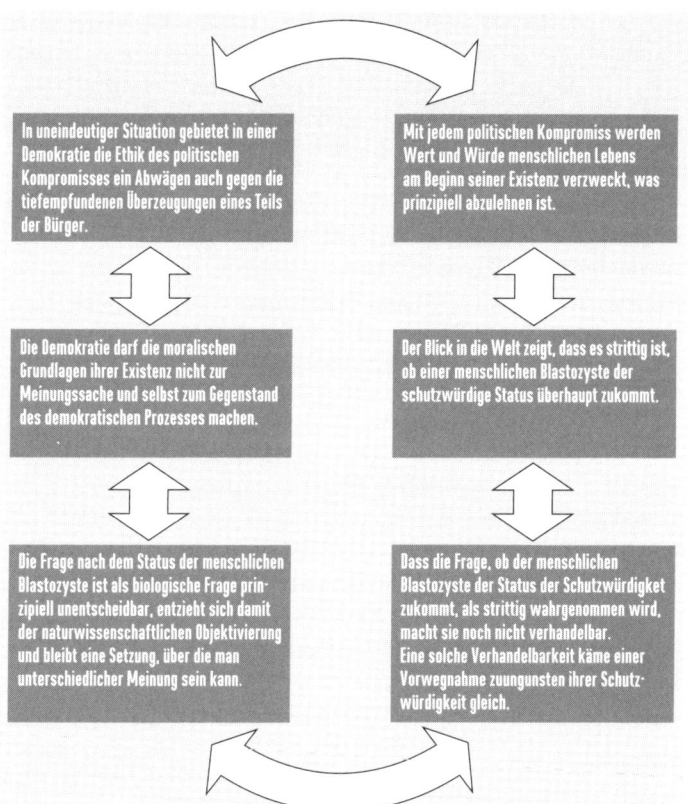

In uneindeutiger Situation gebietet in einer Demokratie die Ethik des politischen Kompromisses ein Abwägen auch gegen die tiefempfundenen Überzeugungen eines Teils der Bürger.

Mit jedem politischen Kompromiss werden Wert und Würde menschlichen Lebens am Beginn seiner Existenz verzweckt, was prinzipiell abzulehnen ist.

Die Demokratie darf die moralischen Grundlagen ihrer Existenz nicht zur Meinungssache und selbst zum Gegenstand des demokratischen Prozesses machen.

Der Blick in die Welt zeigt, dass es strittig ist, ob einer menschlichen Blastozyste der schutzwürdige Status überhaupt zukommt.

Die Frage nach dem Status der menschlichen Blastozyste ist als biologische Frage prinzipiell unentscheidbar, entzieht sich damit der naturwissenschaftlichen Objektivierung und bleibt eine Setzung, über die man unterschiedlicher Meinung sein kann.

Dass die Frage, ob der menschlichen Blastozyste der Status der Schutzwürdigket zukommt, als strittig wahrgenommen wird, macht sie noch nicht verhandelbar. Eine solche Verhandelbarkeit käme einer Vorwegnahme zuungunsten ihrer Schutzwürdigkeit gleich.

Teufelskreis der Stammzelldebatte

Relationen statt Relativismus

Ungeachtet dieser Einsicht wird man sich aber dennoch fragen dürfen und müssen, in welchem Verhältnis der ganze Debatten-aufwand überhaupt zum Anlass steht. Der war, man erinnert sich, die Sorge, auf entscheidendem Forschungsgebiet ins Hintertreffen geraten zu können. Unter dem Gesichtspunkt der Suche nach den Bedingungen des menschlichen Lebensanfangs und seiner Würde ist der Wert der Debatte nicht gering zu schätzen, und es ist großartig, dass eine Gesellschaft in solcher Breite an einem derartigen Diskurs teilnimmt. Es ist auch in der Tat vielfach im Ausland positiv kommentiert worden, welchen Tiefgang und beachtlichen Grad an Partizipation die Stammzelldiskussion in Deutschland hatte. Aber wenn man die »Stammzell«-Debatte beim Wort nimmt und also die Embryonendebatte in ihrem konkreten Wert für die Stammzellforschung und ihre Konsequenzen für die Medizin betrachtet, ist das Resultat bescheidener. Die ethische Debatte hat den an sich gänzlich unbestrittenen Stellenwert der menschlichen embryonalen Stammzellforschung in der Gesamtwahrnehmung verzerrt. Es ist daher sinnvoll, sich einmal zu fragen, worüber eigentlich wirklich geforscht wird.

Gibt man den Suchauftrag »stem cells« in die Datenbank *Scopus* (www.scopus.com), die 15 000 wissenschaftliche Zeitschriften abdeckt und 33 Millionen Zusammenfassungen wissenschaftlicher Publikationen umfasst, erhält man für die Dekade von 1998 (als Jamie Thomson die humanen embryonalen Stammzellen beschrieb) bis Ende 2007 die Auskunft, dass 47 026 Publikationen mit diesem Schlagwort im Titel, in der Zusammenfassung oder unter den von den Autoren für ihren Artikel angegebenen Schlüsselbegriffen gelistet sind. Davon sind 33 901 Originalarbeiten, also Publikationen, die neue Forschungsergebnisse erstmals präsentieren (im Unterschied zu Übersichtsarbeiten, Kommentaren, Briefen etc.). Von den 47 077 Arbeiten geben 28 135 auch das Stichwort »human« (»menschlich«) an. Die Suche für »human embryonic stem cells« ergibt 1 048 Artikel, also knapp 4% der Artikel zu menschlichen Stammzellen überhaupt. Von diesen sind 680 Originalarbeiten.

Die »Währung« der Wissenschaft, in der sich in erster Näherung die Bedeutung einer Veröffentlichung widerspiegelt, ist die Anzahl der Zitationen einer Publikation durch nachfolgende Arbeiten. Die 680 Arbeiten generierten bis Ende 2007 beachtliche 13 054 Zitationen, aber nur 175 wurden überhaupt zitiert. 67 Artikel kommen auf 67 und mehr Zitate. Das ist der sogenannte h-Index, der besagt, wie viele Publikationen gleich viel und mehr Zitate erhalten haben, als es der Rangzahl in der Liste der Publikationen, die überhaupt zitiert wurden, entspricht. Die Suche nach »human embryonic stem cells« verpasst aber einige wichtige Arbeiten. Zum Beispiel taucht ausgerechnet Jamie Thomsons Artikel von 1998, in dem erstmals menschliche embryonale Stammzellkulturen beschrieben werden, nicht auf. Der Begriff »human embryonic stem cells« war damals noch nicht feststehend und Thomsons Artikel trägt denn auch den Titel: »Embryonic stem cell lines derived from human blastocysts«. Sucht man nach »embryonic stem cells« verknüpft mit »human«, erhält man 2 836 Artikel, von denen 1724 Originalarbeiten sind. Darunter sind nun aber sehr viele falsch-positive Ergebnisse, denn es muss nur das Wort »human« bei einem Artikel über Maus-ES-Zellen auftauchen, um den Artikel mit zu erfassen. Aber man findet nun 29 394 Zitate und einen h-Index von 97. Thomsons Artikel führt mit 2 262 Zitationen das Feld an.

Sortiert man alle Stammzellpublikationen nach Zahl der Zitationen, die sie erhalten haben, finden sich auf den Plätzen 1, 4, 6, 9 und 10 Arbeiten über die »Transdifferenzierung« von mesenchymalen Stammzellen und Knochenmarkszellen, also einem Phänomen, dem man heute sehr skeptisch gegenübersteht, das aber, wie man sieht, für extrem viel Diskussion gesorgt hat. Auf Platz 2 liegt Thomsons Artikel. Auf den übrigen Plätzen findet man eine Publikation über Stammzellgene in Hautzellen (Rang 3), über ein Gen in der Differenzierung von Knochengewebe (Rang 5), Peter Erikssons Erstbericht über die Nervenzellneubildung im erwachsenen menschlichen Gehirn (Platz 7) und einen Übersichtsartikel über Stammzellen des Gehirns vom Pionier der neuralen Stammzellen, Fred Gage (Platz 8).

Von den 33 933 Originalartikeln sind allein 5 898 in Zeitschriften, die eindeutig der Hämatologie zuzuordnen sind, erschienen. Aber die Dunkelziffer ist sehr hoch, denn viele der wichtigsten Zeitschriften, allen voran die schon vom Titel her allumfassenden, *Science* und *Nature*, sind fächerübergreifend, und die Hämatologie wird in der Datenbank nicht als eigener Themenbereich geführt. Immerhin 1 881 Artikel lassen sich eindeutig Zeitschriften aus den Neurowissenschaften zuordnen und 2 934 geben »Neuroscience« als Themenbereich an. Sieht man sich diese 2 934 Artikel an, findet man 76 438 Zitierungen mit einem h-Index von 119 (wobei nur die meistzitierten 2 000 berücksichtigt wurden, da die Software nicht die Analyse von mehr als 2 000 Einträgen erlaubt). »Neural stem cells« oder »neuronal stem cells« liefern 2 452 Artikel, davon 1 762 Originalarbeiten. Schließt man bei diesen Publikationen »embryonic stem cell« explizit aus, um nicht die Studien mit zu erfassen, die zum Beispiel die Differenzierung von embryonalen Stammzellen in neurale Stammzellen untersuchen, bleiben immer noch 2 390 Artikel, von denen 1 719 Originalarbeiten sind.

Zusammengefasst bringt es also die humane embryonale Stammzellforschung auf 2 bis 5 % aller Orginalarbeiten zum Thema »Stammzellen«, während es die für die öffentliche Wahrnehmung viel »exotischeren« Stammzellen des Gehirns auf 5 bis 9 % bringen – von der Dominanz der Forschung an hämatopoetischen Stammzellen (über 17 % allein durch die Veröffentlichungen in hämatologischen Fachzeitschriften) gar nicht zu reden.

Was sagen solche Zahlen? Nun, gewiss nicht alles, aber sie reflektieren gewissermaßen den Markt des Wissens und beschreiben Angebot und Nachfrage. Sie stellen dar, was ist, nicht was sein soll. In »Freakonomics« schreiben Steven D. Levitt und Stephen J. Dubner: »Moral, so könnte man argumentieren, repräsentiert, wie die Leute die Welt gern funktionieren sähen, während Ökonomie repräsentiert, wie sie wirklich funktioniert.«[25] Die moralische Brille, so bedeutsam sie natürlich ist, verstellt mitunter den Blick auf das, was ist. Die vorgestellte Analyse ist grob und genügt nicht allen bibliometrischen Kriterien, aber die Proportionen, die sie anzeigt, treffen zu. Humane ES-Zellforschung ist nur ein geringer Teil der gesamten Stammzellforschung. Zwar sind regulierte Märkte verzerrt, aber menschliche ES-Zellforschung unterliegt in vielen Ländern mit guter Forschungsförderung (wie Schweden, Israel, Australien, Großbritannien und den USA, dort allerdings nur im Bereich privater oder bundesstaatlicher Förderung) kaum praktisch relevanten Beschränkungen. Der Markt sieht den Stellenwert humaner ES-Zellforschung also anders, als »die Moral« es glauben machen will. Die meisten Stammzellforscher würden sich auch gegen die Behauptung verwahren, sie bearbeiteten ihr Forschungsobjekt nur deshalb, weil sie nicht mit humanen ES-Zellen arbeiten dürften. Humane ES-Zellen sind nicht allein deshalb auch wissenschaftlich interessant, weil ihre Gewinnung ethisch umstritten ist. Ihre Bedeutung steht außer Frage, aber sie stehen in einem viel größeren Kontext. Es wird also Zeit, sich diesem Kontext zuzuwenden.

Stammzellen im Detail

Es ist nach dem schon Gesagten nun an der Zeit, noch einmal von der Leinwand zurückzutreten und das ganze Bild in Ruhe zu betrachten. Es dürfte schnell deutlich werden, dass es da noch an diversen Stellen weiße Flecken gibt. Vor allem ist eigentlich noch immer nicht ganz klar, was denn Stammzellen eigentlich genau sind. Für Seite 130 eines Buches über Stammzellen ist das ein nicht ganz unproblematisches Eingeständnis.

Es mag ein bisschen nach Schulbuch riechen, den zweiten Teil des Berichts über die Stammzellrevolution mit Definitionen zu eröffnen. Wie allerdings schon die Schöpfungsgeschichte weiß, hängt beim Menschen die Fähigkeit, über die Erde zu »herrschen« (im Guten wie im Schlechten), von dem Privileg ab, den Dingen einen Namen geben zu können. Dabei steckt bis heute der Teufel im Detail. »Vollwaschmittel« und »Wollwaschmittel« sind, zumindest für den, der seinen verfilzten Pullover aus der Waschmaschine zerrt, nicht ähnlich genug, genauso wenig wie Schuld und Sühne oder Hausfrau und Hausdame. Dabei mag man noch sagen, dass dies ja selbstverschuldete Unfälle sind. Aber auch die Natur selbst hält uns viele fehlleitende Ähnlichkeiten vor und die Biologie damit viele schwierige Begrifflichkeiten. Dem Schweden CARL VON LINNÉ gelang es im 18. Jahrhundert erstmals, eine Ordnung in die verwirrende Fülle von Flora und Fauna zu bringen, wobei sein Schema zwar erstaunlich zutreffend war, aber eben fern von einer korrekten Abbildung der Wirklichkeit. Dieses Kategorisieren der belebten Welt aber war ein Durchbruch für die erst im Entstehen befindliche Biologie. Taxonomie ist nicht bei Linnés Methode stehen geblieben und hat im Zeitalter der Genomforschung nichts mit knickerbockertragenden Professor Bienleins zu tun, die mit Schmetterlingskäscher durch die Wiesen um Göttingen springen. Viele Tierarten sind einander so ähnlich, dass es heute ausgebuffter genetischer Methoden bedarf, um sie auseinanderhalten zu können. Der Biologe E. O. WILSON, der Begründer der Soziobiologie, die lehrt, dass menschliches Sozialverhalten mit den Mitteln der Evolutionsbiologie und vergleichenden Biologie beschreibbar und untersuchbar sei, und damit legendärer Brecher eines Tabus, hat es sich zur Aufgabe seines verbleibenden Lebens gemacht, die Arten in der Welt auf dieser molekularen Ebene zu katalogisieren. Wenn die Welt komplex ist, ist ein erster Schritt zur Komplexreduktion eine saubere Begriffsbildung. Völlig präzise werden die Begriffe nicht sein – soviel sei schon eingestanden –, aber besser als das, was wir bisher zur Verfügung hatten.

Gerade im Falle der Stammzellen ist, wie wir im Zuge der Debatten schon gesehen haben, der Sprachgebrauch wichtig, und es gibt viele entscheidende Nuancen. Zum einen auf der biologischen Seite (denn die Unterscheidung der »Arten« ist auch hier für das Verständnis unverzichtbar). Zum anderen aber erst recht, wenn es dann um ethische Bewertung oder das Wagen von Voraussagen geht und Brückenschläge zwischen Biologie, Ethik und Politik notwendig sind.

Die Definition von Stammzellen

Nomen est omen : Stammzellen sind, wie schon in der Einleitung gesagt, Zellen, von denen andere Zellen »abstammen«. Zellen haben Nachkommen in der Regel durch Teilung. So werden aus einer Zelle zwei. Nicht alle teilungsfähigen Zellen aber nennen wir Stammzellen, sodass noch andere Kriterien hinzukommen müssen.

Bei Stammzellen kann definitionsgemäß eine der Tochterzellen verschieden von der Mutterzelle sein. Diese Tochterzelle schlägt eine konkrete Entwicklung ein (sie geht sozusagen aus dem Haus), während die Stammzelle in einem undifferenzierten Zustand verbleibt (und daheim Mama ersetzt). Stammzellen sind also Zellen, die selbst nie weiter differenzieren, während ihre Töchter aus dem Haus gehen und reifen. Stammzellen selbst sind daher recht unscheinbar und lassen die charakteristischen Eigenschaften ausdifferenzierter Zellen vermissen: die Kontraktionsfähigkeit von Muskelzellen, die Freisetzung von Sekreten der Drüsenzellen oder die elektrische Erregbarkeit von Nervenzellen. Theoretisch bleiben Stammzellen für immer Stammzellen. Wenn sich Stammzellen teilen, bleibt definitionsgemäß zumindest eine Tochterzelle immer Stammzelle. So gesehen haben Stammzellen eine »unendliche« Ahnenreihe ihresgleichen. Sie ist nur durch die Lebensspanne des Individuums, dem sie gehören, begrenzt. Selbsterneuerung ist das definierende Kriterium für Stammzellen schlechthin und erfolgt theoretisch unbegrenzt. Die Tochterzellen aber können ganz unterschiedliche Entwicklungspfade einschlagen. Wie viele verschiedene Möglichkeiten ihnen zur Verfügung stehen, hängt vom »Potenzial« der Stammzelle ab. Da es in der Regel mehrere mögliche Differenzierungswege in Richtung verschiedener Zelltypen gibt, nennt man das Potenzial auch »Multipotenz«. Der Begriff wird aber etwas unscharf verwendet und taucht verwirrenderweise in der Stammzellbiologie ein weiteres Mal auf. Er wird auch verwendet, um die drei fundamentalen Klassen von Stammzellen – totipotent, pluripotent und multipotent – zu unterscheiden. In diesem Kontext ist »Multipotenz« dann die am weitesten in ihrem Potenzial eingeschränkte Klasse der Stammzellen, die weitgehend den somatischen oder »adulten« Stammzellen entsprechen. Wenn es hingegen darum geht,

Stammzellen insgesamt zu definieren, ist Multipotenz nicht einschränkend gemeint. Das »Multi-« (= viel) ist hier wörtlich zu nehmen: Es besagt, dass einer Stammzelle einige oder gar alle Entwicklungsmöglichkeiten möglich sind, ohne konkret zu benennen, wie viele. Die klassische Stammzelldefinition lautet »Selbsterneuerung plus Multipotenz«.

Stammzellen unterscheiden sich sowohl qualitativ als auch quantitativ in ihrem Potenzial und können anhand ihres Potenzials charakterisiert werden. Blutstammzellen produzieren die Zellen des Blutes, Hautstammzellen die Zellen der Haut und so weiter. Dies ist das qualitative Kriterium. Man unterscheidet sie auch nach der Anzahl der Zelltypen, die sie hervorzubringen vermögen. Ist es nur eine Art, nennt man die Stammzelle »unipotent«, was in einem gewissen Widerspruch zur Charakterisierung als »multipotent« steht, aber der Definitionskatalog der Stammzellbiologie ist voller Ausnahmen. Sind es zwei Typen von Tochterzellen, nennt man die Stammzelle »bipotent«; sind es noch mehr, sagt man auch wieder »multipotent«, was aber, wie gesagt, gleichzeitig der unscharf verwendete Oberbegriff ist. Das alles ist nicht ganz einfach zu durchschauen und hat zur Folge, dass in vielen Berichten zur Stammzellforschung große Unklarheit herrscht, von was für Zellen genau die Rede ist. Es ist aber auch wirklich sehr schwierig zu sagen, was Stammzellen »wirklich« sind. In einem in Fachkreisen schon legendären Wortspiel haben die Forscher Sean Morrisson und David Anderson den auf die Pornografie gemünzten Ausspruch des amerikanischen Verfassungsrichters Potter Stewart, der in ihrem Artikel allerdings Richter Byron White zugeschrieben wird, auf die Stammzellen angewandt: »It's hard to define, but I know it when I see it« (Sie sind schwer zu definieren, aber ich erkenne sie, wenn ich sie sehe).[26] Fest steht, dass Stammzellen undifferenzierte Zellen sind, die durch ihre Fähigkeit zur Selbsterneuerung und ihr Entwicklungspotenzial charakterisiert werden.

Totipotente, pluripotente und multipotente Stammzellen

Die ultimative Stammzelle ist die befruchtete Eizelle. Aus ihr kann ein ganzer Organismus mit seinen Zehntausenden von Zelltypen und Billiarden von Zellen hervorgehen. Diese extreme Form der Multipotenz bezeichnet man als »Totipotenz«, früher manchmal auch »Omnipotenz« genannt, obwohl das ein Begriff eher aus der Sphäre der Theologie ist. Während die befruchtete Eizelle das Multipotenzkriterium der Stammzelldefinition also eher übererfüllt, versagt sie kläglich auf der Ebene der Selbsterneuerung. Die angeblich ultimative Stammzelle ist also bereits eine Ausnahme von der Regel und kann sich nur drei- bis viermal selbsterneuern; sie ist nicht »ewig«. Spätestens, wenn nach vier Zellteilungen das Sechzehnzellstadium erreicht ist, hat sie ihre Totipotenz eingebüßt und es gibt keine Tochterzelle mehr, die ununterscheidbar von der Mutterzelle wäre. In der Entwicklung entsteht durch weitere Zellteilungen ein Zellhaufen, der an eine Brombeere erinnert, die sogenannte »Morula«. In der Mitte des Zellballens entsteht schließlich eine Höhle: das Bläschenstadium (Blastozyste) ist erreicht.

Die Bläschenwand enthält eine verdickte Stelle, die »innere Zellmasse«, in der Zellen heranwachsen, die sich fundamental von ihren Ahnen unterscheiden. Dies sind die »embryonalen« Stammzellen. Sie heißen »embryonal«, weil aus ihnen der Embryo hervorgehen wird. In ihrer Gesamtheit nennt man sie »Embryoblast«. Alle übrigen Zellen des Bläschens werden nicht Teil des Embryos, sondern werden die Verbindung zur Mutter herstellen. Man nennt sie »Trophoblast«, und sie bilden später die Plazenta, über die der entstehende Embryo mit Nährstoffen versorgt wird. Embryonale Stammzellen sind also nicht mehr totipotent, da sie keine Plazenta bilden können. Würde man embryonale Stammzellen in eine Gebärmutter einpflanzen, könnte kein ganzer Organismus entstehen, da der Trophoblast

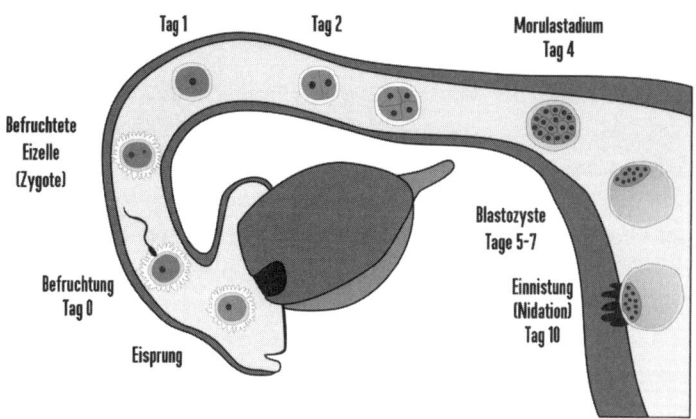

Vom Eisprung bis zur Nidation

fehlt. Embryonale Stammzellen haben aber das Potenzial, alle Zell- und Gewebetypen des Embryos selbst hervorzubringen. Diese Eigenschaft nennt man »pluripotent«. Vereinfacht gesagt ist also »Pluripotenz gleich Totipotenz minus Plazenta«.

Die embryonalen Stammzellen spezialisieren sich in der Folge sehr rasch. Es entstehen die drei Keimblätter, die gewissermaßen die drei großen Sippen unter den Zellen des sich entwickelnden Organismus sind: das Ektoderm, aus dem Haut und Gehirn hervorgehen, das Endoderm, aus dem die inneren Organe entstehen, und das Mesoderm, das das Bindegewebe und den Bewegungsapparat hervorbringt. Die Stammzellen der einzelnen Keimblätter nennt man »multipotent«. In diesem Kontext bedeutet »Multipotenz« also ein Entwicklungspotenzial innerhalb eines Keimblattes. Die »Transdifferenzierung« (zum Beispiel im Sinne von Nervenzellen aus mesenchymalen Stammzellen) wäre eine Verletzung dieser Definition, da sie eine Differenzierung über Keimblattgrenzen hinweg, von Mesoderm nach Ektoderm, darstellen würde.

Zellen als die Einheit des Lebens

Es erscheint uns heute selbstverständlich, dass Zellen die Grundeinheit des Lebens und der Biologie sind. Zu Zeiten von Aristoteles, der als wichtigste Stimme der antiken Biologie gilt, war die Wissenschaft des Lebendigen noch eine Wissenschaft der vitalen Kräfte, von Substanz und von Seele. In der Naturalismus-Debatte unserer Tage, also bei der philosophischen Frage, inwieweit die Welt mit den Methoden der Naturwissenschaft erklärbar sei, wird häufig darauf hingewiesen, dass in der aristotelischen Sicht eine ganzheitliche Perspektive sichtbar wird, die der modernen Biologie verloren gegangen sei. Die moderne Biologie ist eine Wissenschaft der Zellen und der Gene. Sie tut sich (vielleicht: noch) schwer mit Begriffen wie »Potenzial« oder all jenen Prinzipien, die erklären könnten, wie aus der Vielfalt der Zellen denn nun die Einheit des funktionierenden Organismus entsteht und sich erhält. Stammzellen spielen naturgemäß eine bedeutende Rolle in solchen Beschreibungsversuchen. Ihre Schlüsselstellung auf dem Weg vom Teil zum Ganzen und von der Vielheit zur Einheit ist erst in Ansätzen verstanden.

Zellen wurden erstmals 1665 von ROBERT HOOKE, dem »englischen Leonardo da Vinci«, beschrieben; ein Genie, das sich auf nahezu allen Feldern der Geisteswelt der Renaissance hervorgetan hat und dem wir neben dem »Hooke'schen Gesetz«, das das Verhalten elastischer Federn beschreibt, auch ein paar architekturhistorische Höhepunkte und eben, mit der Entdeckung der Zelle, den Grundstein der modernen Biologie verdanken. Hooke benutzte ein von ihm selbst entwickeltes Mikroskop und beschrieb in einer hauchdünnen Scheibe aus der Rinde des Korkbaums kleine Kammern, die ihn an die Behausungen der Mönche erinnerten und die er deshalb »Zellen« nannte. Allerdings war schon anderen frühen Mikroskopikern aufgefallen, dass Wasser winzige »animalculi« enthält – einzellige Lebewesen, die das Wasser von Seen und Flüssen besiedeln. Der Zusammenhang zwischen den beiden Entdeckungen, den statischen Zellen Hookes und den umherschwirrenden »animalculi« blieb noch für Jahrhunderte unverstanden.

Zellteilung

Die Entdeckung der Zelle als Einheit des Lebens war ein großer Schritt für die Biologie. Der zweite, ungleich schwierigere, war die Einsicht, dass Zellen aus Zellen durch Zellteilung hervorgehen. Interessanterweise scheint den frühen Beschreibern der Zelle das Problem, woher Zellen kommen, gar nicht recht aufgefallen zu sein. Man ging mehr oder minder stillschweigend von einem Übergang zwischen unbelebter Materie und dem Lebenden aus. Jedes Leben und jede Zelle entstand in dieser Sicht de novo. Die Lehre von der Zellteilung als Ursprung neuer Zellen stammt aus dem 19. Jahrhundert und findet in Rudolf Virchows berühmter Formulierung »omnis cellula e cellulis« seinen Ausdruck: »Jede Zelle ist aus einer Zelle«. Ein weiteres großes Verdienst Virchows war die Erkenntnis, dass krankhafte Veränderungen sich auf Ebene der Zellen abspielen. Er ist der Begründer der Zellularpathologie. Seine Entdeckungen ebneten den Weg für die Beschreibung von Entwicklungslinien und zellulären Stammbäumen in jedem Organismus. Der Begriff der Stammzellen tauchte noch lange nicht auf. Aber gegen Ende des 19. Jahrhunderts begann sich die Einsicht durchzusetzen, dass Zellen durch Zellteilung entstehen.

Bei der Zellteilung, der Mitose, wird zunächst eine Kopie der Erbsubstanz angefertigt. Außer in den Keimzellen liegt die Erbsubstanz sowieso immer in zwei Kopien vor. Durch die Verdoppelung bei der Zellteilung entstehen also vier Kopien, je zwei für jede Tochterzelle. In der sich auf eine Teilung vorbereitenden Zelle sammeln sich die beiden Sätze mit je zwei Kopien in einiger Distanz voneinander im Zellkern an. Schließlich schnürt sich die Zelle zwischen diesen beiden Ansammlungen hindurch in zwei, sodass zwei Tochterzellen mit je einem neuen Satz Erbsubstanz entstehen. Bei der Befruchtung von Ei- und Samenzelle wird aus je einem einfachen Satz mütterlichen und väterlichen Erbguts ebenfalls eine Zelle (die *befruchtete* Eizelle oder Zygote), die den normalen doppelten Satz der Erbinformation trägt.

Nicht alle Zellen können sich teilen. Nervenzellen zum Beispiel sind »postmitotisch«. Sie haben einen Differenzierungsgrad erreicht, der mit Zellteilungen nicht mehr vereinbar ist. Man hat beobachtet, dass zum Beispiel im Falle der Alzheimer-Erkrankung Nervenzellen aus noch unbekannten Gründen dennoch die ersten Schritte zur Zellteilung einleiten. Da sie sich aber nicht mehr vollständig teilen können, sterben sie ab. Zellteilung ist in den allermeisten Fällen mit einem Zustand verhältnismäßiger Undifferenziertheit verbunden.

Vorläuferzellen

Stammzellen im strengen Sinne der Definition produzieren keine Tochterzellen, die selbst den weiten Weg bis zur vollständigen Ausreifung (Ausdifferenzierung) einer Gewebezelle gehen. Es sind immer Stufen dazwischengeschaltet. Diejenigen Tochterzellen von Stammzellen, die nicht wieder Stammzellen sind (um dem Gebot der Selbsterneuerung Rechnung zu tragen), nennt man Vorläuferzellen. Vorläuferzellen können durchaus noch einige Stammzelleigenschaften haben. Aber ihre Selbsterneuerungsfähigkeit ist begrenzt und nach einigen Teilungen erschöpft. Und sie sind stärker auf eine bestimmte Entwicklungslinie festgelegt als die Stammzellen. Dieses letztere Kriterium ist äußerst unscharf. Im Blut aber zum Beispiel gehen aus der Stammzelle die Vorläuferzellen der einzelnen Differenzierungslinien der Blutzellen hervor: Erythrozyten, Leukozyten, Lymphozyten usw. Erst aus den Vorläuferzellen entstehen dann über weitere Zwischenstufen die voll ausdifferenzierten Blutzellen. Der Vorteil dieser Intermediärzellen ist, dass sie eine massive Vervielfältigung der zur Verfügung stehenden Zellen ermöglichen. Denn Stammzellen sind vergleichsweise rar und sie teilen sich selten. Vorläuferzellen teilen sich oft. Vielleicht ist das ein Schutzmechanismus, da Stammzellen wegen ihres großen Potenzials theoretisch auch ein größeres Risiko bergen, dass ein Fehler passiert und eine Fehlentwicklung zum Beispiel in Form eines Tumors initiiert wird.

Stammzellen im engeren Sinne hätten demnach eine Art »Backup«-Funktion. Die Vorläuferzellen hingegen sind auf Verbrauch angelegt. Sie produzieren schnell eine große Menge Nachkommen und sorgen so für die »Expansion« in der Population neugebildeter Zellen.

Im erwachsenen Organismus sind echte Stammzellen sehr selten. Regeneration und Erneuerung gehen von den Vorläuferzellen aus, sofern sie überhaupt erfolgen. Im Knochenmark, sicherlich dem Organ mit der höchsten Stammzellaktivität im Erwachsenen, machen Stammzellen nur 0,01% der Zellen aus. Für den Dünndarm mit seiner ebenfalls sehr hohen Regenerationskapazität liegen die Schätzungen bei 1% der Zellen, die die tiefen Täler der Darmwand, die Krypten, auskleiden. Diese Zahlen sagen freilich wenig mehr, als dass sie eine grobe Ahnung davon vermitteln, wie selten Stammzellen sind. Aber, um ein geschichtliches Bild zu wählen: Selten sind auch Päpste und Kaiser, Keplers und Darwins, Cézannes und Bachs, ohne dass man daraus schließen könnte, dass ihr Einfluss auf den weiteren Gang der Dinge gering wäre. Genauso sind Stammzellen eher wie die Königin im Ameisenstaat, nicht wie die Arbeiterinnen.

Leider gibt es auch hier sprachliche Verwirrung. Im Englischen, der lingua franca der modernen Naturwissenschaften, heißt die Stammzelle »stem cell«, die Vorläuferzelle »progenitor cell«. Nun lässt sich in der Praxis häufig nicht genau sagen, ob eine Zelle, mit der man es zum Beispiel im Zellkulturexperiment zu tun hat, eine Stamm- oder eine Vorläuferzelle ist. Im Englischen gibt es daher noch den Oberbegriff »precursor cell«, der verwendet wird, wenn man nicht weiß, ob Stamm- oder Vorläuferzelle gemeint ist. Im Deutschen aber heißt es auch in diesem Fall »Vorläuferzelle«, sodass »Vorläuferzelle« gleichzeitig Oberbegriff wie Unterkategorie sein kann. Gleichzeitig hat sich durch die öffentliche Stammzelldebatte die Schärfe des Stammzellbegriffes abgenutzt, sodass auch Wissenschaftler heute oft von Stammzellen reden, wenn eigentlich Vorläuferzellen (in beiden Bedeutungsmöglichkeiten) gemeint sind. Normalerweise entsteht durch diesen Sprachgebrauch auch kein großer Schaden, aber es ist wichtig, sich der Unschärfe bewusst zu sein und die eigentlich vorhandene Unterscheidung zu kennen.

Symmetrische und asymmetrische Zellteilungen

Das Kardinalkriterium für Stammzellen ist also ihre unbegrenzte Selbsterneuerungsfähigkeit. Das bedeutet, wie gesagt, dass bei der Teilung von Stammzellen immer mindestens eine Stammzelle entstehen muss, die ununterscheidbar von der Mutterzelle ist. Sind es zwei, so spricht man von einer symmetrischen Teilung der Stammzelle. Damit aus einer Stammzelle aber auch differenzierte Zellen entstehen können (und nicht nur ein in den Himmel wachsender Berg von Stammzellen), muss sich die Stammzelle auch asymmetrisch teilen können. Das heißt, dass nur eine Tochterzelle ununterscheidbar von der Mutterzelle sein wird, während die andere zur Vorläuferzelle wird, die den Weg zur Differenzierung einschlägt. Auch Vorläuferzellen können sich noch symmetrisch oder asymmetrisch teilen. Die Teilungen von weiter ausdifferenzierten Zellen sind immer symmetrisch. Die asymmetrische Teilung ist damit eine charakteristische Eigenschaft von Stamm- und Vorläuferzellen. Da die Selbsterneuerungsfähigkeit von Vorläuferzellen im Gegensatz zu echten Stammzellen nicht unbegrenzt ist, gibt es bei ihnen noch den Sonderfall, dass eine symmetrische Teilung zu zwei Tochterzellen führen kann, die voneinander ununterscheidbar, aber von der Mutterzelle verschieden sind. Bei Stammzellen kann es diesen Fall definitionsgemäß nicht geben, da dann die Kette der unendlichen Selbsterneuerung abbräche.

Die asymmetrische Teilung als Besonderheit von Stamm- und Vorläuferzellen setzt eine beachtliche Maschinerie in den Zellen voraus, die es ermöglicht, verschiedene Zellbestandteile vor der Teilung unterschiedlich in den beiden Zellhälften unterzubringen, sodass sich nach vollendeter Teilung die Tochterzellen wirklich unterscheiden.

Die Theorie vom »unsterblichen Strang«

Wenn sich Zellen teilen, muss sich die Erbinformation verdoppeln. Dabei trennt sich der Doppelstrang des DNA-Moleküls auf, und die beiden Hälften werden zu jeweils einem neuen Doppelstrang ersetzt. Die neuen DNA-Moleküle haben daher alle eine alte und eine neue Hälfte. Wenn sich die Zelle wieder teilt, geschieht das Gleiche. Da beim Ergänzen des jeweils neuen Strangs Fehler passieren können, besteht ein gewisses Risiko, dass die Kopie der DNA nicht ganz so gut ist wie das Original. Es wäre also nicht schlecht, das Original gut wegzuschließen, damit man in Zeiten der Not auf die Urschrift zurückgreifen könnte. Die Hypothese vom »unsterblichen Strang« postuliert, dass die Maschinerie, die die Chromosomen auf die Tochterzellen verteilt, auch dafür sorgt, dass in der Tochterzelle, die Stamm- oder Vorläuferzelle bleiben soll, neben anderen stammzellspezifischen Eiweißen und anderen Zellbestandteilen auch die Originalkopie der Erbsubstanz verbleibt, während die andere Tochterzelle aus dem Stammzellstand entlassen wird.

Auf diese Weise besäße die Stammzelle immer die bestmögliche Version der DNA, während sich Fehler (Mutationen) immer nur in den somatischen Zellen anhäufen würden, wo sie weniger Unheil anrichten können.

Die wunderbar elegante und herrlich plausible »Immortal Strand Hypothesis« wurde 1975 von JOHN CAIRNS vorgeschlagen[27] und hat nur den einen Nachteil, bis heute unbewiesen zu sein. Die Natur wählt nicht immer den optimalen Weg (das ist die Grundeinsicht der Evolutionstheorie, die die Anhänger des »Intelligent Design« nicht wahrhaben wollen), und manchmal sind die Forscher also klüger als Mutter Natur. Als 1953 die Doppelhelixstruktur des DNA-Moleküls aufgeklärt war, war die große Frage, wie im genetischen Code, in der Kette der Bausteine des DNA-Moleküls, die Information verschlüsselt ist. FRANCIS CRICK, einer der Entdecker der Struktur der DNA, hat damals einen Vorschlag gemacht, wie der genetische Code aussehen könnte, der viel logischer und systematischer ist als das, was die Natur selbst auf die Beine gestellt hat.[28] Die Version, die wir in der Natur finden, mag zwar weniger ästhetisch sein, aber sie hat den Vorteil, sehr robust und wenig fehleranfällig zu sein. Solch praktischer Nutzen siegt in der Evolution grundsätzlich über theoretische Brillanz.

Ein ähnliches Schicksal könnte der Theorie des unsterblichen Strangs deshalb auch noch blühen. Bis jetzt gibt es keine Hypothese, wie ein einfaches und damit für die Zelle sicheres Verfahren aussehen könnte, mit dem die Zelle alte und neue DNA-Kopien auseinanderhalten und sortieren könnte.

Vom Einzeller zum Mehrzeller

Stammzellen im strikteren Sinne gibt es nur in mehrzelligen, höher entwickelten Organismen. Einzeller wie Bakterien stellen gewissermaßen ihre eigene Stammzelle dar: Sie sind unbegrenzt selbsterneuerungsfähig. Aber sie sind nicht multipotent. Sie teilen sich und schon hat sich der ganze Organismus vermehrt. Bei Einzellern gibt es keine Regeneration. Und bei Einzellern gibt es auch keine nennenswerte Entwicklung und nur in sehr eingeschränktem Sinne so etwas wie Altern. Aber es ist nicht so, dass niedere Lebewesen gar keine Ansätze für Entwicklung zeigen oder gar nicht altern würden, und es ist auch nicht so, dass man bei Einzellern nicht verblüffende Stammzelleigenschaften wiederfinden könnte. Zum Beispiel sind asymmetrische Teilungen bei Bakterien beschrieben worden. In dem Fall handelte es sich um ein Bakterium, das sich über eine Art Fuß an einer Oberfläche festhält. Bei der Zellteilung verbleibt dieser Fuß bei einer der Tochterzellen; die andere wird freigesetzt und muss andernorts erst wieder mit einem neuen Fuß Halt finden. Evolutionsbiologen versuchen, von diesen einfachen Formen der Asymmetrie zu lernen, wie die so viel komplexere Asymmetrie in den Stammzellen höherer Lebewesen entstanden sein könnte.

Mehrzellige Lebewesen sind mehr als nur eine Ansammlung von Einzellern. Bei Mehrzellern findet eine Arbeitsteilung statt, und das Ganze ist weit mehr als die Summe seiner Teile. Die einzelnen Zellen sind auf besondere Aufgaben spezialisiert. Mehrzeller müssen sich entwickeln, da sie aus einzelnen Ursprungszellen wie der befruchteten Eizelle hervorgehen und eine unerhörte Diversifizierung notwendig ist, um Zellen für die Vielzahl der Funktionen zu bilden. Die Arbeitsteilung entsteht nicht dadurch, dass identisch differenzierte Zellen verschiedene Aufgaben übernehmen und dadurch voneinander verschieden werden, sondern dadurch, dass Zellen auf ihre Aufgabe hin ausdifferenzieren. Auch die Funktion der Stammzellen im erwachsenen Organismus ist Ausdruck einer zellulären Spezialisierung und solcher Arbeitsteilung. Die Aufgaben der Stammzellen sind Zellersatz, Regeneration und fortgesetzte Entwicklung und Anpassung.

Im Zuge der Evolution waren Stammzellen also mit dem Vorteil verbunden, dass sie den Aufbau sehr viel komplexerer Organismen erlaubten und gleichzeitig die durch die höhere Komplexität viel anfälligeren Zellen mit einem Regenerationspotenzial versahen. Deshalb sind Stammzellen ein unverzichtbarer Bestandteil aller mehrzelligen Lebewesen und verkörpern als solche ein fundamentales biologisches Prinzip.

Parthenogenese: Zeugung ohne Befruchtung

Einzeller und niedere Organismen vermehren sich ungeschlechtlich. Geschlechtliche Vermehrung hat den evolutionären Vorteil, Genome stärker zu mischen, was mehr Chancen für Veränderung und Anpassung bedeutet und gleichzeitig auch einen größeren Schutz davor, dass sich fehlerhafte Mutationen festsetzen und zum Fanal für die ganze Art werden. Die Natur ist dabei extrem erfinderisch gewesen (wenn der Anthropomorphismus einmal erlaubt ist), um den Fortbestand der Arten auf diese gegenüber Bakterien und Pilzen fortschrittliche Weise zu sichern. Es gibt ganze Bücher über das »bizarre« Sexualleben im Tierreich, die auf den Effekt aus sind, dass »wir« eigentlich eher die Ausnahme sind und es andererseits nichts gibt, was es nicht gibt. Jenseits der Balz- und anderen Rituale und der Akrobatik des Zeugungsaktes hat sich jedoch auf der Ebene der Zellen ein sehr stabiler und einheitlicher Vorgang der Fortpflanzung herausgebildet. Da verhalten sich menschliche Zellen nicht anders als die von Schimpansen, Ratten, Mäusen und Fruchtfliegen.

Die befruchtete Eizelle aber, die geschlechtlich aus Ei- und Samenzelle entsteht, vermehrt sich nach der Befruchtung, nicht anders als alle weiteren Stammzellen dann auch, ungeschlechtlich durch einfache Teilung.

Unter Parthenogenese versteht man nun die Entwicklung einer Eizelle zu einem Organismus ohne Befruchtung. Dazu verdoppelt die Eizelle ihren Chromosomensatz (und gleicht dadurch den fehlenden Satz, der durch das Spermium beigetragen würde, aus) und beginnt den normalen Gang der Entwicklung zum Embryo. An sich sind bei höheren Tieren wirksame Schutzmechanismen vorhanden, die diese Abkürzung verhindern. Grundsätzlich könnte es aber durchaus möglich sein, diese Mechanismen zu überlisten, um für zelltherapeutische oder wissenschaftliche Zwecke ohne Befruchtung an »embryonale« Stammzellen zu gelangen. Ohne Befruchtung handelt es sich bei einer Eizelle nicht um einen Embryo im Sinne des Embryonenschutzgesetzes oder des Stammzellgesetzes, sodass ein parthenogenetisches Verfahren die ethische Problematik, zumindest sofern sie sich in den Gesetzen widerspiegelt, umginge. Seit 2003 gab es einige Publikationen, die nahelegen, dass so etwas zumindest mit tierischen Zellen in der Tat funktionieren könnte, aber es wird insgesamt nur wenig auf diese Strategie gesetzt.

Die Anfänge des Stammzellbegriffs

Der Ursprung des Konzeptes der »Stammzellen« liegt im Dunkel. Im Rückblick sollte man meinen, dass der Schritt von der Einsicht, dass Zellen durch Zellteilung aus anderen Zellen hervorgehen, zu der Erkenntnis, dass es Hierarchien teilungsfähiger Zellen geben müsse, nicht sehr groß ist. Aber Stammzellen als gewissermaßen auf Zellteilung spezialisierte Zellen mit dem Potenzial, Zellen, die tiefer in solchen Hierarchien stehen, hervorzubringen, tauchen als Konzept auch lange nach Virchow nicht auf. Es wurden zwar mit genauerer Kenntnis der Zusammensetzung der Gewebe zelluläre Stammbäume erstellt, aber die Eigenschaften der Zellen an den frühen Verzweigungspunkten dieser Genealogien wurden noch nicht zum vorherrschenden Thema. Medizinhistorisch ist die Entwicklung der Vorstellung von Stammzellen als Prinzip des Lebens noch nicht aufgearbeitet worden. Sicher ist aber, dass die Idee von Stammzellen, wie wir sie heute kennen, in den 1950er-Jahren in der Literatur sichtbar wird, und zwar vor allem in Arbeiten, die sich mit Fragen der Fortpflanzungsmedizin beschäftigen. Einem der großen Pioniere der In-vitro-Fertilisation, ROBERT EDWARDS, wird dann auch zugeschrieben, das moderne Stammzellkonzept maßgeblich geformt zu haben. Der Grund, warum Stammzellen zuerst in diesem Kontext auftauchten, lag wahrscheinlich in der Notwendigkeit, für Methoden der In-vitro-Fertilisation Zellkulturmethoden zu entwickeln, die es erlaubten, entwicklungsfähige Zellen »einzeln« zu beobachten und zu manipulieren. Dazu ist es unabdingbar, die Kulturbedingungen so zu kontrollieren, dass die Zellen sich in definierten Zuständen befinden.

Man stand also vor der Aufgabe, Bedingungen zu finden, die Zellen in entwicklungsfähigem, aber unentwickeltem Zustand erhielten. Eine Eizelle in der Kultur sollte eine Eizelle bleiben. Eine befruchtete Eizelle sollte die normalen Entwicklungsschritte einschlagen, aber keine anderen. Die Wissenschaftler hatten es also plötzlich mit *einzelnen* Zellen zu tun, die ein Potenzial hatten, das es entweder zu hemmen oder zu wecken galt: Stammzellen.

Embryonale Karzinomzellen (EC-Zellen)

Etwa zeitgleich zu den Entwicklungen in der Fortpflanzungsmedizin begannen andere Forscher sich für eine sehr seltene und seltsame Tumorart zu interessieren, sogenannte Teratome. Teratome sind zumeist gutartig, aber es gibt auch die bösartige Variante der Teratokarzinome. Das Wort »Teratom« kommt vom griechischen »teratos«, das Monster, und monströs wirken diese Tumoren in der Tat. Sie bestehen nämlich aus einem bunten Gemisch von erkennbaren Gewebebestandteilen. Besonders einprägsam sind dabei Zähne und Haare, aber auch Drüsen- und Muskelgewebe ist zu finden und daneben buchstäblich alles, was es im Körper sonst an Zelltypen noch gibt. Das bedeutet, dass der Tumor Gewebe aller drei Keimblätter enthält.

Auffallend war, dass diese Tumoren, so selten sie insgesamt sind, sehr häufig im Hoden auftreten, was frühzeitig nahelegte, dass sie vielleicht irgendetwas mit Keimzellen zu tun haben könnten. 1954 berichteten Stevens und Little von einem Mausstamm, dessen Tiere zu einem Prozent Teratokarzinome entwickelten.[29] Man hatte plötzlich ein Tiermodell an der Hand, mit dem man die seltsamen Tumoren untersuchen konnte. Wenn man einzelne bösartige Tumorzellen zum Beispiel in die Bauchhöhle von anderen Mäusen injizierte, so traten mit hoher Wahrscheinlichkeit wieder ähnliche Tumoren auf, die Gewebe aller drei Keimblätter enthielten. Die einzelnen Zellen waren, wie man heute sagen würde, »pluripotent«. Man begann, derartige Zellen, die »embryonale Karzinomzellen« genannt wurden, weiter zu charakterisieren. Für ziemlich genau die Dekade der 1970er-Jahre stellten »embryonale Karzinomzellen« das Stammzellmodell schlechthin dar.

EC-Zellen verhalten sich durchaus (vielleicht sollte man sagen: noch) stammzellähnlich. Die Einschränkung »ähnlich« ist nicht unwichtig, denn es zeigte sich, dass viele Karzinomzellen in der Zellkultur ihre Stammzelleigenschaften verloren. Sie zeigten nur eine eingeschränkte Selbsterneuerung und akkumulierten Chromosomenschäden. Die Tumoren schienen also zwar embryonale Stammzellen zu enthalten, diese aber waren durch die Tumorentstehung verändert und ihrerseits zu Krebszellen mutiert. Es gelang kaum, sie von den Tumorzellen zu unterscheiden und zu trennen. Allerdings gibt es noch heute EC-Linien, die als (wohl relativ) sicher und sauber gelten. Eine solche Zelllinie wurde sogar schon in einem klinischen Versuch zur »Stammzelltherapie« nach Schlaganfall eingesetzt. Es kam in diesem Negativbeispiel heroischer Medizin, dem eine profunde wissenschaftliche (im Sinne von tierexperimenteller) Basis fehlte, glücklicherweise nicht zur Tumorentstehung. Allerdings war auch der klinische Nutzen begrenzt. Selbst bei nachweisbarer Wirksamkeit aber dürfte die Zahl der Patienten, die sich mit »gezähmten« Karzinomzellen behandeln lassen wollen, gering sein.

Die Versuche zu den EC-Zellen, die den meisten anderen Stammzelltypen um Dekaden voraus waren, hatten eine weitreichende Wirkung. Sie hatten gezeigt, dass sich pluripotente Stammzellen isolieren und kultivieren lassen und dass sie zur embryonalen Entwicklung aller Keimblätter beitragen können. Dazu injiziert man, was bei der Maus praktisch und ethisch möglich ist, die Zellen in eine Blastozyste und untersucht, in welchen Zellen sich die Nachkommen der Stammzelle wieder finden. Dazu nutzt man »genetische Marker«, denn die injizierte Stammzelle ist ja genetisch verschieden von den anderen Zellen der Blastozyste. Die entstehende Maus hat also Zellen mit unterschiedlicher genetischer Ausstattung. Das nennt man ein »Mosaik«, die ganze Maus eine »Chimäre«. Allerdings zeigten die EC-Zellen kaum Neigung, auch Keimzellen, also Eizellen oder Spermien, hervorzubringen. Das aber ist die Voraussetzung dafür, dass die genetischen Eigenschaften in die nächste Generation Mäuse weitergegeben werden können und man also aus einer pluripotenten Stammzelle über den Umweg der Blastozysteninjektion in der folgenden Generation doch einen ganzen Organismus hervorbringen könnte. Was also lag näher, als den Umweg über die Karzinomzellen zu vermeiden und die embryonalen Stammzellen gleich von dort zu isolieren, wo sie natürlicherweise vorkommen: aus der Blastozyste?

Embryonale Stammzellen (ES-Zellen)

1981 beschrieben zwei Arbeitsgruppen unabhängig voneinander erstmals ES-Zellen aus Mäusen: Martin J. Evans und Matthew H. Kaufmann aus Cambridge, England, und Gail R. Martin aus San Francisco.[30, 31]

Interessanterweise beinhalten die Berichte von 1981, genauso wenig wie die ersten Kommentare zu ihnen, keinerlei Hinweis

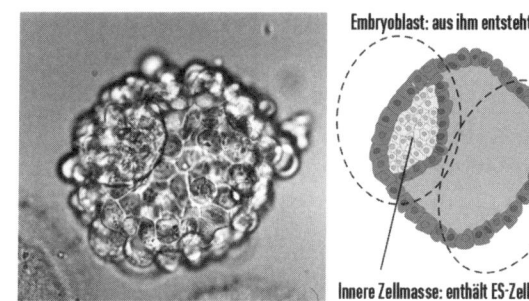

Embryoblast: aus ihm entsteht der Embryo

Trophoblast: bringt die Plazenta hervor, die nicht zum Embryo gezählt wird

Innere Zellmasse: enthält ES-Zellen

Blastozyste

auf jene medizinische Bedeutung, die heute so vorrangig mit embryonalen Stammzellen assoziiert wird. Auch Ankündigungen, dass man das Gleiche nun sofort bei Menschen nachvollziehen müsse, fehlten völlig. Vielmehr legte die Beschreibung der embryonalen Stammzellen der Maus den Grundstock für einen bedeutenden Ast der modernen Genforschung. Die Entdeckung, dass man genetisch veränderte ES-Zellen mit Hilfe eines technischen Kniffs dazu bringen konnte, einen von anderen Zellen bereitgestellten Trophoblasten zu akzeptieren und dann gewissermaßen im Teamwork doch ein ganzes neues Individuum hervorzubringen (was ES-Zellen allein ja nicht könnten, da sie Trophoblastgewebe nicht bilden können), revolutionierte die Erforschung von Genen. Transgene Tiere (die ein Gen stärker exprimieren, als normal wäre, oder gar ein Gen exprimieren, das im Genom des Tieres eigentlich gar nicht vorkäme) und sogenannte »Knockout-Tiere« (bei denen ein Gen deaktiviert wurde) wurden für viele Gene gezüchtet und erlaubten zu untersuchen, welche Funktion einzelne Gene im Organismus haben. Auf S. 196 ist der Vorgang genauer erklärt. Der Nobelpreis für Evans wurde ihm wegen seines Verdienstes um das Knockout-Verfahren zugesprochen, aber etwas Glanz fiel bei der Verleihung 2007 doch auch auf die Stammzellforschung.

Embryonale Stammzellen entstammen der inneren Zellmasse

der Blastozyste, einer kleinen Verdickung in der Wand des Bläschens, die den Embryoblasten bildet. Die innere Zellmasse besteht aus etwa 100 Zellen, die noch sehr homogen sind. Ganz identisch scheinen auch sie nicht zu sein. Vielleicht sind im Organismus überhaupt keine zwei ES-Zellen je wirklich identisch. Details über die Mechanismen sind noch nicht bekannt, aber mit der Einnistung der Blastozyste in die Gebärmutterwand setzt unmittelbar die Differenzierung in spezialisiertere Zellen ein. Während der normalen Entwicklung ist also das Kriterium der »unbegrenzten Selbsterneuerung« für die ES-Zellen nicht erfüllt. In der Zellkultur aber können sie so gehalten werden, dass sie dauerhaft in ihrem undifferenzierten und selbsterneuernden Zustand verbleiben.

Nach den bahnbrechenden Arbeiten mit Mauszellen dauerte es noch bis 1998, bis erstmals die Kultivierung von ES-Zellen des Menschen beschrieben wurde (S. 35). Diese lange Spanne ist durch technische Schwierigkeiten allein nicht zu erklären. Wahrscheinlich hat auch die Sorge, ethisch bedenkliches Terrain zu betreten, dazu beigetragen, dass dieser Schritt so lang auf sich warten ließ. Und erst dann trat die Vision der Zellzucht und Zellersatztherapie, die mit menschlichen ES-Zellen in eine irgendwie greifbarere Zukunft gerückt zu sein schien, in den Vordergrund der öffentlichen Wahrnehmung. Es hat also keine Bewegung gegeben, die zuvor mit gleicher Energie nach den Zellen geforscht hätte, deren Potenzial doch schon spätestens seit den 50er-Jahren absehbar war. Die Phantasie kam erst mit der Verfügbarkeit der menschlichen embryonalen Stammzellen. Menschliche ES-Zellen waren über Jahrzehnte keine Leitvision, während Maus-Stammzellen es durchaus waren.

Aus Stammzellen wird ein Organismus: Somatische Stammzellen

Aus Stammzellen entstehen alle Zellen des Organismus. Einige, wie die Nervenzellen, werden einmalig gebildet und müssen ein Leben lang halten. Andere werden immer wieder erneuert. In jedem Falle sind Stammzellen die Quelle des Zellwachstums. Die embryonalen Stammzellen der inneren Zellmasse der Blastozyste sind Ursprungszellen aller Gewebe des Organismus. Die ersten feinen Unterschiede, die dazu führen, dass die drei Keimblätter und aus ihnen die verschiedenen Organe und Gewebe entstehen, bilden sich schon sehr früh aus. Die Zellen vermehren sich sehr stark, beginnen sich immer stärker in ihrem Potenzial zu unterscheiden, und das ganze wachsende Gebilde fängt an, eine komplizierte dreidimensionale Struktur anzunehmen. Die Hauptachsen des Embryos, vorne und hinten, oben und unten, rechts und links, beginnen sichtbar und eindeutig zu werden. Entlang der Längsachse formt sich auf der Rückseite das Neuralrohr, der Ursprung des Nervensystems. In seiner Wand liegen die neuroepithelialen Zellen, die Stammzellen des Nervensystems (Neuroektoderm). Ebenfalls rückseitig, aber mehr zur Seite hin, entstehen die Anlagen des Bewegungs- und Skelettapparates und der Haut (Ektoderm). Haut und Nervensystem stammen also aus dem gleichen Keimblatt, was die Existenz einer Reihe von ansonsten sehr rätselhaft anmutenden Krankheiten mit charakteristischen Kombinationen von Symptomen seitens des Gehirns und gleichzeitig der Haut erklärt.

Auf der Vorderseite des Embryos liegen die Zellen, aus denen die inneren Organe entstehen (Endoderm). Dazwischen entsteht das Bindegewebe (Mesoderm). So bildet sich eine Hierarchie von Stammzellen und Entwicklungslinien aus, die zunehmend spezialisierter werden. Der Embryo wird uneinheitlicher. Aus dem mehr oder minder homogen erscheinenden Zellkonglomerat entsteht ein Wesen, das den Bauplan der Wirbeltiere früh erkennen lässt. Über die folgenden Wochen und Monate wird dieser Plan umgesetzt. Die Stammzellen, die der Ursprung aller weiteren Entwicklung sind, werden zunehmend »regionalisierter«. Das heißt, dass ihr Ort und der Zeitpunkt während der Entwicklung bestimmen, was aus ihnen werden kann und wird. Stammzellen haben während der Entwicklung also eine räumlich-zeitliche Identität, die ihr verwirklichbares Potenzial bestimmt. Das bedeutet andererseits, dass man Stammzellen nicht sehr gut aus diesem Bezug herausgelöst betrachten kann. Es gibt dementsprechend eine sehr hohe Zahl verschiedenartiger, regional definierter Stammzellen. Und es ist eine der großen Fragen der Stammzellbiologie, ob es Kriterien gibt, die, über all diese Unterschiede hinweg, Stammzellen wirklich eindeutig beschreiben. Bislang endet man bei den beiden Kriterien »Selbsterneuerung« und »Multipotenz« sowie der Fähigkeit zur asymmetrischen Teilung. Wir haben aber bereits gesehen, dass auch diese Kriterien nicht ohne Schwierigkeiten und Ausnahmen sind.

Auf die Regionalisierung folgt die Expansion. Die Stamm- und Vorläuferzellen produzieren durch Zellteilungen riesige Populationen von unreifen Zellen mit regionaler Identität. Aus diesen Zellen entstehen dann die spezialisierten Zellen der Organe und Gewebe. Dieser dritte Schritt ist die Differenzierung. Er kann in Wellen ablaufen. Nicht alle Zelltypen eines Organs entstehen gleichzeitig. Aus den multipotenten Stammzellen kann zunächst die eine, dann eine andere Zellpopulation entstehen.

Wegen ihrer regionalen Identität, die also weitgehend eine räumliche *und* zeitliche Identität ist, stellen multipotente Stammzellen eine extrem heterogene Gruppe dar, deren Mitglieder zwar die Schlüsselkriterien der Selbsterneuerungsfähigkeit und der Differenzierungsfähigkeit innerhalb eines Keimblattes teilen, ansonsten aber möglicherweise sehr wenig gemeinsam haben. Die neuroepitheliale Stammzelle, die am Anfang der Hirnentwicklung steht, wird genauso als multipotent bezeichnet, obwohl sie die ganze Komplexität des Gehirns hervorbringt, wie die Hautstammzelle, die im Erwachsenen nur noch die Oberflächenzellen der Haut produziert. Embryonale Stammzellen haben noch keine regionale Identität im Sinne der multipotenten, gewebespezifischen Stammzellen. Sie sind jedoch zeitlich definiert, da sie nur zu Beginn der Entwicklung des Embryos vorkommen.

Sobald in einem ersten großen Entwicklungschritt (der freilich eigentlich selbst wieder in viele Schritte zerfällt) aus den embryonalen Stammzellen der inneren Zellmasse die drei Keimblätter entstanden sind, hören ES-Zellen auf, im Körper zu existieren. Alle folgenden Stammzellen sind somatische Stammzellen.

Stammzellen in Embryo und Fetus

Wenn die ersten Anzeichen der einzelnen Organe sichtbar werden, werden die Stammzellen der einzelnen Keimblätter, die ja noch ein ganz gewaltiges Differenzierungspotenzial haben, aber bereits deutlich spezialisierter sind als embryonale Stammzellen, auch »fetale Stammzellen« genannt. Im klassischen Sprachgebrauch der Biologie nennt man die Periode vom Beginn des Entstehens der Organe bis zur Geburt die Fetalzeit oder Fötalzeit; das entstehende Lebewesen Fetus oder Fötus. Die Periode zwischen der Einnistung der Blastozyste in den Uterus und der Anlage der späteren Organe nennt man Embryonalzeit, den ganzen Organismus Embryo. In der Zeit zwischen Befruchtung der Eizelle und der Einnistung spricht man, wie schon gesagt, oft auch von einem »Prä-Embrio«. Im allgemeinen Sprachgebrauch hat sich im Zuge der Stammzelldebatte über die wissenschaftliche und therapeutische »Nutzung« embryonaler Stammzellen diese Unterscheidung nivelliert. In vielen Diskussionsbeiträgen wird vom Embryo zwischen Befruchtung und Geburt gesprochen, während der Präembrio und der Fetus nicht vorkommen. Embryonale Stammzellen aber gibt es dessen ungeachtet nur am Beginn der biologisch korrekten Embryonalzeit, fetale Stammzellen nur zu Beginn der Fetalzeit. Da die Fetalperiode, also die Zeit zwischen der Anlage der Organe (der Embryonalperiode) und der Geburt, die Zeit eines gewaltigen Wachstums ist, sind in ihr Stammzellen höchst aktiv. Das Wort »Anlage« für den Ursprung der Organentwicklung ist ein feststehender Begriff, der sogar im Englischen ein Lehnwort ist. Wir haben gesehen, dass die Anlage aus regionalisierten Stammzellen besteht. Folglich sind fetale Stammzellen in der Regel somatische Stammzellen.

Zwischen zwei Welten: Keimzellen

Außerhalb der drei Keimblätter entstehen zusätzlich die Keimzellen: Spermien und Eizellen. Die Keimzellen sind ein Sonderfall in der Betrachtung zellulärer Potenz, da sie, wenn sie zusammengebracht werden, wieder eine totipotente Zelle, die Zygote, hervorbringen können. Allerdings können sie dies nicht allein, sondern immer nur nach Paarung. Ausdifferenzierte Keimzellen haben nur den halben Chromosomensatz und taugen daher alleine nicht zur Stammzelle. Aber die Keimzellen entstehen ihrerseits aus Stammzellen.

Man hat keinen speziellen Begriff für diese besondere Stammzellpotenz der Keimzellen geprägt.

Keimzellen, also Ei- und Samenzellen, sind Zellen, für die die Definition der somatischen Stammzellen eigentlich nicht gilt. Ihren Ahnen in der Frühzeit der embryonalen Entwicklung kommt sogar ein ganz besonderes, nahezu pluripotentes Potenzial zu.

Embryonale Keimbahnzellen (EG-Zellen)

Zeitgleich zur Beschreibung der erfolgreichen Kultivierung von ES-Zellen des Menschen durch James Thompson veröffentlichte die Gruppe um John Gearhardt von der Johns-Hopkins-Universität in Baltimore ihren Bericht über Zellen mit sehr ähnlichen Eigenschaften wie ES-Zellen, die sich aus der Keimbahn von Feten gewinnen ließen: »embryonic germ cells« (EG-Zellen).[32] Ethisch unangreifbar ist freilich auch die Verwendung von abortierten Feten nicht; jedoch hatte man vor allem ethische Gesichtspunkte ins Feld geführt, wenn es um den Vergleich von ES- mit EG-Zellen ging. Biologisch gesehen sind die Zellen, wie nicht anders zu erwarten war, keineswegs gleich. EG-Zellen exprimieren viele gleiche Marker wie ES-Zellen, entstammen aber einer bereits etwas fortgeschritteneren Entwicklungsstufe (denn letztlich gehen EG-Zellen aus ES-Zellen hervor). Angesichts der Vorteile von EG-Zellen gegenüber ES-Zellen ist es trotz der andererseits existierenden Beschränkungen ihres Potenzials verwunderlich, dass ihnen in der Folge nicht mehr Aufmerksamkeit geschenkt wurde.

Spermatogonale Stammzellen: die Stammzellen des Hodens

Gerhard Hasenfuss und seine Kollegen vom Herzzentrum der Universität Göttingen berichteten 2006, dass Stammzellen aus dem erwachsenen Hoden der Maus pluripotente Eigenschaften haben.[33] 2004 hatten Kanatsu-Shinohara und Kollegen aus Kyoto Ähnliches bereits für Hodenzellen von gerade geborenen Mäusen gezeigt.[34] Die Stammzellen lassen sich über ein nur in ihnen exprimiertes Gen, Sta8, identifizieren, isolieren und in Zellkultur bringen. Wenn man diese Zellen in Blastozysten injizierte, nahmen sie an der Entwicklung aller Keimblätter und Gewebe teil: der Beweis der Pluripotenz. Die Zellen bildeten auch Teratome und entsprachen also auch darin embryonalen Stammzellen. In der Zellkultur gelang es zudem, gezielt medizinisch interessante Zellen zu generieren. Da Hasenfuß Kardiologe ist, lag es für ihn nahe, Herzmuskelzellen zu wählen. Die Ergebnisse entsprachen sehr weitgehend den besten Resultaten mit embryonalen Stammzellen. Es sieht demnach so aus, als ob man hier eine weitere Methode an der Hand haben könnte, pluripotente Zellen aus Erwachsenen zu gewinnen und damit die ethische Diskussion um die Nutzung menschlicher embryonaler Stammzellen hinfällig zu machen. So weit ist man derzeit allerdings noch nicht. Bislang ist die Isolierung dieser Zellen nur bei relativ jungen Mäusen gelungen. Die Anwendung der Strategie auf menschliche Hodenzellen wird aber erforscht. Dazu werden zunächst Organspenden verwendet. Die Stammzellen des Hodens sind selten und machen nur unter 1 % der Hodenzellen aus. Wünschenswert wäre natürlich dennoch, die Stammzellen durch eine feine Biopsie gewinnen zu können. Nur so käme man an autologe Zellen, um damit einen Mann mit seinen eigenen Stammzellen zu transplantieren. Aus Organspenden ließen sich immerhin für allogene Transplantationen geeignete Zellen gewinnen, die man in Stammzellbanken vorhalten könnte.

Und was ist mit den Frauen? Man ging lange davon aus, dass die Stammzellen, die die Eizellen hervorbringen, ihre Tätigkeit schon früh einstellen und die Eierstöcke erwachsener Frauen nur noch ausdifferenzierende Eizellen enthalten, aber keine neuen Eizellen mehr entstehen. Diese Vorstellung ist etwas ins Wanken geraten, jedoch noch nicht gestürzt. Der Beweis, dass es auch bei erwachsenen Frauen noch Eistammzellen gibt, so wie sich bei Männern Spermienstammzellen finden, steht noch aus.

Keimzellen aus ES-Zellen

Während man relativ früh in der Lage war, in der Zellkultur aus kultivierten ES-Zellen alle drei Keimblätter zu generieren (wenngleich die weitere Differenzierung dann mitunter sehr problematisch ist), ließ der Nachweis einer gezielten Differenzierung von Keimzellen aus ES-Zellen lange auf sich warten. Dies gelang dann der Gruppe von HANS SCHÖLER, der heute am Max-Planck-Institut in Münster arbeitet, damals aber noch in Philadelphia tätig war. Schöler gelang es, die Differenzierung von Maus-ES-Zellen in weibliche Eizellen zu zeigen.[35] Andere Arbeitsgruppen differenzierten Maus-ES-Zellen in männliche Keimzellen. In beiden Fällen war die Ausbeute nicht sehr hoch; die Zellen waren nicht stabil und mutmaßlich auch nicht sicher funktionsfähig. Aber der Beweis war erbracht, dass diese Differenzierungsrichtung auch außerhalb des Körpers und in der Zellkultur eingeschlagen werden kann.

Auf solche Weise produzierte Eizellen könnten zum Beispiel genutzt werden, um, unabhängig von den ethisch bedenklichen Eizellspenden, Eizellen als »Ausgangsmaterial« für einen somatischen Kerntransfer (siehe S. 205) zu produzieren. Ethisch verwerflich ist die Idee, derart gebildete männliche und weibliche Keimzellen zusammenzuführen und wiederum eine Zygote entstehen zu lassen. Im Sinne des deutschen Embryonenschutzgesetzes brächte dieses Vorgehen einen potenziell lebensfähigen und schutzwürdigen »Embryo« hervor, weshalb das Verfahren verboten ist. Diese Deutung ist, außerhalb des Kontexts von Fortpflanzung, zwar umstritten; es setzt sich aber auf diesem Feld nur die altbekannte Debatte mit den gleichen Positionen und Argumenten fort. Für Entwicklungsbiologen wie Schöler geht es um etwas anderes. Für sie steht im Vordergrund, die molekularen Mechanismen verstehen zu lernen, die die Keimzellentwicklung steuern. Die gezielte Differenzierung der einzelnen Keimzellen wird allgemein nicht als ethisch bedenklich eingestuft, wie ja auch Keimzellen selbst keinen besonderen Schutzstatus genießen und sich seit Menschengedenken kein moralischer Widerstand dagegen regt, dass diese (bei Männern sogar in unfassbar großer Zahl) ohne Überlebenschance außerhalb des Körpers ausgesetzt werden. Sie genießen hier als genomische Potenzialträger keinen größeren Schutz als die Epithelzellen der Nasenschleimhaut, die wir mit jedem Niesen schutzlos in die Welt jagen.

Bislang ist die Keimzelldifferenzierung nur für Mauszellen beschrieben worden, vergleichbare Versuche mit menschlichen Zellen ergaben zwar keimzellähnliche Zellen, aber mit einem zwittrigen Phänotyp und fehlender Entscheidung für die männliche oder weibliche Linie.

Stammzellen im erwachsenen Organismus

Wenn die Körperentwicklung abgeschlossen ist, bleiben in vielen Organen lebenslang Stammzellen zurück. Dies sind die im biologischen Sinne »adulten« Stammzellen. Sie können je nach Organ und Ort (das heißt entsprechend ihrer positionalen Identität) multipotent, bipotent oder unipotent sein.

Klassischerweise unterschied man im Körper regenerative von teilweise regenerativen und nicht regenerativen Organen. Zu den regenerativen Organen gehören Blut, Haut und Darm.

In den regenerativen Organen ist der Zellersatz also Bestandteil der normalen Funktion. Stammzellen sind hier unverzichtbar als Träger dieser physiologischen Regeneration. Im Gegensatz dazu tragen Stammzellen in den partiell regenerativen Organen nicht (oder zumindest nicht in größerem Maße) zur normalen Funktion bei, sondern ermöglichen in Extremsituationen, insbesondere nach Schädigung, eine Zellneubildung und Zellersatz. Diese Regeneration ist als Reaktion auf pathologische Situationen zu sehen und ist nicht Bestandteil der normalen Organfunktion. Knochen, Knorpel, Bindegewebe, Muskel und Leber gehören zu dieser Kategorie. Obwohl all diese Gewebe Stammzellen enthalten, geht die Regenerationsfähigkeit dennoch offenbar auch von noch teilungsfähigen, aber ansonsten ausdifferenzierten Zellen aus.

Die Leber ist ein Extrembeispiel. Leberzellen können sich teilen und so zur Regeneration beitragen. Knochenheilung ist ein anderes Beispiel für eine zellbasierte Regeneration, die zwar Stammzellen enthält, aber offenbar weitgehend ohne sie auskommen kann. Im Muskel geht eine Vermehrung der Muskelfasern von den sogenannten Satellitenzellen aus, die entlang der Muskelfasern liegen. Viele Dopingversuche mit Anabolika – vor allem in den erschreckenden Visionen von gentherapeutischem Doping, oder auch in konventioneller Form durch Gabe des zentralen Botenstoffes für Wachstum, Insulinähnlicher Wachstumsfaktor 1 (IGF1) – zielen darauf ab, diese Satellitenzellen zur Teilung und damit zum Aufbau von mehr Muskelmasse zu bewegen. Unter normalen Bedingungen tun sie das nicht oder kaum, nach Schädigung immerhin begrenzt.

Allen partiell regenerationsfähigen Organen ist gemeinsam, dass ihre Regenerationsfähigkeit mit dem Alter stark nachlässt. Dies gilt zwar prinzipiell auch für die regenerativen Organe, dort aber ist der Verlust nicht so stark, dass die Funktion verloren ginge. In den teilweise regenerativen Organen ist die Regenerationsfähigkeit nicht Teil der Kernfunktion. Sie kann schwächer werden, ohne dass das Organ deshalb nicht mehr arbeiten könnte. Dies führt aber dazu, dass diese Organe im Alter anfälliger für Schäden sind, da die Reparaturfähigkeit nachgelassen hat.

In den vollständig oder partiell regenerationsfähigen Organen können Stammzellen auch dazu beitragen, dass sich die Organe an veränderte Bedingungen anpassen können, indem sie das Organ über das ursprüngliche Maß wachsen lassen. Dies geht über klassische Regeneration nach einem Schaden hinaus und ist gewissermaßen eine Fortführung der Stammzellfunktion beim Wachstum während der Entwicklung.

Die in klassischer Sicht nicht-regenerativen Organe wie Gehirn, Niere und Herz zeigen keine teilungsfähigen ausdifferenzierten Zellen, die zur Regenerationsfähigkeit beitragen. Bis vor wenigen Jahren ging man davon aus, dass die nicht-regenerativen Organe deshalb auch keine Stammzellen enthalten. In der Tat regenerieren Gehirn, Niere und Herz nicht oder nur minimal. Das ist der Grund, warum Erkrankungen dieser Organe kaum Selbstheilungstendenz zeigen und oft chronisch und fortschreitend sind. Ersatz untergegangener Zellen findet in ihnen nicht statt. Stammzellen wurden mittlerweile im Gehirn und möglicherweise auch im Herzen entdeckt. Nur die Niere ist nach wie vor »stammzelllos«, aber auch diese Bastion mag noch fallen.

Obwohl die Beobachtung der mangelnden Regenerationsfähigkeit von Gehirn, Herz und Niere natürlich auch heute noch zutrifft, hat sich mit der Entdeckung der Stammzellen in nahezu allen Organen die Beurteilung der Regenerationsfähigkeit insgesamt geändert. Zum Beispiel stellen im Falle der teilweise regenerativen und nicht-regenerativen Organe die Stammzellen ein offenbar wenig oder nicht genutztes Potenzial zur Regeneration dar. Mehr Regeneration wäre also potenziell auch in ihnen möglich, zumindest liegt eine entscheidende Voraussetzung dafür vor, nämlich die Existenz von Stammzellen. Dies eröffnet theoretisch eine neuartige Möglichkeit zur Therapie, die wenig mit Zellzucht und Transplantation zu tun hat, sondern vielmehr mit der Idee, einem endogenen Regenerationspotenzial auf die Sprünge zu helfen.

Kein einfacher Gegensatz: »Adulte« und »embryonale« Stammzellen

»Adult« steht wörtlich für »erwachsen«, und im biologischen Sinne verstand man unter adulten Stammzellen weitgehend Stammzellen, die im erwachsenen Organismus noch vorkommen. Erwachsen bedeutet hier in der Regel: nach der Pubertät.

Nun ist das aber keine sehr scharfe Grenze, und viele Stammzellpopulationen, die nach der Pubertät zu finden sind, unterscheiden sich nicht von ihren Pendants vor der Pubertät. Die
Ausreifung vieler Organe dauert unterschiedlich lange, und so
taucht die Stammzellpopulation, die in einem Organ dann im
Erwachsenen noch zu finden sein mag, in verschiedenen Organen zu unterschiedlichen Zeitpunkten erstmals auf. Die Grenze
zum »Adulten« ist so gesehen fließend. Die Forscher fochten
das nie an. Sie nannten »adulte Stammzellen« diejenigen, die
sie im erwachsenen Organismus vorfanden, womit sie eine Aussage über die Herkunft, nicht notwendigerweise über die Eigenschaften der Zellen machten. Trotzdem hat es sich durchgesetzt,
den Begriff nahezu synonym für »multipotent« zu verwenden.
Embryonale Stammzellen sind dagegen für die biomedizinische
Forschung und unter therapeutischen Gesichtspunkten so interessant, weil sie pluripotent sind. Auch hier beschreibt der Begriff »embryonal« nur die Herkunft. Wenn sich pluripotente
Zellen anders als aus Embryonen gewinnen ließen, wäre die
ethische Stammzelldebatte um die moralische Stellung des
Embryos in diesem Kontext hinfällig. Die ethische Diskussion
entzündet sich an der Herkunft der Zellen, nicht an ihrer Eigenschaft, der Pluripotenz. In der öffentlichen Debatte aber wurden (und werden) als »adult« weitgehend alle Stammzellen bezeichnet, die nicht embryonal (oder vor-embryonal) sind. In
diesem Sinne »adult« sind dann, der wörtlichen Bedeutung
widersprechend (aber im Einklang mit dem impliziten Verständnis der Forscher), auch Stammzellen, die im Fetus vorkommen. Das heißt, »adult« steht auch hier für »multipotent«,
nicht notwendig für die Herkunft aus einem Erwachsenen,
während embryonal für die Herkunft aus dem Embryo steht,
aber nur implizit für »pluripotent«.

Vorschnelle Hoffnungen: Transdifferenzierung

Die sowieso schon fragwürdige dichotomisierende Gegenüberstellung von »embryonalen« und »adulten« Stammzellen erhielt neue Munition durch eine Entwicklung, die zunächst wissenschaftlich höchst interessant begann, später aber mitunter seltsame Züge annahm. Auf dem Prüfstand war die Frage, ob »adulten« Stammzellen nicht doch ein größeres Potenzial zuzutrauen war als es die gängige Theorie, wie sie auch hier dargestellt wurde, vorhersagte und es die früheren Experimente angezeigt hatten.

Eine Serie von Berichten in den Jahren zwischen 1998 und 2002 schien zu zeigen, dass sich Stammzellen aus dem erwachsenen Organismus in weit mehr Zelltypen entwickeln könnten, als es ihnen »eigentlich« zukam. Wir hatten gesehen, dass multipotente Stammzellen, wie sie im erwachsenen Organismus vorkommen, das Potenzial haben, im maximalen Fall die Zelltypen ihres Keimblattes zu generieren, im realistischen Fall aber ein deutlich eingeschränkteres Potenzial innerhalb dieses Rahmens haben. Das Potenzial wird durch ihre regionale Identität bestimmt.

Das schien nun, zumindest unter bestimmten Bedingungen, nicht mehr zu stimmen. Die Nachrichten übertrafen sich, alles schien möglich: »Blut zu Gehirn«, »Blut zu Muskel«, »Blut zu Leber«, »Gehirn zu Blut« und so weiter.

Besonders aufregend war der mehrfach bestätigte Befund, dass im Tierversuch nach einer Knochenmarkstransplantation mit genetisch markiertem Knochenmark (sodass man die Spenderzellen im Empfänger wiederfinden konnte) Gehirnzellen entdeckt wurden, die den Marker trugen.

Ähnlich aufsehenerregend waren auch Befunde aus menschlichen Autopsien. Patientinnen, die zu Lebzeiten eine Knochenmarkstransplantation erhalten hatten, bei der das transplantierte Knochenmark von einem männlichen Spender stammte, wiesen bei der Untersuchung ihres Gehirns nach ihrem Tod Y-Chromosomen in Nervenzellen auf. Da Frauen eigentlich kein Y-Chromosom haben, weil dies das männliche Geschlechtschromosom ist, konnten diese Y-Chromosomen nur bei der Knochenmarkstransplantation, über die hämatopoetischen Zellen, in den Körper der Frau gelangt sein. Die Frauen hatten also männliches Blut. Die Schlussfolgerung lag nahe, dass sich die Nervenzellen, die nun ebenfalls »männlich« waren, aus den männlichen Knochenmarkszellen entwickelt haben mussten.

Solch ein erweitertes Differenzierungspotenzial über Keimblattgrenzen hinweg wird »Transdifferenzierung« genannt. Die Vorstellung war, dass diese Differenzierung direkt möglich war, dass also das Potenzial der somatischen Stammzellen entweder veränderbar war oder ihnen von jeher ein viel größeres Potenzial zukam, das unter normalen Umständen aktiv beschnitten wurde. All das implizierte aber irgendwie, dass die Transdifferenzierung, egal ob man sie als Induktion oder Enthemmung verstand, eines äußeren Stimulus bedurfte. Man konnte jedoch gerade dies auch als irritierende Besonderheit auffassen: Die Transdifferenzierung erschien als ein anscheinend normaler, vorprogrammierter Vorgang, der nur eines adäquaten Anstoßes, zum Beispiel durch die Knochenmarkstransplantation, bedurfte.

Allerdings beinhalteten derartige Experimente in der Regel einen Zwischenschritt in der Zellkultur, und die Zellen wurden nicht direkt vom Spender auf den Empfänger übertragen. Deshalb kam bald die Frage auf, ob der Prozess der Transdifferenzierung eventuell auch weniger direkt sein könnte und Zwischenstadien beinhaltete, die im Organismus nicht anzutreffen sind, aber in der Zellkultur induziert werden können. Man sprach dann mitunter auch von »Redifferenzierung«. Dem lag die Vorstellung zugrunde, dass die Gewebestammzellen sich in der Zellkultur auf einen undifferenzierteren Zustand zurückentwickeln könnten, der dann eine gemeinsame Vorstufe für beide Differenzierungslinien – die, aus der die Zelle stammte, und die neue, in die sie sich nun entwickeln würde – darstellen könnte. Eine solche gemeinsame Vorläuferzelle müsste übrigens nicht unbedingt gleich eine pluripotente Zelle sein. Es wäre auch denkbar, dass unter den spezielleren Bedingungen dieser Experimente zum Beispiel eine bipotente Stammzelle sichtbar würde, die zwar ein Differenzierungsvermögen über die Keimblattgrenzen hinweg hätte, dennoch aber in ihrem Potenzial insofern eingeschränkt wäre, dass nicht alle Zelltypen beider Keimblätter und keine Zellen des dritten Blattes gebildet werden könnten. Eine klare Theorie dieser Vorgänge, die solche Unklarheiten und Widersprüchlichkeiten hätte aufklären können, bildete sich nicht heraus.

Vielmehr wurden die Arbeiten zur Transdifferenzierung (oder Redifferenzierung), oftmals gegen die Intention ihrer Autoren, als unmittelbarer Beweis für das bislang verkannte, wahre Potenzial der »adulten« Stammzellen gesehen und entsprechend auch in der ethischen Diskussion um die Verwendung humaner embryonaler Stammzellen als Alternative instrumentalisiert. Dabei war bereits nach den ersten Veröffentlichungen, die zunächst nachvollziehbarerweise noch zu größten Hoffnungen Anlass gegeben hatten, bald klar, dass Vorsicht angebracht war. Drei der führenden amerikanischen Stammzellforscher, Irving Weisman, David Anderson und Fred H. Gage, warnten in der Zeitschrift *Nature* vor voreiligen Schlussfolgerungen.[36] Sie mahnten an, dass der Beweis echter Transdifferenzierung schwierig zu führen sein würde und also erheblich umfangreichere Kontrollexperimente notwendig wären, als sie zu diesem Zeitpunkt vorlagen. Die drei äußerten sich so skeptisch, weil die Möglichkeit der Transdifferenzierung vor allem in dem Ausmaß, indem sie angeblich auftrat (als Regel und nicht als Ausnahme), die bestehenden Konzepte der Stammzellbiologie so gründlich auf den Kopf stellte, dass dies zwar nicht unmöglich, aber extrem unwahrscheinlich erschien. Und ein bedeutender Grundsatz seriöser wissenschaftlicher Arbeit lautet bekanntermaßen, dass außerordentliche Behauptungen eine außerordentliche Beweisführung erfordern. Diese stand zum Zeitpunkt ihrer Warnung aus und erfolgte auch in den folgenden Jahren nicht. Im Gegenteil: mit einigen gezielten Experimenten wurde gezeigt, dass sich die Ergebnisse der Transdifferenzierungsexperimente auch mit anderen Vorgängen erklären ließen, die den gut belegten konzeptionellen Rahmen der Entwicklungsbiologie nicht verletzten. Das Hauptargument dieser Gegenbewegung erwuchs aus der Beobachtung, dass Zellen fusionieren können, wobei sie vollständig miteinander verschmelzen. Eine solche Fusion kommt in zwei Formen vor. Wenn nur die Zellmembranen verschmelzen, entstehen Zellen mit zwei Kernen; fusionieren auch die Kernmembranen, entsteht eine neue Zelle mit nur einem Kern, aber dem vierfachen Chromosomensatz. In jedem Falle haben fusionierte Zellen zu viel Erbsubstanz.

Dies ließ sich im Tierexperiment nachweisen, indem Spender und Empfänger unterschiedlich genetisch markiert wurden, sodass die beiden Chromosomensätze unterscheidbar blieben. Es zeigte sich, dass die »transdifferenzierten« Zellen Erbsubstanz von Spender und Empfänger enthielten, also nicht durch Transdifferenzierung, sondern durch Fusion entstanden waren.

Auch die Fusion ist ein bemerkenswertes und möglicherweise höchst relevantes biologisches Phänomen, und es gibt Forscher, die versuchen, die Fusion zur Therapie von Erkrankungen auszunutzen. Schließlich erscheint auch die Fusion höchst spezifisch abzulaufen und keineswegs alle Zelltypen zu betreffen. Warum dies so ist, ist noch völlig unklar.

Nun ist es allerdings grundsätzlich schwierig, abschließend die Nicht-Existenz von etwas zu beweisen. Die Experimente zur Zellfusion wiesen zwar eine plausible Alternativerklärung der Transdifferenzierungsbefunde auf und wurden als solche auch weitgehend akzeptiert – aufgrund von »Ockhams Rasiermesser«: der Regel, dass von zwei Erklärungmodellen das einfachere zu bevorzugen ist. Mit dem Nachweis der Fusion ließ sich freilich nicht ausschließen, dass Transdifferenzierung unter anderen Umständen doch möglich sein könnte. Dieses grundsätzliche Problem hat dazu geführt, dass die Transdifferenzierung weiterhin, wie von nach dem Goldrausch zurückbleibenden hartnäckigen Goldschürfern, weiterverfolgt wird. Die Aussicht auf Erfolg scheint nach derzeitigem Wissensstand gering, aber gänzlich unmöglich ist der Erfolg nicht. Allerdings sollte man sich vor Augen halten, dass, wenn schon die gezielte Differenzierung von Stammzellen im Rahmen ihres normalen Differenzierungsspektrums die Wissenschaft noch immer vor größte Herausforderungen stellt und viele physiologische Differenzierungswege nicht im Entferntesten nachvollziehbar sind, die Hürden bei einer Differenzierung außerhalb dieses Spektrums noch erheblich höher liegen dürften.

Ganz ausgestanden ist die Frage nach der Transdifferenzierung also nicht. Entscheidend ist jedoch der fundamentale Unterschied zwischen etwas, das zwar prinzipiell im Ausnahmefall möglich sein könnte, aber qualitativ und quantitativ eine marginale Rolle spielt, und etwas, das die Regel darstellt und den Gang der Dinge unzweideutig dominiert. Transdifferenzierung, falls sie möglich ist, ist gewiss nicht die Ausnahme, die sich über die Regel erhebt. Damit aber sind die vorschnellen Hoffnungen, die in sie gesetzt wurden, hinfällig geworden.

Stammzelleigenschaft: Identität oder Funktion?

Es hat viele Versuche gegeben, von dem klassischen hierarchischen Beschreibungsmodell der Stammzellbiologie zu anderen, besseren Darstellungen der Zusammenhänge zu gelangen. Insbesondere Natur und Identität der Stammzelle erwiesen sich erstaunlich resistent gegen klare Modelle. Eine extreme Varia-

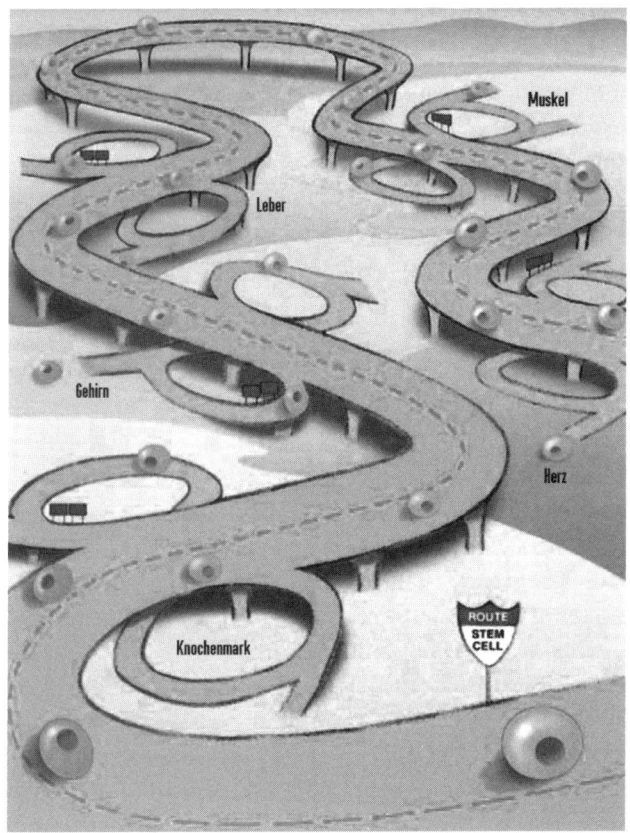

»Highway«-Modell der Stammzellbiologie

nte wurde 2001 von der Amerikanerin HELEN BLAU von der Stanford-University vorgeschlagen.[37] In ihrer radikalen Theorie, die auch sie selbst später nicht weiter verfochten hat, war »Stammzelle-Sein« ein funktioneller Zustand von Zellen, die Stammzelleigenschaft keine eigene Identität. Es ist leicht ersichtlich, dass diese Idee zum Höhepunkt der Transdifferenzierungseuphorie in den späten 1990er-Jahren aufkommen konnte. Was die Theorie heraushob, war neben ihrer Radikalität vor allem auch eine sehr prägnante Darstellung, die durch eine bekannt gewordene schematische Darstellung unterstützt wurde. Es handelt sich um das »Highway«-Modell der Stammzellbiologie. Danach wären Stammzellen im Körper zirkulierende Zellen, die den Highway der Blutbahn in verschiedenen Organen verlassen, um ortsspezifische Stammzellfunktionen annehmen zu können. Diese Vorstellung ist zwar, wie wir heute wissen, mit großer Sicherheit falsch, das Modell hat aber dennoch einen sehr bedeutenden Diskussionsbeitrag geliefert, indem es die Durchlässigkeit und Verschränktheit der Begriffe »Identität« und »Funktion« noch einmal offenlegte. Derartige Gedanken finden sich in vielen modernen Theorien zur Stammzellidentität. Gemeinsam ist ihnen, dass die Stammzelleigenschaft kein schwarz-weißes Kriterium mehr ist, sondern gewisse Grauschattierungen zulässt. Da Aufweichungen von Definitionen nicht wirklich hilfreich sind, wenn dies nicht zu einer letztlich besseren Klärung der Begriffe führt, haben sich die alten, kategorischeren Definitionen bislang erhalten. Es reicht wohl, sich vor Augen zu führen, dass sie nur begrenzt gültig sind. Mit Newton'scher Mechanik kann man »die Welt« eben auch sehr weitgehend gut (und für die alltägliche Praxis völlig ausreichend) erklären, selbst wenn man weiß, dass dahinter noch die ganze Fülle und Tiefe der Einstein'schen Relativität und die Quantenmechanik lauern. Mit dem Potenzialbegriff steckt auch in der Stammzellbiologie ein Maß an Unschärfe, Relativität und Chaos, das diesen ansonsten vielleicht etwas großen Vergleich rechtfertigt.

Nachbarschaftsfragen: Die Stammzellnische

Ein Grund für die Schwierigkeit, Stammzellen korrekt zu definieren, könnte auch in der Tatsache liegen, dass Stammzellen in der Natur nie isoliert vorkommen. Wenn Stammzellen also nur in stetiger Interaktion mit ihrer Umwelt ihr Potenzial entwickeln, so muss dieser Umgebung eine spezifische Bedeutung zukommen, die möglicherweise in die Definition mit einfließen muss. Während man sich eine zeitliche Identität noch als aus der Zelle selbst determinierten Zustand (eine Art innere Uhr) vorstellen könnte, ist die örtliche Identität eben an die Umgebung gebunden. Die räumlichen Bedingungen, die Stammzellfunktion ermöglichen, nennt man »Stammzellnische«. Die Nische ist deshalb im Grunde ebenso wichtig wie die Stammzelle selbst, da die Stammzelle ohne Umgebungssignale nicht Stammzelle bleibt. Wie gesagt scheint es, dass Differenzierung der normale und vorbestimmte Gang ist und es eine aktive Leistung darstellt, die Stammzellen im Stammzellzustand zu erhalten. Fallen die äußeren Stimuli weg, stirbt die Zelle oder sie differenziert. Diese Wechselwirkung zwischen Stammzellen und ihrer Nische ist ein Schlüssel zum Verständnis der Stammzellen. Dabei gibt es im Prinzip zwei Möglichkeiten. Zum einen könnte die Nische die Stammzelleigenschaften in der Stammzelle überhaupt erst auslösen. Zum anderen aber, und das scheint vorrangig der Fall zu sein, könnte die Nische eine »permissive« Umgebung darstellen, die Stammzelleigenschaften zwar nicht direkt bewirkt, aber ihre Unterdrückung verhindert. Die Nische könnte die Gefährlichkeit der Stammzellen in Schach halten und einen Raum bieten, in dem Zellteilung und Differenzierung stattfinden können, während das umgebende Gewebe diese Fähigkeiten für seine Funktion nicht mehr dulden kann. Die Stammzellnische wäre dann eine Art »geduldetes Chaos« und produktive Anarchie, sorgsam gepflegt, aber auch streng isoliert von der geordneten Funktion der übrigen Zellen. Von Stammzellnischen spricht man nur bei multipotenten Stammzellen, da diese vor allem im erwachsenen Organismus von Organen umgeben sind, die bereits ausdifferenziert sind. Die Stammzellnische stellt dann die »Insel der Möglichkeiten« dar. Auf Ebene der totipotenten und pluripotenten Stammzellen dagegen ist noch alles Möglichkeit, und eine Abschirmung der Stammzellen von differenzierten Zellen ist noch nicht nötig.

Die Stammzellnische zeichnet sich durch bestimmte charakteristische Details aus, wobei sich eine verblüffende Ähnlichkeit dieser Struktur zwischen Riechepithel, Hoden, Knochenmark, Gehirn und anderen Geweben zeigt. Man findet immer eine schwach teilungsaktive Zelle, die oft einen langen Fortsatz trägt und vermutlich die Stammzelle darstellt. Eng an sie angeschmiegt finden sich die rasch teilungsaktiven Vorläuferzellen. Die ausreifenden Nachkommen dieser Zellen wandern dann oftmals entlang des Fortsatzes der Stammzelle von der Stelle der Teilung weg. Die fortsatztragende Stammzelle steht in Kontakt mit Blutgefäßen; häufig scheint das ganze Gebilde von einer gemeinsamen Membran umhüllt. Andere Zelltypen, vor allem Immunzellen, spielen eine wichtige zusätzliche Rolle. In der Stammzellnische des Knochenmarks sind besondere Knochenzellen (Osteoblasten) sehr bedeutend. Von der Stammzellnische im erwachsenen Gehirn wissen wir, dass von weit her Nervenendigungen in diese Region ragen und mutmaßlich das Geschehen in der Stammzellnische beeinflussen. Dieses »Geschehen« ist das eigentlich Entscheidende, aber auch Rätselhafte der Stammzellbiologie. Man vermutet, dass Stammzellen und ihre Nische eine funktionelle Einheit bilden. Unklar ist aber, ob alle Stammzellen im Erwachsenen eine Nische benötigen. Da die frühen Stammzellen im Embryo eine solche Struktur nicht brauchen, könnte es sein, dass auch im Erwachsenen noch Stammzellen ohne Nische vorkommen. Während in den frühen Embryonalstadien aber das gesamte Gewebe für Stammzellen eine Umgebung darstellt, in der sie gedeihen können, ist das im Erwachsenenalter nicht der Fall. Die Nische hat ja gerade die Aufgabe, diese Umgebung, die im Embryo in diffuserer Form vorliegt, im entwickelten Organismus weiter bereitzuhalten. Das bedeutet einerseits, dass adulte Stammzellen

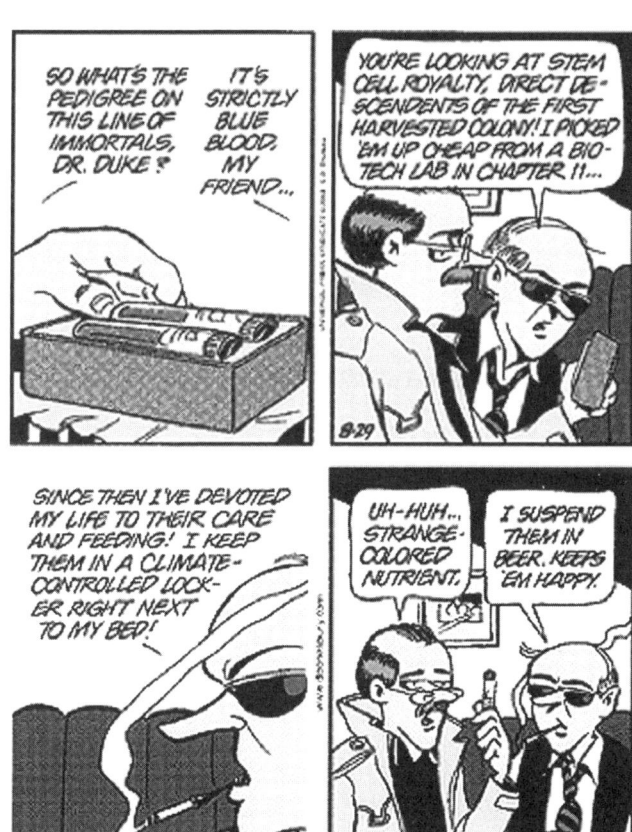

»Wie sieht der Stammbaum dieser Linie von Unsterblichen aus,
Mr. Duke?« – »Ausschließlich blaues Blut, mein Freund…« –
»…Sie sehen hier Stammzellen-Hochadel, direkte Abkömmlinge
der ersten Kolonie. Hab ich billig bei einem Biotech-Labor in
Insolvenz bekommen…« – »Seitdem habe ich mein Leben ihrer
Pflege und Ernährung gewidmet! Ich halte sie in einem klima-
tisierten Spind gleich neben meinem Bett.« – »Mhm…Seltsam
gefärbte Nährlösung.« – »Ich suspendiere sie in Bier. Das hält sie
glücklich.«

ohne Nische, also in einem gehemmten, inaktiven Zustand, vorliegen könnten. Andererseits reduziert es die Bedeutung der Nische als Charakteristikum somatischer Stammzellen im Gegensatz zu embryonalen Stammzellen etwas, denn auch Letztere benötigen eine permissive Umgebung. Diese hat lediglich eine andere, weniger eindeutige Struktur als im Erwachsenen – aber auch embryonale Stammzellen existieren und gedeihen nicht für sich allein.

Auf Wachstumskurs: Stammzellkulturen als Nische im Glas

In der Woche nach dem Cartoon auf Seite 103 zeichnete Gary Trudeau die Fortsetzung, die auf Seite 171 abgedruckt ist.

Wenn Stammzellen in der Zellkultur gehalten, gezüchtet und untersucht werden, müssen die Kulturbedingungen die Nische ersetzen, um die Stammzellen »glücklich« zu machen. Da Zellen mit ihrer Umgebung in stetem Austausch stehen, kann man durch Variation der Zellkulturlösung, des Mediums, die Zellen gezielt beeinflussen. Bei Stammzellen zum Beispiel unterscheidet man »Wachstumsbedingungen« von »Differenzierungsbedingungen«. Wachstumsbedingungen erlauben es, Stammzellen als Stammzellen zu vermehren. Wenn die Zellen so zahlreich geworden sind, dass sie das Kulturgefäß vollständig auszufüllen drohen, muss man sie durch Passagierung wieder ausdünnen. Unterließe man die Verdünnung, wären die Zellen bald so dicht gepackt, dass sie die Vermehrung einstellten.

Stammzellen können unter Wachstumsbedingungen in vitro über viele Passagen in Folge vermehrt werden. Bei jeder Passage wird das Kulturmedium erneuert und die Zellkultur geteilt, sodass die Zelldichte in der Kultur nicht zu hoch wird. Für diese Verdünnung der Zellkultur muss man die Zellen vereinzeln, was für sie eine gewisse Belastung darstellt. So wie jemand, der umzieht, seine sozialen Netze verliert und neu wieder aufbauen muss. Die Passagenzahl einer Kultur ist dabei so etwas wie eine

Maßzahl, die besagt, wie »fruchtbar« die Linie ist. ES-Zellen sind nahezu unbegrenzt passagierbar.

Wie schon erklärt, nutzt man eine Schicht (einen »Rasen«) von anderen Zellen als Feederlayer, um in der Zellkultur notwendige Zell-Zell-Kontakte zu ermöglichen und die Stammzellen zur Vermehrung anzuregen. Dieser Nährrasen – so die Annahme – stellt offenbar einen notwendigen Faktor zur Verfügung, ohne den kein Wachstum in vitro möglich ist. Als man in Kulturen von Maus-ES-Zellen diesen Faktor als LIF (»leucemia inhibiting factor«) identifiziert hatte, konnte man reines LIF zugeben und auf die Unterlage aus Bindegewebszellen verzichten. Bei menschlichen ES-Zellen wiederholte sich das Problem, aber LIF allein war hier nicht ausreichend. Die humanen ES-Zellen waren auf weitere Faktoren aus dem Nährrasen angewiesen. Erst 2001 gelang es Xu und Kollegen, menschliche ES-Zellen auch ohne Nährrasen zu züchten.[38]

LIF gehört zur Familie der sogenannten Cytokine, das sind Signalmoleküle, die vor allem bei immunologischen Vorgängen, zum Beispiel Entzündungen, eine Rolle spielen. Diese Familie wird nach ihrem prominentesten Mitglied Il-6-Familie genannt (wobei »IL« für Interleukin steht und die »6« für das sechste entdeckte Interleukin: Moleküle, von denen man zunächst ihre Wirkung zwischen weißen Blutzellen beobachtet hatte, daher »inter« und »leukos« für »zwischen« und »weiß«). LIF und andere Mitglieder der Il-6-Familie halten ES-Zellen im Stadium der Pluripotenz. Sie fördern Selbsterneuerung und hemmen die Entwicklung und Differenzierung. Allerdings reicht LIF allein nicht aus. Es wirkt mehr auf die Hemmung der Differenzierung, als dass es die Pluripotenz aktiv erhielte. Man sieht, die einzelnen Eigenschaften der Zellen sind nicht auf allen Ebenen gleichermaßen miteinander verknüpft. Dies spiegelt sich auch in den die Eigenschaften kontrollierenden Faktoren wider.

Für viele humane embryonale Stammzelllinien wurden zunächst Nährrasen aus Mauszellen benutzt. Dies wurde jedoch zunehmend als Nachteil angesehen, da derartige Stammzellen für medizinische Anwendungen nicht mehr infrage kommen. Die Verunreinigung durch Zellen einer anderen Spezies stellte ein unkalkulierbares Risiko dar. Der Verzicht auf Nährrasen vor allem aus fremden Spezies ist also für eine mögliche therapeutische Anwendung eine notwendige Voraussetzung.

Für viele wissenschaftliche Fragen in der Stammzellbiologie spielt die gemeinsame Kultivierung von Stammzellen mit anderen Zellen jedoch weniger die Rolle, die Technik der Zellkultur zu perfektionieren und auf medizinische Belange hin auszurichten, als vielmehr, die Bedeutung der Zellkontakte für das normale Verhalten der Stammzellen überhaupt zu untersuchen.

Der schwierige Nachweis der Stammzelleigenschaft: Sag mir, wer du wirklich bist!

Nicht ganz unwesentlich ist natürlich die Frage, ob die Zellen, die man da in der Kultur und für Stammzellen hält, überhaupt wirklich Stammzellen *sind*. Diese essenzielle Frage zu beantworten, ist nicht trivial. Gemäß der Definition müsste man zeigen, dass eine Zelle selbsterneuernd und multipotent ist, um ihr den Titel »Stammzelle« zu Recht zu geben.

Dazu vereinzelt man die Zellen und gibt jeweils eine einzelne Zelle in ein (sehr kleines) Kulturgefäß, das wieder das Kulturmedium mit den notwendigen Wachstumsfaktoren enthält. Wenn nun in diesen Separees wieder Kolonien von Zellen heranwachsen, ist die Vermehrungsfähigkeit belegt. Wenn das Gleiche nach einer weiteren Runde wieder gelingt, bedeutet das, dass die Einzelzelle der ersten Runde (und damit eine Zelle der ursprünglichen Kultur) zur Selbsterneuerung fähig ist. Wenn man nun solche »klonalen« Kulturen, also Kulturen, die nachweislich einer einzelnen Zelle entstammen, den für Differenzierung geeigneten Bedingungen aussetzt, kann man an der Vielfalt der Zelltypen, die danach entstehen, ablesen, welches (qualitative wie quantitative) Differenzierungspotenzial die isolierte Stammzelle besaß.

Leider ist die Zelle, die nach all diesen Prozeduren als »Stammzelle« zurückbleibt, nicht mehr exakt diejenige, die Ausgangspunkt der Untersuchung war. Sie liegt wieder in einer Zellkolonie verborgen vor und hat sich verändert. Streng genommen wird also nur eine Aussage über den Zellklon gemacht, der aus einer bestimmten Zelle hervorgegangen ist, wobei diese selbst jedoch verlorenging, da sie sich geteilt hatte.

Während ES-Zellen der Maus als einzelne Zellen passagiert werden können, gelingt dies bei humanen ES-Zellen noch nicht. Das bedeutet, dass im Falle der menschlichen ES-Zellen Faktoren notwendig sind, die nur andere ES-Zellen geben können, während die Maus-ES-Zellen alle notwendigen Signale in der Zellkulturlösung vorfinden. Es ist möglich, dass man auch für menschliche Zellen die fehlenden Faktoren noch findet und das Zellkulturmedium vervollständigen kann. Vielleicht aber handelt es sich auch um einen Effekt, der von den Zell-Zell-Kontakten selbst abhängig ist, sodass menschliche ES-Zellen alleine nicht existieren können. In der Natur kommen sie selbstverständlich, in Menschen wie in Mäusen, nie isoliert vor.

Für ES-Zellen ist nicht nur der verhältnismäßig unproblematische Nachweis der Multipotenz zu führen, sondern auch derjenige der Pluripotenz, der erheblich aufwendiger ist. Als man in vitro vermehrte ES-Zellen wieder in Blastozysten injizierte, nahmen sie an der weiteren Entwicklung aller Gewebe teil und besiedelten auch die Keimbahn. Dieser Versuch gilt als der Goldstandard des Pluripotenzbeweises. Er wird auch heute noch gefordert, wenn jemand behauptet, pluripotente Zellen hergestellt zu haben. Pluripotente Zellen sollen per definitionem auch in der Lage sein, Teratome (die ja wieder aus allen drei Keimblättern bestehen) bilden zu können. Allerdings ist es mittlerweile gelungen, ES-Zellen auch in der Zellkultur in alle Gewebetypen zu differenzieren. Aber dieser In-vitro-

Differenzierung haftet immer etwas Künstliches und Vorläufiges an. In der Regel ist es nicht möglich, zu sagen, ob sich die Zellen »wirklich« in den gewünschten Zelltyp entwickelt haben oder ob sie nur ein paar Merkmale dieses Zelltyps angenommen haben. Der einzige Beweis bliebe der, die entstandene Zelle in ihrer normalen Umgebung funktionieren zu sehen. Letztlich ginge dieser Nachweis noch weit über das hinaus, was beim Pluripotenzbeweis in vivo gefordert wird, wo man auf die Funktionalität der entstandenen Zellen in der Regel nicht eingeht und aus der geglückten Integration auf Funktionalität schließt.

Die Rolle der Gene

Jede Zelle unseres Körpers enthält unsere vollständige Erbinformation, das Genom. So gesehen unterscheidet sich eine Zelle im Ohrläppchen nicht von einer Stammzelle im Knochenmark. Bezogen auf die Information, die im Erbgut niedergelegt ist, sind alle Zellen gleich. Lediglich die roten Blutkörperchen fallen aus der Reihe, weil sie keinen Zellkern besitzen und ihnen damit der Ort fehlt, an dem das Genom normalerweise untergebracht ist. Zellen unterscheiden sich also nicht durch ihr Genom, sondern dadurch, wie und welcher Teil davon genutzt wird. Nicht das ganze Genom wird in allen Zellen benötigt. Eine Sehzelle der Netzhaut muss nicht Magensaft produzieren können. In allen Zellen ist daher ein jeweils bestimmter Teil des Genoms nicht aktiv.

Dabei erscheint schon das gesamte menschliche Genom auf den ersten Blick eher klein. Jede Zwiebel übertrifft es, was die Größe ihrer Erbinformation angeht, an schierer Größe um den Faktor zwei bis acht, je nach Zwiebelart. Auch der Informationsgehalt ist irritierend gering. Je nach Betrachtungsweise liegt der Informationsgehalt des menschlichen Genoms bei nicht mehr als 750 Megabyte: ein mickriger USB-Stick voll. Die dieser

Argumentation zugrunde liegende Berechnung (1 Base = 1 Bit) ist nicht unumstritten, aber selbst die vierfache Zahl (1 Base = 4 Bit, da die Erbsubstanz aus vier »Buchstaben« aufgebaut ist) läge erst bei 3 Gigabyte und damit in einem Bereich, mit dem sich kein Computerkäufer für seine Festplatte mehr abgäbe. Gleichzeitig ist die Information, die in einem Menschen, wie er uns auf der Straße begegnet, steckt, sehr groß. In seinem Buch »*The Physics of Star Trek*« berechnet LAWRENCE KRAUSS die Informationsmenge, die übertragen werden müsste, um einen Menschen, wie es einst Scotty im Raumschiff Enterprise zu tun pflegte, von einem Ort zum anderen zu »beamen« und ihn an fernem Ziel aus dort der Umwelt entzogenen Atomen auf Basis der vollständig übertragenen Information wieder entstehen zu lassen. Diese Datenmenge liegt bei 10^{25} Megabyte. Das ist eine Zahl, die tausendmal größer ist als die geschätzte Anzahl der Sterne im Universum.

Aber bereits die Zahl der Verschaltungen im Nervensystem übersteigt die Information, die im Genom niedergelegt ist, um Zehnerpotenzen. Dennoch ist die Determinierung, die vom Genom ausgeht, gewaltig. An eineiigen Zwillingen kann man die Macht des Genoms sehr gut beobachten. Eineiige Zwillinge sind einander so ähnlich, weil sie das gleiche Genom haben. Wie weit diese genetisch bedingte Ähnlichkeit geht, kann man beobachten, wenn Zwillinge nach der Geburt getrennt werden und in unterschiedlichen Umgebungen aufwachsen. Obwohl sie sich nie gesehen haben, kleiden sich solche Zwillinge ähnlich, heiraten ähnliche Partner und wohnen unter ähnlichen Bedingungen. Da geht die Ähnlichkeit bis hin zu so lächerlichen Übereinstimmungen, wie der Neigung, ein Gummiband um das linke Handgelenk zu tragen. Es gibt natürlich kein Gen für eine solche »Eigenschaft«. Vielmehr sorgen Gene dafür, dass sich der Mensch, inklusive seiner Idiosynkrasien und Angewohnheiten, entwickelt. Und da gibt es erstaunlich viel, für das die äußere Umgebung schlicht irrelevant ist.

Allerdings sind selbst eineiige Zwillinge nicht vollständig identisch. Fragen Sie einen Zwilling! Da wir also so sind, wie wir sind, und aus dem machtvollen Genom hervorgehen, stellt sich die Frage, wie das mit so wenig Information möglich ist.

Zunächst einmal liegt die Information im Genom in sinntragenden funktionellen Einheiten zusammen, den Genen. Jedes Gen beinhaltet die Information für die Zusammensetzung zunächst eines Proteins (Eiweißmolekül). Die Zahl der Gene ist im menschlichen Genom mit 20 000 bis 25 000 aber noch geringer, als man lange vermutet hat, und das hat, als diese Zahl nach Entschlüsselung des menschlichen Genoms bekannt wurde, für einige Verwirrung und Irritation gesorgt. Wie der Wissenschaftsautor MATT RIDLEY aber angemerkt hat, hätte unter rein kombinatorischen Gesichtspunkten bereits eine Zahl von 33 Genen ausgereicht, um den Informationsgehalt des menschlichen Genoms abzudecken. Das deutet schon einen Teil der Lösung des Rätsels an. Gene arbeiten nicht allein, sondern in Kombination, und nach den einfachen Regeln der Kombination erreicht man schon mit relativ wenigen kombinierbaren Partnern eine astronomische Anzahl an Möglichkeiten. In der Regel gibt es also kein einzelnes Gen, das für eine umschriebene Eigenschaft verantwortlich wäre, wie etwa ein Intelligenzgen, ein Gen für Schönheit oder ein Gen für religiöses Empfinden (all dies sind Beispiele für Gene, nach denen wirklich gesucht wurde). Die allermeisten Eigenschaften sind »polygen«.

Der andere Teil der Lösung liegt in der Tatsache, dass das Genom »kontextsensitiv« ist. Das heißt, dass Gene zu unterschiedlichen Zeiten und an unterschiedlichen Orten letztlich Unterschiedliches bedeuten. Aus diesem Grund kommt es bei einem Defekt in einem Gen auch häufig zu sehr komplizierten Schadensmustern in diversen Organen. Derartige, manchmal bizarr anmutende Kombinationen von scheinbar zusammenhanglosen Krankheitserscheinungen sind Ärzten natürlich schon zu Zeiten aufgefallen, als die zugrunde liegende genetische Ursache noch unbekannt war. Solche gemeinsam auftretenden Symptome werden »Syndrome« genannt. Das Rett-Syndrom zum Beispiel, das auf einer Mutation im Gen MeCP2 beruht, geht vor allem mit schweren Entwicklungsstörungen im Gehirn einher. Da MeCP2 die Expression vieler anderer Gene in unterschiedlichem Maße kontrolliert, sind nicht nur die Symptome seitens des Gehirns »bunt«: ein plötzlich einsetzender Verlust schon erlangter Fähigkeiten im Alter von etwa eineinhalb Jahren, autistisches Verhalten, gestörte Sprachentwicklung, stereotype waschende Bewegungen der Hände, epileptische Anfälle, Schlafstörungen und diverse andere. Auch in anderen Organen können Symptome auftreten: Durchblutungsstörungen, ein erhöhter Tonus der Muskulatur, eine charakteristische Gangstörung, Skoliose und insgesamt ein Zurückbleiben der körperlichen Entwicklung.

Die Kontextabhängigkeit der Genfunktion erinnert an das, was weiter oben zur »regionalen Identität« der Stammzellen gesagt wurde, und in der Tat besteht hier auch ein Zusammenhang. Die räumliche und zeitliche Bedeutung von Genen manifestiert sich in einer Abfolge in der Zeit, in der die früheren Zustände die späteren bestimmen. Dieser Prozess verläuft im Wesentlichen nur in eine Richtung und wird »Entwicklung« genannt. Das Genom muss also entwickelt werden; seine Bedeutungen und sein Potenzial werden nur manifest, wenn es entwickelt wird. Das klingt tautologisch: keine Entwicklung ohne Entwicklung. Gemeint ist, dass die Information des Genoms letztlich wert- und bedeutungslos ist und leer bleibt, solange sie nicht verwirklicht wird. Das Potenzial des Genoms steckt nicht allein im Code der »Buchstaben«, sondern in deren Umsetzung. Diese Entwicklung ist ein bemerkenswerter Prozess der Selbstorganisation, der aus dem Genom seinen Ursprung nimmt und in der befruchteten Eizelle beginnt. Er ist aber nicht von der Umwelt unabhängig. »Umwelt« bedeutet aus der Sicht des Genoms für jedes Gen alles andere außerhalb dieses Gens, also auch alle anderen Gene. Gene beeinflussen Gene, und jede Kombination schafft neue, einzigartige Bedingungen für die Aktivierung anderer Gene. Das ist Entwicklung.

Gen-Interaktion und genetische Netzwerke

Wenn das Genom also entwickelt werden muss, um sein Potenzial zu entfalten, so bedeutet fortschreitende Entwicklung andererseits eine Einengung des noch vorhandenen Potenzials. Mit der Differenzierung der Zellen und ihrer zunehmenden Spezialisierung wird die weitere Anwendung des Genoms eingeschränkt. Umgekehrt bedeutet dies, dass Stammzellen diejenigen Zellen sind, in denen das Genom in seiner offensten, seiner relativ zugänglichsten Form vorliegt. Die anderen Zellen mögen das gleiche Genom besitzen, sie können es aber nicht in gleicher Weise nutzen. Radikal zu Ende gedacht bedeutet dies aber, dass rein genomisch betrachtet jede Zelle das Potenzial zur Stammzelle hat. Es ist also keine besondere genetische Ausstattung, die Stammzellen ausmacht, sondern die Zugänglichkeit des Genoms. Die Zelle wird erst durch die von ihrer Position im Gang der Entwicklung bestimmten Zusammensetzung ihres Zellplasmas, ihrer Zellmembran, ihres Kerns und all der anderen Zellbestandteile und durch die Interaktion mit der sie umgebenden Umwelt als Stammzelle definiert. Denn all diese Faktoren bestimmen, wie das Genom abgelesen wird. Auch zu jeder Stammzelle führt eine bestimmte Entwicklung.

Jedes Gen besteht im Wesentlichen aus zwei Teilen: Einem Teil, in dem die Information niedergelegt ist, die den Bauplan eines Proteins beschreibt, und einem davorgeschalteten Teil, der die Ablesung dieser Information steuert. Dieses Steuerelement (»Promotor«) enthält Stellen, an denen andere Eiweiße, ihrerseits Produkte anderer Gene, anbinden können. Diese Eiweiße nennt man Transkriptionsfaktoren. Sie sind die engste Verbindung, über die Gene andere Gene regulieren. Manchmal

müssen viele (bis zu zehn oder gar noch mehr) Moleküle zusammenwirken, um ein Gen an- oder abschalten zu können.
Auf diese Weise entsteht ein hochkomplexes Netz von Abhängigkeiten und Wechselwirkungen. Ein Gen, das abgelesen und
in ein Protein umgesetzt wird, ist aktiv. Man sagt, es wird »exprimiert«. Die Expression von Genen und deren Änderung
über die Zeit sagt also aus, in welchem Zustand eine Zelle genetisch ist: welches ihre genetische Identität ist. Man kann heute
die Expression von sehr vielen Genen (z. B. 10 000) gleichzeitig
messen. Dies geschieht mit sogenannten »Genchips«. Das Ergebnis einer Genchipanalyse ist ein Genexpressionsprofil. Genexpressionsprofile sind Momentaufnahmen, die charakteristisch für bestimmte Zell- oder Gewebearten zu bestimmten
Zeitpunkten sind. Solche genetischen Signaturen entsprechen
den anderen Beschreibungen, die wir verwendet hatten, wie
beispielsweise der »positionalen Identität« und eben auch der
Identität der Stammzellen. Leider ist es trotz der Genchiptech-
nik nicht trivial, an diese genetische Signatur heranzukommen,
denn man müsste die Zellen in Reinform vorliegen haben und
gewissermaßen in einem definierten und neutralen Aktivitäts-
zustand, um sichergehen zu können, dass die Genexpressions-
analyse genau die gewünschte Zellart zur gewünschten Zeit und
am gewünschten Ort abbildet. Die Wissenschaft, die sich mit
derartigen Fragen beschäftigt, nennt man Systembiologie. Sie
interessiert sich weniger für einzelne Gene (oder Eiweiße oder
andere Zellbestandteile) als vielmehr für ihre Interaktionen
und die Gesamtheit ihrer Wirkungen. Ohne Systembiologie
werden wir die genetischen Grundlagen der Stammzellbiologie
und die Identität der Stammzellen sowie ihrer verschiedenen
Untertypen und Stufen an Potenzialität nicht verstehen können. Es ist anzunehmen, dass sich alle Stammzellen zwar nicht
durch ein verbindendes, unmissverständliches Genexpressionsprofil auszeichnen, aber doch in bestimmten Charakteristika
übereinstimmen. Man vermutet also, dass es bestimmte gene-

tische »Netzwerkeigenschaften« sind, die Stammzellen ausmachen.

Netzwerke können sehr verschiedene elementare Strukturen
haben. Ein Beispiel ist der Vergleich des Netzes der Autobahnen
im Vergleich zum Netz der Flugverbindungen eines Landes. Die
Autobahnen verbinden die Städte, und in vielen Städten kommen zwei oder mehr Autobahnen zusammen. Nationale Flugverbindungen dagegen führen zu einem großen Teil zu einem
Flughafen oder wenigen internationalen Flughäfen, in Deutschland Frankfurt und München. Nimmt man aus dem ersten
Netzwerk eine Zahl von Knoten heraus, wird das Netzwerk massiv geschädigt. Die zweite Art Netzwerke ist sehr robust gegen
Verluste von vielen kleineren Punkten, aber sehr empfindlich
gegen den Verlust der großen Verkehrsknotenpunkte, (engl.
»hubs«). Man vermutet, dass genetische Netzwerke eher dem
zweiten Typ angehören. Wir können eine Vielzahl von Genen
identifizieren, die eine Funktion im Netzwerk einnehmen, aber
nur wenige Schlüsselgene haben eine Hub-Funktion. Es ist
wichtig, sich klarzumachen, dass ein solches Hub-Netzwerk
nicht nur einfach ein hierarchisches Modell darstellt. In der Analogie der Flugverbindungen gibt es Verbindungen zwischen kleineren Flughäfen und eben auch Verbindungen zwischen Hubs
und von einem kleineren Flughafen zu mehreren Hubs. Das
macht das Verhalten solcher Netzwerke relativ schwer berechen-
bar. Der Begriff der »Schlüsselgene« ist daher ebenfalls cum
grano salis zu sehen. Bildlich gesprochen: In manchen Situationen, zum Beispiel für einen Flug nach New York, mag man bei
Schließung des Frankfurter Flughafens einfach nach München
ausweichen. Wenn es um die Verbindung nach Ulan Bator ginge,
die nur von Frankfurt, aber nicht von München angeboten wird,
wäre der Ausfall von Frankfurt schwerwiegender. Aber wenn
beide Hubs ausfallen, bricht der Verkehr völlig zusammen,
obwohl man von Amsterdam nach Berlin immer noch prima
fliegen kann.

Stammzellgene

Diese Bedeutung der Genwechselwirkungen und Netzwerke für die Bestimmung der genetischen Identität der Stammzellen bedeutet nun nicht, dass es nicht doch einzelne Gene gäbe, die für Stammzellen von besonderer Relevanz wären. Diese Gene werden oft Stammzellgene genannt, aber das oben Gesagte sollte schon deutlich gemacht haben, dass diese Aussage relativ ist. Stammzellgene allein definieren noch keine Stammzellen. Sie erfüllen aber Funktionen, die spezifisch für Stammzellen sind. Beispiele sind Oct4 und Nanog, zwei Gene, die in embryonalen Stammzellen exprimiert werden, die Sox-Gene, die in vielen Vorläuferzellen vorkommen, und das Nestin, das in vielen somatischen Stammzellen exprimiert wird. Man hat bisher keine Gene gefunden, die spezifisch für somatische Stammzellen sind. Immer finden sich einzelne Expressionen auch in anderen Zellen, sodass die Produkte bestimmter Gene nicht ausreichen, um die Stammzellen sicher zu erkennen.

Stammzellgene sind Gene, die eine besondere Rolle für die Kardinaleigenschaften von Stammzellen spielen, also für Selbsterneuerung und Multipotenz. Stammzellgene sind daher primär Gene, die Stammzellen in ihrem Stammzellstatus erhalten und eine Differenzierung verhindern. In allen anderen Zellen sind das Verlassen des Zellzyklus und Differenzierung die Regel. Differenzierung ist der Standardweg der Entwicklung. Auch dies könnte man als Sicherheitskonzept verstehen. Weil die Stammzelleigenschaften Undifferenziertheit und Neigung zur Wucherung auch Tumoreigenschaften sind, könnte es von evolutionärem Vorteil sein, wenn Zellen natürlicherweise vom Stammzellstatus fortdrängten.

Der früheste Faktor, der pluripotente Zellen als solche erhält, ist ein Gen namens Oct4. Er taucht bereits im Morulastadium auf, also bevor sich die Blastozyste mit den embryonalen Stammzellen gebildet hat. Zunächst bilden Oct4-positive Zellen also sowohl den Embryoblasten, aus dem der Embryo entsteht, als auch den Trophoblasten, der zur Plazenta wird. ES-Zellen nun können definitionsgemäß keinen Trophoblasten mehr produzieren (»Pluripotenz = Totipotenz minus Plazenta«), aber sie sind dennoch Oct4-positiv. In den ES-Zellen muss daher ein weiterer Faktor hinzukommen, der aktiv die Plazentabildung unterdrückt: Cdx2. Cdx2 ist in den Trophoblastenzellen nicht zu finden. Der zweite klassische Faktor für den Erhalt der Pluripotenz ist Nanog. Nanog aber hat nichts mit der Plazentabildung zu tun. Das bedeutet, dass die zwei stimulierenden Faktoren Oct4 und Nanog und der inhibierende Faktor Cdx2 den Übergang zu den ES-Zellen und deren Erhalt bestimmen können. Es kommen weitere Faktoren hinzu (gp130/Stat3, BMP4, Wnt), die einerseits eine Rolle für den Erhalt des pluripotenten Stammzellzustandes spielen, andererseits aber auch im Verlauf der Entwicklung andere Funktionen übernehmen. Auch für sie gilt, dass ihre Wirkung kontextabhängig ist. Diese Liste ist keineswegs vollständig. Eine Vielzahl weiterer Gene wurde beschrieben, die mit dem Erhalt von Pluripotenz zu tun haben. Das legt vor allem die Vermutung nahe, dass diese Gene in einer Hierarchie und in Netzwerken wirken. Oct4 und Nanog sind darin Schlüsselfaktoren.

Wir werden noch sehen, dass es verblüffenderweise ausreichend war, nur vier Gene »anzuschalten«, um eine Hautzelle in eine pluripotente Zelle zu verwandeln: Oct4, Sox2, c-Myc und Klf-4. Dies scheinen also die vier Knöpfe zu sein, die man drücken muss, wobei sich c-Myc sogar noch als überflüssig erwiesen hat. Nicht nur für Außenstehende, auch für Experten fügt sich das noch nicht in ein vollständiges Bild. Etwas vereinfachend aber könnte man sagen, dass die Macht der wichtigsten Gene für einen bestimmten Phänotyp wie zum Beispiel »Pluripotenz« wahrscheinlich nicht unbeschränkt ist, es aber Schlüsselgene gibt, denen eine Vielzahl anderer Gene mit abgestufter Wichtigkeit folgen.

Exkurs: Die Namen der Gene

An dieser Stelle ist eine kurze Zwischenbemerkung zu den Namen für Gene angebracht. Diese müssen, wie die Beispiele Oct4 und Nanog zeigen, jedem normalen Menschen kryptisch erscheinen. Am besten ist es jedoch, gar nicht erst zu versuchen, den Sinn der Bezeichnungen zu ergründen, sondern sie einfach als Namen hinzunehmen. Wenn wir einen Menschen namens »Schneider« treffen, leiten wir aus seinem Namen ja auch nicht unmittelbar seinen Beruf ab, und wenn wir einen Herrn Kempermann sehen, zerbrechen wir uns nicht stärker den Kopf, was das für ein Mensch sein könnte, als bei Herrn Schneider (hoffe ich). Manchmal haben Gene witzige Namen, wie »dickkopf« oder »teashirt«. Genforscher, die an der Taufliege »Drosophila melanogaster« arbeiten, haben diese Gene entdeckt und ihnen ihre kreativen Namen gegeben, was in diesem Forschungsgebiet Tradition hat. Da sehr viele Gene überhaupt erstmals bei der Taufliege beschrieben wurden, hat man die Namen dann oft später einfach auf die entsprechenden Gene bei Säugetieren übertragen, oder sie klingen in den Bezeichnungen bei Säugetieren zumindest noch an. Sehr oft aber haben unsere Gene heute Bezeichnungen, die Abkürzungen sind, ohne dass die Aufschlüsselung der Abkürzung viel Aufklärung brächte. Der Genname »tlx«, zum Beispiel, steht für »tailless«, was sich von der frühen Beobachtung herleitet, dass Zebrafische mit Mutationen in diesem Gen keinen Schwanz entwickelten. Tlx spielt aber viele andere wichtige Rollen – auch bei Homo sapiens, der ja bekanntlich gar keinen Schwanz besitzt. Man lasse sich also durch Gennamen und ihre scheinbar offensichtliche Etymologie nicht irritieren und sich durch die Kompliziertheit und Uneinheitlichkeit der Nomenklatur nicht abschrecken. Man nehme die Namen nur als Namen. Auch der Familienname »Schneider« sagt heute nichts mehr über den Beruf des Trägers aus und hilft doch, ihn zu identifizieren. Die Beliebigkeit der Namen deutet bereits an, dass Gene wegen der Vielfalt ihrer Funktionen schlecht greifbar sind und ihre wirkliche Bedeutung kontextabhängig ist. Der Name steht für eine kodierende Sequenz in der Erbsubstanz, nicht für eine definierte Funktion, auch wenn der Name dies aus historischen Gründen manchmal suggerieren mag.

Imprinting

Wenn Gene nun zwar einerseits sehr weitgehend determinierend sind, andererseits ihre konkrete Bedeutung aber von Entwicklung abhängt, ist die Frage, wie dieses Zusammenspiel zu Beginn der Entwicklung funktioniert. In der befruchteten Eizelle können schlicht nicht alle Gene aktiviert sein; Chaos wäre die Folge, keine Entwicklung. Offenheit des Genoms im Sinne von Entwicklungspotenzial ist gleichwohl mit der Aktivierung bestimmter Gene verbunden, die dieses Potenzial im Stadium der Eizelle definieren. In der befruchteten Eizelle ist daher ein bestimmtes, auch heute noch nicht im Detail verstandenes Muster von Genen prä-aktiviert. Dieses Muster, das auch die Aktivierung von Genen beinhaltet, die überhaupt nur in der Eizelle und in den frühesten Entwicklungsstadien benötigt werden, bekommt die Eizelle mit auf ihren Weg. Diesen Vorgang nennt man Prägung, oder als Lehnwort heute auch »Imprinting«, da dem Genom der Eizelle ein bestimmter Zustand gewissermaßen aufgeprägt wird. Wie Imprinting im Detail funktioniert, ist noch unklar, aber Stoffe im Zellplasma der Eizelle spielen dabei eine führende Rolle. Die Bedingungen im Zellplasma der Eizelle sind so speziell, dass sie einen Zustand des Genoms ermöglichen und prägen, der in den Umwelt-Genom-Interaktionen späterer Entwicklungsstadien nie wieder vorkommt. Keine spätere Zelle hat das Potenzial der befruchteten Eizelle. Schon in der frühesten Entwicklung, in der ultimativen Stammzelle, funktioniert das Genom also nur in Interaktion mit seiner Umwelt, hier dem Kern- und Zellplasma der Eizelle. Man könnte also sagen, dass Stammzellen eine besondere Umwelt für ihr Genom darstellen: eine Umwelt, in der ein Potenzial umgesetzt werden kann. Imprinting als solches gibt es nur in der befruchteten Eizelle. Aber auch in späteren Stammzellen liegt das Genom in charakteristischen Zuständen vor, die nun aber nicht mehr aufgeprägt sind, sondern ihrerseits Produkt der vorausgegangenen Entwicklung. Viele Stammzellgene, die in embryonalen Stammzellen noch eine entscheidende Rolle spielen, zum Beispiel Oct4, sind in multipotenten Stammzellen des weiter entwickelten Organismus dauerhaft ausgeschaltet. Dieses Ausschalten scheint ein extrem stabiler Vorgang zu sein. Entwicklung eines Organismus bedeutet also auch das zunehmende Abschalten von Genen, die mit größerem Potenzial verbunden waren. Eine wichtige Frage der Regenerativen Medizin ist, ob diese zunehmende Beschränkung unumkehrbar ist oder ob man ausdifferenzierte Zellen dedifferenzieren, das heißt wieder in potenzialreichere frühere Entwicklungsstadien zurückverwandeln, kann. Dabei ist zu beachten, dass auch Krebszellen dedifferenziert sind und sich auf Fähigkeiten besinnen, die ihnen »eigentlich« nicht mehr zukommen, wie beispielsweise die Zellteilungsaktivität, die dann zum Wuchern der Tumorzellen führt. Dedifferenzierung könnte also etwas sein, das die Natur nicht vorsieht, weil sie es fürchten muss. Die Meinungen hierzu gehen in der Wissenschaft aber noch auseinander.

Auch im Falle der Parthenogenese als Methode, ES-Zellen zu generieren, wäre zum Beispiel noch zu untersuchen, welche möglicherweise langfristigen genetischen Konsequenzen die Parthenogenese auf die sich entwickelnden Zellen hat. Schließlich sind sie anfangs einer rein mütterlichen Prägung ausgesetzt; Gene, die im Spermium aktiviert oder deaktiviert sind, erhalten unter diesen Umständen nicht den normalen Einfluss auf die initialen Schritte der Entwicklung.

Die Stammzellrevolution und die genetische Revolution sind untrennbar

In einem aufsehenerregenden »Wettlauf« zwischen einer öffentlichen Initiative um Francis Collins und dem Unternehmen Celera um den charismatischen Querdenker Craig Venter wurde die Sequenz des menschlichen Genoms in den Jahren von 1990 bis 2003 »entschlüsselt«. Die medienwirksame Verkündung der Entzifferung 2001 war noch ein Schnellschuss gewesen und die veröffentlichte Sequenz an vielen Stellen fehlerhaft. Heute liegt die Genauigkeit bei über 99,9 Prozent.

Mittlerweile liegt auch eine vergleichende komplette Sequenzierung eines Genoms in seinen beiden Kopien vor. Die Sequenzierung bedeutet, dass wir heute wissen, wie die »Buchstabenfolge« im menschlichen Genom lautet. Dadurch kennt man den Ort schon bekannter Gene und kann anhand von bestimmten Kriterien, die Gene nun einmal erfüllen müssen (zum Beispiel einen definierten Anfang und ein Signal, das ihr Ende anzeigt), vorhersagen, wo unbekannte Gene liegen und wofür sie stehen. Von wissenschaftlich viel unmittelbarerem Nutzen, aber natürlich nicht ganz so öffentlichkeitstauglich, war die Entschlüsselung des Mausgenoms. Das Spektakuläre an diesen Entdeckungen ist die Tatsache, dass nun die Gesamtheit der Gene prinzipiell (wenn auch noch nicht im Detail) bekannt ist. Es wird also immer weniger darum gehen, nach Genen, die dieses oder jenes tun, zu suchen, als darum, zu verstehen, wie die bekannten Gene interagieren, um ihre Funktionen auszuüben. Auch hier ist ein Perspektivenwechsel unverkennbar. Man spricht daher davon, dass wir uns in der »postgenomischen« Ära bewegen. Natürlich kennen wir nicht die Gensequenz jedes einzelnen Menschen. Aber wir können uns im Internet immerhin das Genom von Craig Venter selbst und von James Watson, der einst gemeinsam mit seinem genialen Partner Francis Crick die Struktur der Erbsubstanz aufklärte, ansehen. Watson verband seinen Akt von genetischem Exhibitionismus dabei mit der pikanten Schwärzung der Region, die das Gen Apo Epsilon 4 kodiert und der größte bekannte genetische Risikofaktor für die Alzheimer-Erkrankung ist. Sein mögliches Risiko wollte er der Welt dann doch nicht mitteilen. Dieses schon fast rührende Einknicken in dem einen Fall, in dem wir schon wissen, was ein Gen konkret als Schicksal auch für einen alten, bisher nicht erkrankten Menschen bereithalten kann, legt natürlich den Finger in die Wunde, die das Wissen um das Genom aufreißt und viele Fragen des Datenschutzes in einem sehr erweiterten Sinne aufwirft. Die für die Wissenschaft verwendeten sequenzierten Genome hätte anonym bleiben sollen. Immerhin bietet sich so vielleicht die Möglichkeit, nach einem Gendefekt für übersteigertes Bedürfnis zur Selbstdarstellung zu suchen…

Die genetische Variabilität zwischen zwei Individuen beträgt knapp 1 Promille. Das bedeutet, dass bei insgesamt 3 Milliarden Basen immerhin 3 Millionen unterschiedlich sind! Es heißt nicht, dass 1% der Gene insgesamt verschieden wäre, es unterscheiden sich nur innerhalb der Gene einzelne Basen. Es ist eines der großen Rätsel, wie es die nur sehr seltenen wirklich Spezies-spezifischen Gene im Verbund mit diesen Variationen in gemeinsamen Genen vermögen, so entscheidende Unterschiede, wie sie zum Beispiel zwischen Mensch und Maus auch dem ungeübten Betrachter ins Auge stechen, hervorzubringen.

Ein »Gentest« misst übrigens nicht das ganze Genom, und man kann auch (noch) nicht das Genom eines Einzelnen auf möglicherweise krankheitsrelevante Veränderungen durchsuchen. Gentests basieren vielmehr auf ausschnitthaften Schnappschüssen und der Suche nach bestimmten genetischen Markern, die aber nur einen Bruchteil des Genoms abdecken, wobei dieser Bruchteil mittlerweile sehr substanziell ist.

Die mit der Aufklärung der Sequenz des menschlichen Genoms (und der Genome anderer Spezies, insbesondere der Maus) einhergehenden Umwälzungen in den Lebenswissenschaften, sind als »genetische« oder auch »genomische Revolution« bezeichnet worden. Das drückt aus, dass die Kenntnis der genomischen Information ein gewaltiger wissenschaftlicher Fortschritt ist. Mit ihm geht aber auch eine fundamentale Veränderung in der Perspektive wissenschaftlichen Arbeitens und Denkens einher. Mit Kenntnis des Genoms ist die bislang primär deduktive Forschungsmethode, die sich in Kausalketten langsam zurückarbeitet, an einer Art letztem Grund angekommen. Die Perspektive ist plötzlich verändert. Nun steht mit einem Mal das Mögliche im Mittelpunkt, und diese Möglichkeiten sind unabsehbar in ihrer Zahl. Diese Einsicht hat dann auch zu der Ernüchterung geführt, dass mit Kenntnis des Genoms allein so viel noch gar nicht gewonnen ist. Wir hatten es schon angesprochen: Gene wirken in komplexen Netzwerken, und Ort und Zeit bestimmen ihre Wirkung. Gene müssen entwickelt werden; die nackte Information ist nicht ausreichend. Stammzellen sind der Ort, an dem diese Entwicklung (immer wieder) ihren Ursprung nimmt. Daher ist die Stammzellrevolution von der genetischen Revolution untrennbar, und es ist kein Zufall, dass beide nahezu zeitgleich auftraten. Das bedeutet auch, dass Stammzellforschung, Genomforschung, Molekularbiologie und Systembiologie letztlich untrennbar sind. Langfristig wird für den Erfolg in der Stammzellforschung entscheidend sein, diese Verbindung und nicht nur die technischen Herausforderungen zu meistern.

Stammzellmarker

Isolierte Zellen in der Zellkultur sind von eher uncharakteristischem Aussehen. Vor allem Vorläuferzellen haben wenig, das sie aus der Masse heraushebt. In vivo ist es nicht viel besser. Stammzellen kann man also nicht an ihrem Aussehen erkennen. Wir hatten gesehen, dass man sie streng genommen überhaupt nur an ihren Früchten erkennen darf. Man muss aktiv beweisen, dass Stammzelleigenschaften vorliegen, um sagen zu können, dass eine Zelle wirklich Stammzelle ist. Nun wäre dies in vielen Kontexten aber extrem unpraktisch. Es wäre vielmehr gut zu wissen, ob Stammzelleigenschaften nicht zwingend mit anderen, leichter messbaren Charakteristika verknüpft sind. Da Stammzelleigenschaften, wie wir gesehen haben, auf ein bestimmtes Genexpressionsmuster zurückgehen, das wiederum für die Expression bestimmter Proteine sorgt, sollte man in der Lage sein, ein »Profil« an Genexpression und Proteinexpression zu bestimmen, das dem Stammzellzustand entspricht und ihn von anderen Zelltypen und -zuständen sicher unterscheidet. Das ist nun leider etwas weniger gradlinig, als es erscheint. Denn um sagen zu können, dass ich das Gen- oder Proteinexpressionsprofil einer Stammzelle untersuche, muss ich ja sicher sein, dass wirklich eine Stammzelle vorliegt. Wenn ich den funktionellen Test durchführe, habe ich aber die ursprüngliche Zelle, über die ich dann post hoc urteile, gar nicht mehr in Händen. Wenn die Zellkulturen nicht reine Stammzellkulturen sind, sondern auch schon differenzierte Zellen oder verschiedene Typen von Vorläuferzellen enthalten (von deren Unterschiedlichkeit ich vielleicht noch gar nichts weiß), so spiegelt das Expressionsmuster, das gemessen wird, kein Stammzellprofil wider, sondern die Genexpression eines Zellgemischs. Welches sind dann die Stammzellgene?

Dieses Problem hatte zur Folge, dass die ersten Berichte über die Genexpressionsmuster von Stammzellen recht uneinheitlich ausfielen. Die ersten drei Studien über Genexpressionsprofile von neuralen Stammzellen hatten nur eine Überschneidung von einer Handvoll, zu allem Überfluss auch noch wenig aussagekräftiger Gene. Mittlerweile sind diese Schwierigkeiten zwar nicht gänzlich behoben, denn in letzter Konsequenz ist das Problem kaum lösbar, aber durch immer bessere Näherungen hat man doch sehr viel über Gen- und Proteinexpression in Stammzellen herausgefunden und auch verfolgen können, wie sich diese Muster während der Differenzierung der Zellen charakteristisch verändern. Dabei gibt es sowohl Methoden, die die Expression von DNA-Abschnitten untersuchen können, ohne dass man weiß, ob dort ein Gen vorliegt oder nicht, als auch Methoden, eben jene »Gene arrays«, »Microarrays« oder »Genchips«, die die Expression einer großen Zahl bekannter Gene messen. Die erste Methode hat den Vorteil, auch unbekannte Gene zu erfassen, die zweite den, dass sie schneller zu aussagekräftigen Ergebnissen führt.

Mithilfe dieser und anderer Verfahren sind Stammzellmarker in vielen Spezies entdeckt und weiter untersucht worden. ES-Zellen der Maus beispielsweise exprimieren SSEA-1, gp130, die Transkriptionsfaktoren Oct 3/4 und Nanog, sie kontrollieren sehr präzise die Expression von BMP, Wnt, Rex1, Sox2, Utf1 und anderen, und die Enzyme alkalische Phosphatase und Telomerase sind sehr aktiv. Was sich hinter den Bezeichnungen verbirgt, tut für unsere Zwecke hier wenig zur Sache (nur auf die Telomerase werden wir genauer zurückkommen): Entscheidend ist, dass (embryonale) Stammzellen nicht durch einen oder auch nur wenige Marker charakterisiert werden, sondern durch Kombinationen von Markern. Die bereits verwirrende und unhandliche Liste, die hier genannt wird, ist ganz und gar unvollständig und nur die Spitze des Eisberges. Man muss es zwar nicht immer ganz genau wissen wollen, aber für viele Fragen steckt die Lösung leider dennoch im Detail, nicht im großen Bild.

Somatische Stammzellen sind oft erheblich schwieriger in der Zellkultur rein zu halten als die ES-Zellen. Die Genexpressionsprofile sind deshalb hier bislang noch deutlich weniger aussagekräftig. Die molekulare Abgrenzung von den ES-Zellen ist bereits besser gelungen als die positive Beschreibung der somatischen Zellen. Das liegt natürlich vor allem auch an deren schwierig zu bestimmender Natur, womit sich die Katze in den Schwanz beißt. Aber der Fortschritt ist hier unaufhaltsam.

Automatisierte Messverfahren, die große Probenzahlen standardisiert verarbeiten können, immer größere Genauigkeit und Zuverlässigkeit bei den Messungen selbst, und immer ausgefuchstere Computerprogramme, die auf immer leistungsfähigeren Rechnern die gigantischen Datenmengen analysieren können, führen dazu, dass wir über Genexpression in definierten Zellpopulationen immer mehr wissen und vor allem mit diesem Wissen auch immer mehr anfangen können. In diesem Ansatz, der zunächst vielleicht etwas gigantoman und langweilig klingt, und der, da er nicht von klaren Hypothesen ausgeht, sondern ganz und gar explorativ ist, von der klassischen Biologie als »Fischen im Trüben« abgetan wurde, liegt die Zukunft der Stammzellbiologie und der Regenerativen Medizin. Das klingt nach mutiger Aussage, ist aber weit weniger prophetisch, als man meinen mag. Denn im Grunde ist diese Tendenz zum »System« nicht neu. Wir hatten gesehen, dass genetische Information allein nur sehr begrenzt aussagefähig ist, weil sie kontextsensitiv ist. Entsprechend beschreibt auch die Expression eines einzelnen Gens nicht den Status einer Zelle. Viele Gene vermögen das besser. Aber wie viele? A priori kann man da kaum Annahmen machen. Aber wenn man die Expressionsmuster tausender Gene in vielen verschiedenen Zellen ansieht und die Struktur und die Dynamik der Genexpressionsnetzwerke verfolgt und vergleicht, werden sich Gesetzmäßigkeiten ergeben. Der »Marker« für einen Zellzustand läge dann nicht mehr in der Expression einzelner Gene (obwohl dies natürlich für viele Zwecke völlig ausreichend sein kann), sondern in der Netzwerkstruktur. Mit anderen Worten: Die Hypothese ist, dass die Gesamtheit der Wechselwirkungen von Genen und Proteinen in einer Zelle, eben jene Netzwerkstruktur, mehr aussagt als die Expression einzelner Gene selbst.

Diese Bemerkungen haben nun von den Stammzellmarkern weit weg geführt. Bei den Markern geht es meist nicht um das tiefe und detaillierte Verständnis der Dinge, sondern um eine praktische Handhabe. Was ist das Minimum an Markern, das ich untersuchen muss, um zu einer ausreichend sicheren Identifizierung der Zelle zu kommen? Es ist aber klar, dass ich, um dieses »ausreichend sicher« überhaupt beurteilen zu können, letztlich doch mehr wissen muss. Deshalb gehört auch die Komplexität der gesamten Gen- und Proteinexpression in (Stamm-) Zellen an diese Stelle. Marker stellen gewissermaßen eine praktische Auswahl aus dieser Gesamtheit dar. Bei dieser Beschränkung auf wenige Marker geht die Komplexität dessen, wofür sie stehen, verloren. Für viele Fragen ist das unerheblich. Wenn es aber um exakte Abgrenzungen innerhalb von wissenschaftlichem Neuland geht (zum Beispiel, wenn ein neuer Stammzelltyp entdeckt wird), und vor allem auch im Kontext von Regulation, kann dieser eingeschränkte Blick problematisch werden. Hinzu kommt, dass das molekulare Bild einer Zelle keineswegs nur durch die Genexpression, sondern vor allem auch dadurch geprägt ist, was mit den exprimierten Proteinen geschieht. »Posttranslationale« und »epigenetische« Veränderungen machen die molekulare Signatur noch um ein Vielfaches komplexer.

Hämatopoetische Stammzellen sind bezüglich ihrer Marker besonders gut untersucht, und auch das Wissen über die genetische Struktur dieser Zellen ist dem über andere Systeme weit voraus. Bei hämatopoetischen Stammzellen kennt man im Unterschied zu anderen Vorläuferzellen vor allem eine Vielzahl von Markern, die auf der Zelloberfläche exprimiert werden. Das liegt daran, dass das Blut ja aus Einzelzellen besteht und nicht aus einem Geweberverband. Die Oberfläche dieser vereinzelten Zellen hat also erheblich flexiblere Kommunikationsaufgaben zu lösen als die von Zellen, die stärker in eine Gewebestruktur eingebaut sind. Diese Oberflächenmarker werden zum großen Teil mit Kürzeln bezeichnet, die aus den Buchstaben CD und einer Zahl bestehen. Der erste Stammzellmarker dieser Art war CD34. In der Folge kam eine Vielzahl weiterer

CD-Marker und anderer charakteristischer Proteine hinzu, sodass die Auflösung der Beschreibung mit diesen Markern immer genauer wurde. Da beim blutbildenden System darüber hinaus auch die Hierarchie der Zellentwicklung ausgesprochen gut verstanden ist, war eine sehr exakte Zuordnung der Marker zu den Positionen in der Hierarchie möglich. Diese Präzision ist in allen anderen Stammzellpopulationen bislang unerreicht (und in Ermangelung eines ähnlichen Spektrums an Oberflächenmarkern wohl auch unerreichbar).

Menschliche ES-Zellen unterscheiden sich nicht nur in den Details ihres Wachstumsverhaltens in vitro von Mauszellen. Sie weisen auch einige andere Marker auf. Im Gegensatz zu den ES-Zellen der Maus exprimieren sie beispielsweise SSEA3 und SSEA4, während die Mauszellen nur SSEA1 kennen. SSEA2 spielt in beiden Fällen keine Rolle. Oct3 und Oct4 haben auch bei den menschlichen Zellen eine ähnliche oder gleiche Bedeutung wie bei Mäusen.

Daneben gibt es Faktoren, die bei menschlichen Zellen auftauchen, von denen wir nicht einmal Verwandte mit gleicher Bedeutung bei den Mäusen finden.

Bedenke das Ende: Telomere

Stammzellen weisen noch eine verblüffende Eigenschaft auf. Sie scheinen nämlich nicht (oder zumindest wenig) zu altern. Zunächst einmal ist es gar nicht so leicht zu sagen, was »Altern« eigentlich für eine einzelne Zelle bedeutet. Man ging lange davon aus, dass einzellige Lebewesen, zum Beispiel Bakterien, nicht altern. Vereinfacht könnte man sich vorstellen, dass die Zelle sich eben teilt, bevor sie zu alt wird, und sich so runderneuert. Aber so einfach ist das nicht. Die Teilung stäbchenförmiger Bakterien kann man sich vorstellen wie das Durchschneiden eines Wiener Würstchens, dessen zweite Hälfte dann nachwächst; hier gibt es sozusagen immer eine alte Hälfte. Verblüffenderweise hat man nun gefunden: Je älter dieser hälftige Urahnenanteil in einem Bakterium in einer großen Population von Bakterien ist, die alle von einem einzigen Bakterium abstammen (eine Kolonie), desto langsamer teilen sich die Bakterien.[39] Dies ist zwar ein Altern über Generationen hinweg, aber das wäre dann ja auch genau der Fall bei den Stammzellen in einem mehrzelligen Organismus. Dass teilungsaktive Zellen altern, hatte man schon früher festgestellt. Unter Umständen stellen sie ihre Teilungsaktivität irgendwann altersbedingt, in der Zellkultur nach vielen Passagen, ein. Diesen Zustand nennt man »zelluläre Seneszenz«. Einen Mechanismus dieser Zellalterung kennt man recht gut. Er hat mit den Enden der (beim Menschen) 46 Chromosomen zu tun. Diese Enden bestehen natürlich auch aus Erbsubstanz, aber die Abfolge der Basenpaare steht hier für keine konkrete Bedeutung. Man nennt diese nicht-kodierenden Endstücke »Telomere«. Wenn sich Zellen teilen und die DNA dupliziert wird, kopiert ein Enzym namens DNA-Polymerase einen Strang komplementär zum anderen, schon vorhandenen Strang neu. Dabei muss die Polymerase, so könnte man sich das vorstellen, Anlauf nehmen, um mit der Kopiertätigkeit loszulegen, und verpasst so immer den Anfang des Chromosoms. Dadurch würde die Kopie des Chromosoms jedes Mal ein kleines bisschen kürzer als das Original. Durch die nicht Bedeutung tragenden Basenpaare am Anfang des Chromosoms macht das nicht viel aus. Bis zum ersten Gen ist so immer noch etwas Platz. Stammzellen vermögen sich recht gut vor Seneszenz zu schützen, da sie ein Enzym namens Telomerase besitzen, das die Telomere immer wieder neu anbaut, sodass auch nach vielen Zellteilungen noch genügend Anlaufstrecke vorhanden ist. Das Vorhandensein der Telomerase und langer Telomere ist deshalb ein Gütekriterium für Stammzellen. Auch das Gen für Telomerase ist also ein Stammzellgen.

Transgene Organismen

Wie wir gesehen hatten, wurde der Wert der ES-Zellen nach der Erstbeschreibung der Kulturverfahren 1981 nicht in therapeutischen Visionen, sondern in der Herstellung von »Tiermodellen« gesehen. Das etwas seltsame Wort bedeutet, dass man ein Tier züchtet, das ein Modell für eine bestimmte Eigenschaft, Krankheit oder eben einen bestimmten genetischen Defekt darstellt.

ES-Zellen können dazu verwendet werden, sogenannte »transgene« Organismen herzustellen. Dazu wird mit einer Genfähre, einem »Vektor«, DNA in die Zelle eingebracht. Diese DNA baut sich an zufälligen oder vorherbestimmten Stellen in die Erbsubstanz der Zelle ein und wird dabei völlig in sie integriert. Wenn dies in embryonalen Stammzellen geschieht und die Keimbahn mit verändert wird, wird die genetische Veränderung vererbbar und betrifft nicht mehr nur einzelne Stammzellen. Man spricht dann von transgenen Tieren.

Bei der einfachen, zufälligen Methode spricht man von ungerichteter Transgenese. Sie ist im Tierversuch eine Standardmethode und erlaubt beispielsweise das Einbringen von zusätzlichen Genen. Reportergene zum Beispiel sind Gene, die zwar die Steuersequenz eines bekannten Gens enthalten, danach aber nicht das Gen selbst, sondern eine Sequenz, die für das »grün- +fluoreszierende Protein« steht. Dieses Protein, GFP, leuchtet bei Anregung mit ultraviolettem Licht grün. Auf diese Weise leuchten Zellen, in denen das ursprüngliche Gen aktiv ist, auf. Die Steuersequenz exprimiert am normalen Genort das normale Gen, am zufälligen zusätzlichen Genort das GFP. Diese Methode kann man auch zum Anreichern von Stammzellen in der Zellkultur verwenden. Wenn man ein Stammzellgen kennt, das spezifisch genug ist, kann man seine Steuersequenz mit dem GFP-Gen koppeln und auf diese Weise Stammzellen grün werden lassen. Es gibt nun jene Geräte, die wir schon bei der hämatologischen Stammzellforschung kennengelernt hatten und die Zellen nach Farbe sortieren können, sogenannte FACS-Geräte (für »fluorescent activated cell sorting«). Man kann durch ungerichtete Transgenese selbstverständlich auch andere Gene einbringen, zum Beispiel auch weitere Kopien eines schon vorhandenen Gens, oder ein normales Gen mit einer stärker wirksamen Steuersequenz. Auf diese Weise entstehen Zellen (oder gegebenenfalls Tiere), die zum Beispiel ein Gen überexprimieren.

Neben der ungerichteten Transgenese spielt auch eine gerichtete Genmanipulation eine bedeutende Rolle. Dabei wird das fremde Gen an genau definierter Stelle eingebracht (sogenanntes »gene targeting«). Der dabei ablaufende Vorgang wird »homologe Rekombination« genannt. Vereinfacht wird dabei ein Stück des Genoms gegen ein von außen eingebrachtes anderes Stück Genom ausgetauscht. Die Grundlage dafür ist, dass sich die Basen der DNA immer nur in den Kombinationen A mit T und C mit G »kombinieren«. Ein längeres Stück DNA, das als Einzelstrang vorliegt, stellt eine Buchstabenkette dar, die nur von einer genau entsprechenden Sequenz der komplementären Basen erkannt wird, also zu dieser »homolog« ist. Wenn man die Sequenz einer bestimmten Stelle im Genom kennt, an die man die Genfähre andocken lassen will, so muss man die Genfähre mit einer Sonde ausstatten, die eine Basensequenz enthält, die komplementär zu der ist, an die angedockt werden soll. Base A paart immer mit Base T, Base G immer mit Base C. So gibt es zu jeder Basensequenz eine komplementäre Sequenz aus den jeweils anderen Buchstaben. Auf diese Weise findet die Genfähre die richtige Stelle im Genom. Zwischen zwei solchen Erkennungsstellen kann man nun das zu verändernde Gen einbauen. Homolog sind also nur die flankierenden Gensequenzen, dazwischen kann etwas anderes liegen – zum Beispiel das gezielt mutierte Gen. Der Vorgang der »Rekombination« bedeutet nun, dass sich das Genom mit Hilfe seiner Reparaturmechanismen an dieser Stelle neu organisiert. Das neue Gen wird mit dem alten Genom kombiniert: Im Genom ist eine Stelle gezielt verändert worden. In der Realität ist »homologe Rekombination« erheblich komplizierter, als das recht einfache Prinzip vermuten lässt, und der Vorgang ist auch relativ fehleranfällig. »Gen-Targeting« ist daher bislang ein ziemlich ineffizienter Vorgang.

Hat man eine Anzahl von Stammzellen in der Zellkultur, die man genetisch verändern wollte, so ist es wichtig zu wissen, bei welchen Zellen der Transfer erfolgreich war. Dazu bringt man bei der Rekombination ein zusätzliches Gen ein, das die Zellen resistent gegen ein Antibiotikum macht, das die Zellen normalerweise umbringen würde. Das hat man sich bei Bakterien abgeschaut, die Antibiotikaresistenzgene besitzen, durch deren Aktivität sie der Behandlung entgehen. Bei den Stammzellen kann man nun in der Kultur diejenigen Zellen selektieren, die das Transgen besitzen, und nur sie weiterverwenden.

Wenn man durch homologe Rekombination ein mutiertes, nicht funktionstüchtiges Gen einbringt, das das normale funktionstüchtige Gen ersetzt, so schlägt man das betreffende Gen gewissermaßen k.o. Tiere, die aus solchen Stammzellen entstehen, heißen dann auch ganz offiziell »Knockout«-Tiere.

Mittlerweile gibt es Hunderte von Mausstämmen, die verschiedene Gene überexprimieren oder denen bestimmte Gene fehlen. Solche transgenen und Knockout-Tiere sind das Rückgrat der modernen Molekular- und Entwicklungsbiologie. Mit ihrer Hilfe kann man zum Beispiel die Wirkung und Funktion von Genen im Organismus untersuchen. Diese Techniken stellten im Grunde die ersten praktisch relevanten Anwendungen der modernen Stammzellbiologie und insbesondere der ES-Zellforschung dar (gewissermaßen die Teflonpfanne der Stammzellforschung). Die Technik hat freilich ihre Grenzen. Wenn ein Gen sehr früh in der Entwicklung eine entscheidende Rolle spielt, führt das Fehlen des Gens dazu, dass erst gar keine

Entwicklung stattfindet. Spätere, andere Funktionen des gleichen Gens bleiben so unzugänglich. In gewisser Weise kann
man mit Knockout-Experimenten immer nur die erste Funktion eines Gens untersuchen. Trotzdem gibt es Strategien, die
den Genknockout »konditionell« machen, was nichts anderes
heißt, als ihn erst zu einem bestimmten Zeitpunkt oder nur an
einem bestimmtem Ort wirksam werden zu lassen. Eine solche
gesteuerte Transgenese ist möglich, aber technisch sehr anspruchsvoll. Eine andere Limitierung liegt in der Tatsache,
dass man zunächst nur einzelne Gene untersuchen kann. Die
Funktion mancher Gene ist aber redundant, sodass die Elimi-
nation von Gen A nur zu einer stärkeren Nutzung von Gen B
mit der gleichen (oder sehr ähnlichen) Funktion führt. Erst
eine Maus, der beide Gene fehlen, hätte dann den Phänotyp,
der die Forscher interessiert. Auch andere Geninteraktionen
können die Interpretation von transgenen Experimenten sehr
kompliziert machen.

Während die Transgenese bei Mäusen sehr gut funktioniert,
ist sie bei Ratten schon deutlich erschwert. Prinzipiell ist gezeigt
worden, dass man auch transgene humane ES-Zellen herstellen
kann. Natürlich hat man bei menschlichen Zellen nicht das
Ziel, transgene Menschen oder Knockout-Menschen herzustellen. Rein theoretisch stellte dies zwar eine Möglichkeit dar, Erb-
krankheiten dauerhaft durch Gentherapie zu kurieren, aber
Keimbahneingriffe sind wegen der mit ihnen verknüpften Risiken, inklusive des Missbrauchsrisikos durch Optimierungsver-
suche und Zuchtideen, allgemein geächtet. Ziel ist vielmehr,
mithilfe der genetisch veränderten menschlichen ES-Zellen
genetisch definierte Modelle von menschlichen Erkrankungen
auf Zellebene herzustellen.

Die Bedeutung des biologischen Potenzialbegriffs für die Stammzelldebatte

Die Verschränkung von Stammzellbiologie mit der Genetik und die irritierende Einsicht, dass Leben gleichzeitig ganz Genom, ganz Umwelt und Aktivität ist und sich jenseits von Einzellern überhaupt nur in Entwicklung manifestiert, hat auch Konsequenzen für die Argumente in der Stammzelldebatte. Der Begriff Potenzial spielt in ihr ja eine tragende Rolle. Dabei ist eigentlich zumeist unklar, auf welche biologisch beschreibbare Wirklichkeit er eigentlich rekurriert. Aller Logik und dem Sprachgebrauch nach müsste es sich um das im Genom niedergelegte Potenzial handeln.

Deshalb ist es hilfreich, sich den Begriff des Potenzials aus genetischer Sicht noch einmal genauer anzusehen. Wenn man manch historischen Ballast beiseiteschiebt, ist er es, der in den philosophischen Argumenten anklingt: im Speziesargument (da Spezies genetisch definiert sind), dem Kontinuitätsargument (da es das Genom ist, das Kontinuität, sogar über die Generationsgrenzen hinweg, verkörpert), dem Identitätsargument (da jeder Mensch sein ureigenes, unverwechselbares Genom hat) und schließlich dem Potenzialitätsargument (wo die Analogie wörtlich auf der Hand liegt).

Wie wir gesehen hatten, ist die Keimbahn genetisch betrachtet »ewig«. Die Stammzellen des frühen Embryos und innerhalb der Keimbahn nehmen an diesem seit Millionen Jahren ablaufenden Prozess der Weitergabe von DNA und Information teil. Für sie ist, wenn man die anthropomorphe Betrachtung gestattet, das Individuum nur das Vehikel für die Fortführung dieser Kette. Das hat Richard Dawkins mit seiner berühmten Formulierung vom »selfish gene« (dem egoistischen Gen) gemeint. Der Altersforscher Tom Kirkwood hat noch eins daraufgesetzt mit der Bezeichnung des Körpers nach der Fortpflanzung als »disposable soma« (zu Deutsch wörtlich: »Wegwerf-Körper«). Beide Begriffe sind auch heute noch für einen kräftigen Streit gut. Was gemeint ist, ist aber zunächst weder zynisch noch naiv. Nimmt man die »ewige« Weitergabe genetischer Information über unendlich viele Generationen als Motor der Evolution an, dann wird aus der Sicht des Gens (!) gewissermaßen das Individuum Mittel zum Zweck.

Nun darf man evolutionsbiologisch nicht von Zweck reden, und so etwas wie Intentionalität kommt einem Gen natürlich auch nicht zu. Es handelt sich um ein anthropomorphes Bild – daher die Missverständnisse und der Zorn über das »selfish gene«. Die Biologie kennt keine Zwecke, zu denen etwas entsteht. Sie kennt Funktionen, die sich als geeignet erwiesen haben, ein Problem zu bewältigen, aber Evolution läuft nicht ab, »um zu«. Das klassische, etwas alberne, aber deshalb so anschauliche Beispiel ist die Nase, die nicht entstand, um die Brille zu tragen, aber sich nun, da sie einmal da ist, bestens dazu eignet.

Potenzial im biologischen und genetischen Sinne ist also nicht einfach Potenzial zu einem Zweck. Biologisch ist »Potenzial« daher extrem schwer zu fassen. Es reduziert sich schnell allein auf das genetische Potenzial, ohne dass a priori klar wäre, ob diese Reduktion notwendig und erlaubt ist. Wir hatten gesehen, wie leer der Begriff des genetischen Potenzials eigentlich ist und dass sich dieses Potenzial erst in seiner Entwicklung wirklich manifestiert. Es ist also nichts Statisches. Dies trägt dem Wissen Rechnung, dass die genetische Information in allen Zellen gleich ist und keiner abgeschilferten Hautzelle oder ausgehusteten Lungenepithelzelle ein besonderer moralischer Wert wegen ihres genetisch natürlich vorhandenen Potenzials zugesprochen wird. All die anderen Bedingungen aber sind bereits Ausdruck konkreter Entwicklung. Das Spermium bringt außer der Erbsubstanz nicht viel mit, alle Umgebung frühester Entwicklung wird von der mütterlichen Eizelle gestellt. Trotzdem genießen auch die Keimzellen keinen besonderen Schutz. Mit der Vereinigung der beiden Genome ändert sich dies. Die auf genetischer Ebene abgeschlossene Befruchtung wird von vielen als der Beginn des neuen Lebens angenommen. Und in der Tat ist ja auch etwas Fundamentales geschehen. Aus zweien wird eines.

Wenn man nun aber versucht, allein genetisch oder entwicklungsbiologisch zu erklären, was bei der Befruchtung genau geschieht, das eine so grundsätzlich verschiedene moralische Bewertung der befruchteten Eizelle gegenüber den der beiden unmittelbar vorher noch existierenden einzelnen elterlichen Keimzellen rechtfertigt, gerät man in größte Nöte. Es ist auch schlicht nicht möglich. Denn der Potenzialbegriff, der dann hier impliziert wird, ist eben nicht der des genetischen Potenzials, sondern einer, der von vornherein mit Kategorien wie »Würde«, »Person« usw. operiert, die biologisch oder genetisch gerade nicht zu definieren sind. Selbstverständlich kann man die Befruchtung als den für die Zuschreibung von »Würde« und »Person« entscheidenden Moment annehmen und festschreiben. Man kann dies sicherlich auch begründen. Aber man kann es nicht biologisch und vor allem nicht genetisch begründen. Wir hatten auch gesehen, dass es problematisch ist, Potenzial in diesem Falle von wirklicher Entwicklung zu trennen, da das Genom und selbst der Ist-Zustand der Stammzelle nicht allein über das Potenzial und seine Verwirklichung bestimmen.

Biologische Wege aus dem ethischen Dilemma

Aus dem Wissen über die frühen Stadien menschlicher Entwicklung und über die Bedeutung einzelner Gene hierbei hat man Strategien entwickelt, um mithilfe der Biologie die ethischen Probleme um die Herstellung menschlicher embryonaler Stammzelllinien zu lösen oder zumindest zu umgehen. Die gewissermaßen triviale Lösung wäre die Gewinnung pluripotenter Zellen aus dem erwachsenen Körper. Obwohl es ein paar

Hinweise auf solche Zellen gibt, wie zum Beispiel die MAPC (Seite 48), scheint es nicht so zu sein, dass dieser Weg zu einer gangbaren Lösung führt. Vier weitere Vorschläge haben breite Aufmerksamkeit gefunden:

1. Die Entnahme einer einzelnen Zelle in einem Stadium, in dem dieser Verlust noch vollständig und ohne Folge für die weitere Entwicklung ausgeglichen wird.
2. Der somatische Kerntransfer (»therapeutisches Klonen«).
3. Die Verhinderung der Plazentabildung.
4. Die genetische Herbeiführung (»Induktion«) von Pluripotenz in somatischen Zellen.

Manipulation im Achtzellstadium

Im Achtzellstadium ist der frühe Embryo noch kein Vielzeller in dem Sinne, dass eine eindeutige Arbeitsteilung zwischen den acht Zellen stattgefunden hat. Zwar sind wohl auch diese acht Zellen nicht völlig gleich, allerdings kann der Verlust einer oder mehrerer Zellen noch ausgeglichen werden. So ist in diesem Stadium auch die Zwillingsbildung noch möglich, wenn die acht (oder bis zu sechzehn) Zellen in zwei Zellhaufen geteilt werden. Bei der Präimplantationsdiagnostik wird ebenfalls eine einzelne Zelle entnommen, an der man die Diagnostik vornimmt. Es lag also nahe, das Argument, dass durch die Herstellung einer Zelllinie aus einem Präimplantationsembryo das Entwicklungspotenzial eines menschlichen Lebens ausgelöscht wird, zu entkräften – und zwar dadurch, dass nur eine einzelne Zelle, deren Verlust dem frühen Embryo nicht schadet, zur Herstellung der Zelllinie herangezogen wird. Der Arbeitsgruppe von ROBERT LANZA von der Firma *Advanced Cell Technology* gelang dies bei Mäusen. Ein Jahr später verkündete die Zeitschrift *Nature* in einer Pressemitteilung, das Gleiche sei ihm nun auch für menschliche Achtzellstadien gelungen. Allerdings hatte Lanza in diesem Fall nur eine ES-Zelllinie aus dem Achtzellstadium generiert, ohne dass die übrigen Zellen zur weiteren Entwicklung gebracht wurden. Seine Publikation ließ daran zwar bei genauer Betrachtung keinen Zweifel,[40] aber die Pressedarstellung weckte falsche Erwartungen. Die Euphorie der Medien, eine ethisch »saubere« Lösung sei gefunden worden, war verfrüht. 2007 wurde dann eine weitere Arbeit nachgereicht, die auch die letzten Zweifel ausräumen sollte. Ob die von Lanza vertretene Strategie allerdings wirklich das ethische Dilemma löst, ist jedoch sowieso sehr fraglich. Denn der Keim im Achtzellstadium muss ja für einen doppelten Zweck erzeugt werden – für die Fortpflanzung und für die Zellgewinnung –, was dann doch wieder der Instrumentalisierung des Embryos gleichkommt.

Somatischer Kerntransfer

Die Grundidee des somatischen Kerntransfers, populär »therapeutisches Klonen« genannt, ist es, eine Eizelle, die ja (zumindest im befruchteten Zustand) sogar ein ganzes Individuum hervorbringen kann, mit den genetischen Informationen eines Erwachsenen auszustatten, um so gewissermaßen an die frühen Entwicklungsstadien des betreffenden Individuums heranzukommen. Das hat natürlich etwas von H. G. Wells und Zeitreise, stellt aber in der Tat eine theoretisch mögliche Strategie dar, um an ES-artige Zellen eines erwachsenen Menschen zu gelangen. Der technische Aufwand dafür ist nicht unbeträchtlich: Man muss einen Zellkern, der die Erbinformation enthält, in eine Eizelle hineinbringen, deren Zellkern man vorher entfernt hat. Da es sich um eine beliebige Körperzelle, zum Beispiel aus der Haut, handelt, spricht man von »somatischem Kerntransfer« (von »soma«, dem lateinischen Wort für Körper). Ethisch ist das Ganze beim Menschen aus den gleichen Gründen kontrovers wie die ES-Zellgewinnung überhaupt. In diesem Sinne ist durch den Kerntransfer eigentlich nicht viel zu gewinnen. Denn nach dem Kerntransfer geht die entstandene

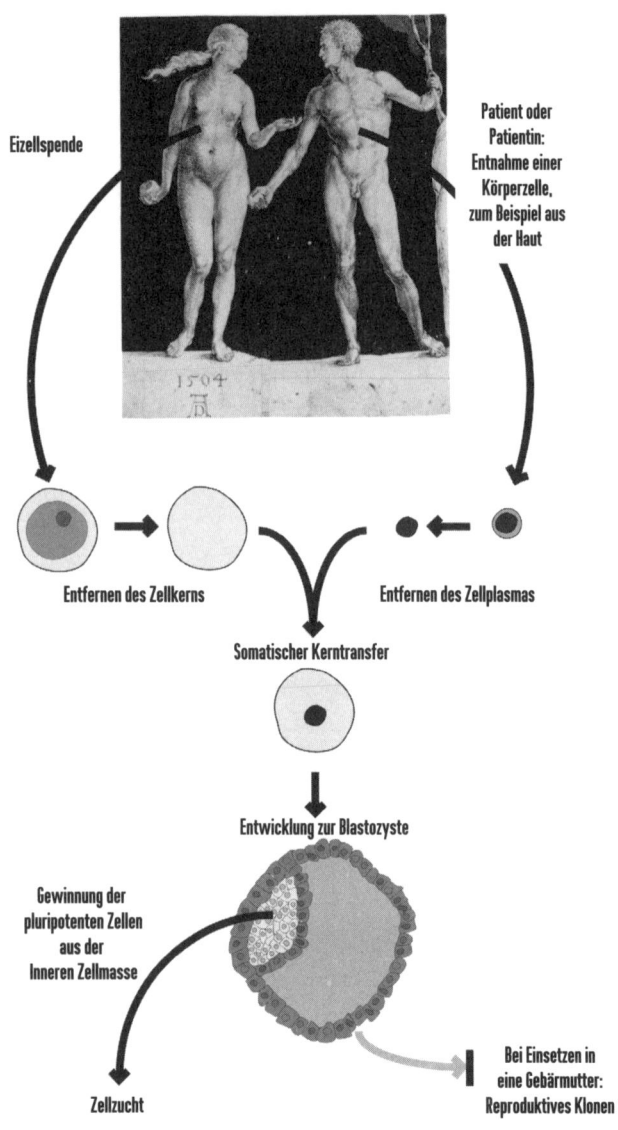

Eizellspende

Patient oder Patientin: Entnahme einer Körperzelle, zum Beispiel aus der Haut

Entfernen des Zellkerns

Entfernen des Zellplasmas

Somatischer Kerntransfer

Entwicklung zur Blastozyste

Gewinnung der pluripotenten Zellen aus der Inneren Zellmasse

Bei Einsetzen in eine Gebärmutter: Reproduktives Klonen

Zellzucht

Therapeutisches Klonen

neue Zelle durch ein Stadium der Totipotenz. Wenn sie adäquate Bedingungen erhielte, könnte sie theoretisch in ein neues Individuum mit der Erbsubstanz dessen, von dem der Kern transferiert wurde, heranwachsen. Das wäre das reproduktive Klonen, das allgemein geächtet ist. Sogenanntes therapeutisches und reproduktives Klonen unterscheiden sich also in der Intention, was nicht ganz unwesentlich ist. Im ersten Fall sind Zellen das Ziel, im zweiten ein ganzer Organismus.

Der somatische Kerntransfer stellt eine Möglichkeit dar, individualisierte ES-artige Zellen für zum Beispiel einen bestimmten Patienten zu erhalten. Individualisierung bedeutet hier unter anderem, dass all die Zellmerkmale dem Patienten entsprechen, die dem Immunsystem signalisieren, ob die Zelle »eigen« oder »fremd« ist. Würde sie als fremd erkannt, wäre Abstoßung die Folge und keine Zelltherapie mit ihr möglich. Detlev Ganten, Vorstandsvorsitzender der Berliner Charité und Mitglied des vom damaligen Bundeskanzler Schröder ins Leben gerufenen Nationalen Ethikrates, hat daher immer wieder darauf hingewiesen, dass, wer aus medizinischer Sicht die ES-Zellforschung und -therapie befürworte, nicht umhinkomme, auch den somatischen Kerntransfer zu unterstützen. Das ist eine Zuspitzung, die aber den Finger in eine Wunde legt, die in den großen Diskussionen wenig berücksichtigt wurde: ES-Zellen sind bei all ihrer Wandelbarkeit immunologisch »fremd«.

Der somatische Kerntransfer gelang bei Mäusen zuerst dem heute in Freiburg arbeitenden Davor Solter, womit der Beweis erbracht war, dass das Verfahren grundsätzlich funktioniert. Aber auch Solter hat immer wieder darauf hingewiesen, dass mit diesem Beweis nun keineswegs alle Fragen gelöst seien.

Trotz seines Namens wird »therapeutisches Klonen« bislang ausschließlich im Kontext von Forschung angewandt und stellt kein Therapieverfahren dar. Denkbare Therapieverfahren, die auf dieser Technik beruhen, beinhalten oft eine genetische Veränderung, die in den somatischen Zellkern eingeführt wird. Im

Mausversuch hat man so schon einen Immundefekt und eine in gewissen Aspekten dem Morbus Parkinson entsprechende Modellerkrankung »therapiert«.

So plausibel der somatische Kerntransfer ist, so unklar sind die Antworten auf manche entscheidende Frage in seinem Zusammenhang. Die Hinweise aus Versuchen an niederen Tieren geben da wenig Aufschluss, da hier Speziesfragen essenziell sein könnten. So ist offenkundig, dass Zellen und nicht nur Gewebe oder ganze Organismen altern. Über die Lebensspanne hinweg verändert sich auch das Genom. Es akkumuliert einerseits zufällige Mutationen, und man kann sich andererseits leicht vorstellen, dass eine 80-jährige Zelle beim Menschen oder eine 200-jährige Zelle bei Schildkröten eine recht eingefahrene und erstarrte Verwendung ihres Genoms hat. Es gibt hierzu kaum Daten, aber die Hypothese, dass alte Zellen, allein um sich vor den Wirkungen der angesammelten Mutationen zu schützen, genetisch gesehen weit weniger flexibler sind als junge, ist zumindest vernünftig und der weiteren Forschung wert. Es vermag daher niemand zu sagen, ob ein Kerntransfer eines alten Menschen, der ja unter der Vorstellung des »therapeutischen« Klonens für einen Zellersatz der postulierte Spender wäre, in eine viele Dekaden jüngere Eizelle ohne sehr weitreichende weitere Manipulationen überhaupt möglich wäre.

Exkurs: Der Fall Hwang Woo-suk

Südkoreanische Wissenschaftler um den charismatischen Veterinärmediziner HWANG WOO-SUK veröffentlichten 2004 und 2005 zwei Arbeiten, in denen sie darlegten, die technischen Hürden des »therapeutischen Klonens« beim Menschen genommen zu haben. Der erste Artikel stellte die Methode vor, die sich nicht prinzipiell, sondern nur in Details von dem im vorherigen Abschnitt beschriebenen Verfahren unterschied. Die Studie wurde weltweit mit größter Medienaufmerksamkeit bedacht, und nicht wenige sahen nun auch wirklich das Zeitalter der Regenerativen Medizin anbrechen, sie wurde aber auch kritisiert, da Kern- und Eizellspende von derselben Person stammten. Dies hatte zur Folge, dass sich die Genome beider Zellen glichen und etwaige Verunreinigungen oder eine unvollständige Entfernung des Genoms der Eizelle nachträglich nicht mehr feststellbar waren. Schon ein Jahr später traten Hwang und seine Kollegen jedoch mit der Nachricht an die Öffentlichkeit, nicht nur dieses Problem gelöst zu haben und nun also in der Lage zu sein, auch einen fremden Kern erfolgreich transferieren zu können, sondern auch die Effizienz der Prozedur gewaltig gesteigert zu haben und schließlich elf Zelllinien von kranken Personen, darunter sieben Querschnittsgelähmten, generiert zu haben. In Südkorea wurde Hwang zum wissenschaftlichen Helden, dem man weitestreichende Privilegien einräumte, dessen Arbeit mit der auf Seite 14 abgebildeten Briefmarke geehrt wurde und dem man ein gigantisches Institut für Stammzellforschung zum Aufbau anvertraute.

Nur wenige Monate später war der Spuk vorbei, und Hwang hatte vor laufenden Fernsehkameras eingestanden, dass alle Daten erfunden und gefälscht gewesen waren. Der Fall führte zu heftigen Diskussionen über das Gutachterwesen bei den großen Wissenschaftszeitschriften und über Betrug in der Wissenschaft. Er zeigt vor allem auf, wie verführerisch und machtvoll eine starke Erwartungshaltung der Öffentlichkeit, der Politik und innerhalb der Wissenschaft sein kann. Dabei zeigte sich, dass es weder, als die Daten noch als korrekt galten, noch, als sie als Fälschung entlarvt waren, eine klare Einschätzung in den Medien und der Öffentlichkeit davon gab, was es bedeutet hätte, wäre der somatische Kerntransfer beim Menschen wirklich geglückt. Ohne Zweifel hätte dies einen technischen Fortschritt dargestellt. Nicht weniger, aber auch nicht mehr. Ein wissenschaftlicher Durchbruch im Sinne eines Erkenntnisgewinns war damit nicht verbunden. Die medizinische Anwendung menschlicher pluripotenter Stammzellen wäre nicht wesentlich näher gerückt. Auch mit geglücktem somatischem Kerntransfer nämlich stünde man, was die gezielte Differenzierung der Zellen anbelangt, noch immer weitgehend am Anfang. Der vermeintliche Durchbruch war ein moderater technischer Fortschritt und erhielt seine unglaubliche Öffentlichkeitswirkung nicht aus wissenschaftlichen Gründen, sondern wegen des Tabubruchs des »Klonens« am Menschen.

Die Aussage, Stammzellen von Kranken isoliert zu haben, war dabei purer Populismus und grenzte an Zynismus. Selbstverständlich macht es technisch gesehen nicht den geringsten Unterschied, ob man Stammzellen eines Querschnittsgelähmten oder eines Gesunden gewinnt und züchtet. Querschnittslähmungen sind nicht auf genetische Defekte zurückzuführen, die das Anlegen von Stammzelllinien erschweren könnten. Grundsätzlich ist es richtig, dass krankheitsspezifische Stammzelllinien für die Wissenschaft und die Medizin sehr interessant wären. Dabei mag es Fälle geben, in denen die Gewinnung von Stammzellen genetisch bedingt problematisch ist und bei denen dann besondere neue Herausforderungen bestünden. Aber das ist dann wissenschaftlich gesehen eine völlig andere Frage. Für die meisten Erkrankungen dürfte gelten, dass sie Herstellung und Erhalt von Stammzelllinien oder anderen Stammzellkulturen gar nicht oder nicht wesentlich beeinflussen.

Neben der kriminellen Handlung der groß angelegten Fälschung (und damit auch der Veruntreuung von nicht unbeträchtlichen Forschungsmitteln) wies der Fall Hwang einen weiteren verwerflichen Aspekt auf. Es stellte sich heraus, dass keineswegs »nur« knapp 400 Eizellen für die Herstellung der Zelllinien verbraucht worden waren, sondern über 2 000. Um an die Eizellen zu gelangen, hatte Hwang in seinem Labor Druck auf Mitarbeiterinnen ausgeübt und sie, bedenkt man das einseitige Abhängigkeitsverhältnis, de facto zur Eispende gezwungen. Die Eispende ist nicht nur eine schmerzhafte Angelegenheit, sie ist auch nicht ohne Risiko für die Frau. Erfolgt sie unter solchen Umständen, ist eine psychische Belastung vorauszusehen. Der Fall Hwang warf daher auch ein Licht auf die zuvor weitgehend unbeleuchtete Frage, woher bei erfolgreichem somatischem Kerntransfer und dessen zukünftigem Großeinsatz in der Regenerativen Medizin eigentlich all die dafür notwendigen Eizellen kommen sollten. Die Problematik offen oder sublim erzwungener Eispenden, die mögliche Abwertung der Frau zur bloßen Dienstleisterin und die Gefahr eines Handels mit Eizellen belasten die realistische Umsetzung des somatischen Kerntransfers für die Regenerative Medizin.

Verhinderung der Plazentabildung

Eine verblüffende Wendung nahm die Debatte durch den Vorschlag, der in den USA vor allem durch WILLIAM HURLBUT[41] seitens der Ethiker und, mit mutmaßlich etwas anderen Motiven, RUDOLF JAENISCH seitens der Stammzellbiologen, in Deutschland durch HANS SCHÖLER, propagiert wurde.

Die stark vereinfachende Definition von Pluripotenz als »Totipotenz minus der Fähigkeit, die Plazenta zu bilden« legt eine theoretische Möglichkeit nahe, wie man menschliche »embryonale« Stammzellen produzieren könnte, ohne durch das ethisch konfliktbeladene Stadium der Totipotenz hindurch zu müssen. Dies würde die Schaffung einer Zelllinie erfordern, die zwar alle Zellen eines Embryos bilden kann (den Embryoblasten), aber unter keinen Umständen eine Plazenta (den Trophoblasten). Dadurch wären diese Zellen niemals fähig, sich in eine Gebärmutterwand einzunisten und ein ganzes neues menschliches Leben hervorzubringen. Um diese Idee umzusetzen, müsste man Gene deaktivieren, die nachweislich nur für die Bildung des Trophoblasten notwendig sind, im Embryo selbst aber keine Rolle spielen. In der Tat gibt es solche Gene. Bei der normalen Entwicklung werden diese Trophoblastengene in den embryonalen Stammzellen, aus denen sich der Embryo entwickelt, dauerhaft ausgeschaltet. Die Idee Hurlbuts war nun, durch somatischen Kerntransfer eine Zelle entstehen zu lassen, die man eben nicht mehr mit Fug und Recht als befruchtete Eizelle bezeichnen kann (und der damit auch der moralische Status einer befruchteten Eizelle nicht zuerkannt werden müsste), da in ihr diese Inaktivierung der Trophoblastengene bereits vorgezogen wurde oder diese Gene gar nicht erst vorhanden sind.

Rudolf Jaenisch hat im Mausexperiment gezeigt, dass dies in der Tat möglich ist.[42] Er deaktivierte in einer somatischen Zelle das Gen Cdx2, das für die Entwicklung der Plazenta notwendig, sonst aber für die weitere Entwicklung abdingbar ist, führte einen somatischen Kerntransfer durch und erzeugte so durch »therapeutisches Klonen« pluripotente Stammzellen, die aus einer nicht entwicklungsfähigen Blastozyste hervorgingen. Hurlbuts Plan sah eine abgewandelte Form des Kerntransfers vor.

Manche sehen in diesem ganzen Manöver aus dem ethischen Blickwinkel eine Spitzfindigkeit oder sogar nur Augenwischerei. Aber die Sache geht tiefer. Dass diese Strategie ernsthaft diskutiert wird, belegt deutlich, dass wir uns weder des Ausmaßes noch des Stellenwertes des genetischen Determinismus wirklich bewusst sind. Zum Erstaunen vieler haben sich gerade manche Repräsentanten der katholischen Kirche mit dieser Lösung des Problems verhältnismäßig leicht getan. Dazu gehörte zum Beispiel der damalige Erzbischof von San Francisco, Kardinal William Levada, der heutige Präfekt der Glaubenskongregation in Rom. Die Begründung hierfür liegt wohl in dem Stellenwert, der in dieser Frage im katholischen Denken dem Potenzial eingeräumt wird. Und dieses Potenzial ist im Fall einer Zelle ohne Trophoblastengene eben ganz eindeutig kein sich entwickelndes menschliches Leben. Auch das Vorsichtsargument kommt hier nicht vorrangig zum Tragen. Allerdings gab es auch in der katholischen Kirche harsche Kritik von anderen Theologen. Selbstverständlich kann man auch argumentieren, dass die zur Trophoblastenbildung unfähigen Zellen eben doch ein Embryo seien, eben nur ein »behinderter« Embryo. Hurlbuts intelligenter und eigentlich auf Ausgleich bedachter Vorschlag hat ihm also in keinem Lager viele Freunde gemacht.

Hinzu kommt, dass das beschriebene Verfahren irritierenderweise irgendwie impliziert, dass der Schlüssel zum Menschsein im Trophoblasten zu finden sei und damit außerhalb des Menschen selbst. Ontologen (und nicht nur sie) haben hiermit ihr Problem.

Induzierte Pluripotenz: Die Reprogrammierung von somatischen Zellen

Es geht aber auch anders. Das wahrscheinlich größte Ereignis in der Stammzellforschung in den letzten Jahren war die Nachricht, dass die gezielte Expression von nur vier Genen ausreicht, um aus einer gewöhnlichen Hautzelle, zunächst von der Maus, eine pluripotente Zelle zu machen. Diese vier Gene waren: Oct4, Sox2, c-Myc und Klf4. Im Sommer 2007 berichteten dies unabhängig voneinander Marius Wernig, Rudolf Jaenisch und Kollegen am MIT und Sinya Yamanaka und seine Mitarbeiter vom *Institute for Frontier Medical Sciences* der Universität Kyoto.[43, 44] In beiden Fällen war das Ergebnis beeindruckend und verblüffend.

Nach allen Standards verhielten sich die umprogrammierten Zellen nahezu wie ES-Zellen. Das »nahezu« steht für das Problem, dass die vollständige Identität natürlich extrem schwer zu beweisen wäre. Und nach dem, was wir in den letzten Absätzen über Entwicklung und genetisches Potenzial erfahren haben, können diese Zellen in einem profunden Sinne natürlich auch nie »wirklich« ES-Zellen sein, da sie eine andere Vergangenheit haben. Aber sie verhielten sich nicht anders als ES-Zellen und bestanden den Pluripotenznachweis souverän. Sie produzierten Abkömmlinge aller Keimblätter und besiedelten die Keimbahn.

Das Genexpressionsprofil der induzierten pluripotenten Zellen entsprach jedoch nur fast, aber nicht ganz dem einer normalen ES-Zelle. Wie relevant diese Unterschiede sind, vermag noch niemand zu sagen, und für viele Fragen könnte dies sogar nebensächlich sein. Umprogrammierte Hautzellen sind jedenfalls ethisch völlig unbedenklich und sehr leicht erhältlich. Vor allem lassen sie sich autolog, also vom Patienten selbst, und ohne die umständliche Prozedur des Kerntransfers generieren. Wenn sich all die guten Nachrichten bestätigen, könnte dieser sensationelle Befund also die ganze ethische Debatte (aus Stammzellsicht) hinfällig und den Kerntransfer überflüssig machen.

Die meisten Stammzellforscher werden zuvor der Meinung gewesen sein, dass Reprogrammierung prinzipiell möglich sein müsste und ein wichtiges Forschungsziel darstellte. Dass man allerdings so schnell so weit gelangen würde und mit (vergleichsweise) einfachen Mitteln so durchschlagende Ergebnisse erzielen würde, hatte wohl kaum jemand erwartet.

Die nächste gute Nachricht war, dass das gleiche Verfahren auch bei menschlichen Zellen anwendbar war. Wieder teilten sich zwei Gruppen den Ruhm. Yamanaka war wieder dabei, und diesmal auch ES-Zellpionier James Thomson aus Wisconsin.[45, 46]

Ganz am Ziel ist man allerdings noch nicht. Zunächst einmal war irritierend, dass die Wisconsin-Gruppe eine andere Viererkombination von Genen verwendete als ihre japanischen Kollegen: OCT4, SOX2, NANOG und LIN28 (bei Bezug auf den Menschen werden Gene in Großbuchstaben geschrieben). Schön war daran, dass C-MYC nicht vorkam, denn C-MYC ist ein Onkogen, also ein Gen, das bei der Krebsentstehung eine Rolle spielt und Zellen immortalisieren kann. Nur wenig später berichteten dann auch Yamanaka und Mitarbeiter, dass sie das

Verfahren so modifizieren konnten, dass sie auch mit ihrer Kombination auf C-MYC verzichten konnten. Eine Dreierkombination tat es also auch, aber welches der dritte Faktor neben Sox2 und Oct4 ist, der wirklich hinreichend ist – es stehen ja nun mehrere zur Auswahl –, ist nicht ganz klar.

Ein anderes Problem ist, dass man in allen Fällen die Genexpression mit Retroviren erreicht hatte. Dadurch verbietet es sich, die Zellen für therapeutische Zwecke einzusetzen (siehe S. 83). Es bleibt also eine Menge Arbeit: Inwieweit gleichen die induzierten pluripotenten Zellen »wirklich« ES-Zellen?

Um solche Fragen beantworten zu können, ist paradoxerweise in gewissem Rahmen auch weiterhin Forschung an menschlichen embryonalen Stammzellen notwendig, da nur sie wirklich den Vergleich bieten kann, um festzustellen, welche Eigenschaften die induzierten pluripotenten Zellen haben. Die Erfahrung mit den EC-Zellen zeigt, dass unter Umständen »fast so gut« nicht ausreichend sein kann. Die Referenz bleibt also die natürliche ES-Zelle. Der Vergleich mit Maus- oder Affenzellen reicht hier nicht aus, denn wenn es an derartige genetische Details geht, wie sie die Wirkung der vier manipulierten Pluripotenzgene darstellt, werden auch kleine Unterschiede potenziell sehr bedeutsam. Allerdings machte sich die humane ES-Zellforschung mit diesen Arbeiten zu einem Großteil selbst überflüssig. Dies gibt auch eine neue Wendung für die ethische Debatte. Ist humane ES-Zellforschung mit dieser Zielsetzung anders zu bewerten als eine solche, die mit induzierter Pluripotenz nichts zu tun hat? Der Deutsche Bundestag ist mit seiner Entscheidung zur Novellierung des Stammzellgesetzes im April 2008 der Ansicht gefolgt, dass gerade auch vor dem Hintergrund der neuen Forschungsergebnisse zur induzierten Pluripotenz eine Forschung an modernen humanen ES-Zelllinien notwendig ist.

Die offenen Fragen sind nämlich vielfältig: Was ist der Beitrag der einzelnen Gene? Und wie funktioniert das Ganze? Wie wird Pluripotenz determiniert? Schließlich, eher praktisch: Kann man die Reprogrammierung auch ohne virale Vektoren erreichen? Kann man hieraus sichere Therapien entwickeln? Angewandte Forschung und Grundlagenwissenschaft lassen sich hier nicht sauber trennen. Wir werden auf diesen Gedanken im nächsten Kapitel noch weiter eingehen.

Skurrilerweise aber sah sich ausgerechnet US-Präsident George W. Bush durch diese Erfolge in seiner starren Haltung zur Stammzellforschung bestätigt und nahm für sich in Anspruch, durch seine harte Linie diese Suche nach »Alternativen« zur Forschung an humanen ES-Zellen motiviert zu haben. Dass Japan schon länger wieder politisch von den USA unabhängig ist, fiel dabei wohl unter den Tisch. Dabei waren alle drei erfolgreichen Arbeitsgruppen solche mit großer Erfahrung im Umgang mit ES-Zellen. Die wunderbare Alternative hat ihre Wurzeln also in just jener Forschung, die abgelehnt wurde.

Zu Recht haben diese vier Publikationen also außerordentlich viel Aufmerksamkeit erhalten. Anders als im Falle vieler anderer publicitywirksamer Berichte liegen hier sehr ähnliche Befunde von unabhängigen Forschungsgruppen vor, und detaillierte Protokolle sind veröffentlicht worden, sodass jeder Schritt nachvollzogen werden kann.

Bei derartigen Meilensteinen können die Erwartungen jedoch früh zu hoch steigen. Wenn man Sinya Yamanaka Ende 2007 eine E-Mail schickte, erhielt man (mit freundlichem Bedauern) eine automatische Antwort, die, vor jeglicher Anrede, gleich bekräftigte: »Es dauert noch Jahre an Grundlagenforschung, bevor wir in der Lage sein werden, induzierte pluripotente Zellen einsetzen zu können, um Patienten zu behandeln. Wir tun unser Bestes, um sie so schnell wie möglich zur klinischen Anwendung zu bringen.«

Bei der Maus gibt es aber auch hier schon vielversprechende Befunde: Rudolf Jaenischs Gruppe zeigte, dass man aus induzierten pluripotenten Zellen aus der Haut Blutzellen gewinnen kann, mit denen Mäuse mit dem genetischen Defekt der Sichel-zellanämie erfolgreich behandelt werden konnten. Und auch in einem Modell der Parkinson-Krankheit war man schon erfolg-reich. Aber: bislang nur bei Mäusen. Wie der amerikanische Krebsforscher Judah Folkman einmal gesagt hat, als man ihn auf die therapeutischen Konsequenzen seiner Arbeiten zur Ab-schaltung der Blutversorgung für Tumoren gefragt hat: »Ich kann Sie bestens behandeln – wenn Sie eine Maus sind.« Klini-sche Forschung braucht einen langen Atem. Dennoch: alles in allem sind das sehr gute Aussichten.

Die Arbeiten zur induzierten Pluripotenz stellen einen wirk-lichen Fortschritt dar, auch wenn jetzt noch viele Fragen offen sind. Selbst wenn sich herausstellen sollte, dass aus irgendwel-chen Gründen mit reprogrammierten Zellen beim Menschen gar keine Therapie möglich ist, so ist der Gewinn für die Medi-zin immens. Denn die reprogrammierten Zellen erlauben es, zelluläre Modelle zu entwickeln, die die genetischen Bedingun-gen zum Beispiel eines Patienten mit einer ungewöhnlichen Erkrankung widerspiegeln. Damit manifestiert sich auch hier etwas, was man die »andere« Stammzellrevolution nennen könnte. Eine Revolution, die eher biologisch als biotechnolo-gisch ist, die das, was ist, betont vor dem, was sein soll, und da-mit die individuelle Entwicklung über generalisierende Visio-nen stellt.

Die »andere« Stammzellrevolution

Stammzellen aus anderer Perspektive

Die Suche nach der pluripotenten Zelle, die als Ausgangszelle für Zellersatztherapien dienen könnte, dominiert die öffentliche Wahrnehmung und wegen der Brisanz der Verwendung humaner ES-Zellen auch die gesellschaftliche Auseinandersetzung mit der Stammzellforschung. Dabei ist vieles in diesem Bereich reine Utopie und wird es auch gewiss noch eine Weile bleiben. Wer in der ersten Forscherliga mitspielen und zukunftssichere Wissenschaftspolitik betreiben will, muss – auch, aber eben nicht nur – auf Utopien setzen. Das geschieht auch bei Brennstoffzellen und Kernfusion, wo ebenfalls extrem lange Vorlaufzeiten bis zur Anwendung in Serie zu erwarten sind. Das geschah auch beim Transrapid, der jedoch auch das beste Beispiel dafür ist, dass das Gute der Feind des Besseren ist. Konventionelle Hochgeschwindigkeitszüge sind so viel einfacher und billiger zu haben, dass die unbestrittenen Vorteile der Magnetschwebebahn am Ende keinen Käufer überzeugten. Ein bekanntes Beispiel im Kleinen ist die aufwendig optimierte Verpackung, die McDonald's in den 80er-Jahren für seine Hamburger entwickelte und die die Ware in angeblich nie zuvor erreichter Frische an den Kunden gebracht hätte, aber dennoch im Orkus der Entwicklungsabteilung verschwinden musste, da der Fortschritt mit einer miserablen Umweltverträglichkeit und noch mehr Müll verbunden und deshalb nicht durchsetzbar war.[47] Überlegenheit in einer Teildisziplin ist also kein Garant für Akzeptanz.

Auf der anderen Seite aber ist Stammzelltherapie längst klinisch etabliert und in der Hämatologie sogar schon ein Routineverfahren. Ohne die utopischen Komponenten (und vielleicht auch die Faszination des ethisch Zweifelhaften), die der ES-Zellforschung eigen sind, ist die Aufmerksamkeit der Öffentlichkeit für diese etablierten Formen der Stammzelltherapie recht gering. Und nun soll die debattenmüde Öffentlichkeit gar schlucken, dass Stammzellen möglicherweise am besten in einer Weise einzusetzen sind, die weitgehend unspezifisch und dementsprechend ganz unspektakulär ist. Eine Methode, die das immer als das Wesentliche der Stammzellen Herausgestellte, nämlich ihr breites Differenzierungspotenzial, gar nicht wirklich auszunutzen scheint, sondern eher ihre Fähigkeit, ein für Regeneration und Entwicklung förderliches Milieu zu schaffen. Es ist kein Wunder, dass man hin- und hergerissen ist zwischen dem Eindruck einer genial einfachen Idee und dem eines Etikettenschwindels. Wenn Blutstammzellen nach einem Herzinfarkt für eine Verbesserung sorgen, ohne dass sie Herzmuskelzellen ersetzen, scheint das mit »Stammzelltherapie« im landläufigen Sinne nichts mehr zu tun zu haben.

Es ist aber sehr deutlich, dass es unsere Erwartungshaltung ist, die uns hier einen Streich spielt. Da diese Erwartungshaltung sehr medizinisch geprägt ist, ist die Erwartung eben auch zweckorientiert. Wenn es nun aber wirklich so ist, dass das Wesen der Stammzellen in ihrem Potenzial liegt und dieses Potenzial eine gewisse Offenheit einschließt, dann ist diese einengende Betrachtung vielleicht eben genau die nicht angemessene. Natürlich kann und soll man Stammzellen mit einem medizinischen Zweck im Kopf erforschen, aber es könnte wohl sein, dass die Phantasie der Natur wieder einmal größer war als unsere eigene. Es besteht die Gefahr, sich mit zu einfachen Strickmustern zufrieden zu geben. Außerhalb des Embryos selbst verwirklicht die Natur beim Menschen nämlich die Möglichkeit zur beliebigen Entwicklung neuer Zellen nicht. Erstens hat sie dazu vielleicht Gründe, zweitens aber könnte die Überzeugung, es müsse aber dennoch möglich sein, den Blick dafür verstellt, was denn eigentlich sonst Wunderbares mit den Stammzellen geschieht.

Im Nebenschluss könnte es, wenn man sich weniger zweckbestimmt auf die Stammzellen einlässt, auch passieren, dass man etwas lernt, das der zielgerichteten Entwicklung neuer Zellen zugutekommt. Es ist also eine Frage des Ansatzes, nicht des Zieles. Wenn Stammzellen wesentlich »offen« sind, erscheint es irgendwie angemessen, auch ihre Erforschung offen anzugehen.

Unter »Bionik« versteht man die Übertragung von »technischen Lösungen« aus der Natur auf menschliche Ingenieurkunst. Der Lotuseffekt, bei dem eine dem Blatt der Lotuspflanze nachgebildete Oberflächenstruktur Wasser abperlen und Schmutz nicht sich festsetzen lässt, ist ein bekanntes Beispiel für solch ingeniöses Abkupfern von der Natur. Heute haben schon über 300 000 Häuser in Deutschland einen Anstrich mit Lotuseffekt. Um auf derartige Anwendungsideen zu kommen, ist aber Exploration erforderlich. Man hat die Lotuspflanze erst einmal sehr genau ansehen müssen. Meine Überzeugung ist, dass die Stammzellbiologie noch eine Menge unentdeckter verblüffender Beobachtungen bietet.

Bei vielen natürlichen Phänomenen ist nämlich nicht unmittelbar evident, wofür sie eigentlich Lösungen darstellen. Das Wesen der Evolution ist es eben nicht, Lösungen zu suchen, sondern aus dem Vorhandenen und immer wieder Variierten auszuwählen und zu kombinieren. Evolution plant nicht. Entwicklung in den Maßstäben der Evolution lebt also von Irrwegen. Sie ist ganz und gar nicht zweckorientiert, führt aber zu oft extrem zweckmäßigen Lösungen.

Wer das Leben erforscht und erst recht, wer Eigenschaften des Lebendigen für seine guten Zwecke nutzbar machen will, tut gut daran, die Grundprinzipien natürlicher Entwicklung nicht außer Acht zu lassen. Es führt dies dann einfach zu einem breiteren, bunteren Bild. Vor solchem Hintergrund stellt sich dann die Frage, welche Bedeutung denn Stammzellen eigentlich für den Organismus wirklich haben. Die Frage erscheint zunächst trivial. Stammzellen sind die Ursprungszellen von Entwicklung. Im erwachsenen Organismus tragen sie in vielen Organen zur dauernden Regeneration bei. Wenn man genauer hinschaut, bemerkt man freilich eine Spannung zwischen diesen beiden Aussagen. Wie geht die zweite aus der ersten hervor? Ist im Erwachsenen alles Regeneration und nichts mehr Entwicklung? Ist Regeneration gar gleich Entwicklung? Beruhen beide auf denselben Mechanismen? Warum ist Regeneration dann im höheren Alter auf wenige Organe beschränkt? Und was ist mit den Stammzellen in Organen, die eben nicht regenerieren? Stellen diese Vorgänge pure Atavismen dar, ungenutzte Überbleibsel unserer gemeinsamen Vorfahren mit Salamandern und Lurchen, die noch heute ganze Beine und Schwänze, die abgetrennt wurden, problemlos wiederherstellen können? Irgendwie erscheint es etwas naiv, an dieser Stelle nur einfach sehr technikorientiert zu versuchen, ein Prinzip aus der frühen embryonalen Entwicklung, die Existenz und Wirkung pluripotenter Stammzellen, auf den erwachsenen Organismus übertragen zu wollen und dort durch Rekapitulation von Entwicklung Regeneration erreichen zu wollen, wenn die spannungsvolle Beziehung zwischen beiden Vorgängen noch gar nicht verstanden ist. Natürlich kann das gut gehen, aber die Frage ist doch, ob man bei unvoreingenommenerem Vorgehen nicht letztlich noch erfolgreicher sein wird.

Diesem Ansatz wird oft entgegengehalten, dass im Erwachsenen Gehirn und Herz, Pankreas und Niere nicht regenerierten und dass der Natur eben hier nichts abzuschauen und ihr deshalb mittels Bioingenieurskunst auf die Sprünge zu helfen sei. Dem kann man zunächst antworten, dass man vorab gar nicht wissen kann, was denn wäre, wenn Gehirn und Herz, Pankreas und Niere frei von der Aktivität von Stammzellen wären. Vielleicht sähe dann im Falle von Schädigungen und Krankheit alles noch viel düsterer aus. Aber das ist ein etwas akademisches und geistreichelndes Argument (das man allerdings einmal gehört und angedacht haben sollte). Bedeutsamer sind zwei andere Punkte.

Erstens, könnte es sein, dass es mit einem evolutionären Vorteil verbunden gewesen ist, dass Gehirn und Herz, Pankreas und Niere nicht regenerieren können? Handelte man sich also mit therapeutisch erzwungener Regeneration möglicherweise Nachteile ein? Zweitens, und verwandt hiermit: könnte es sein, dass Regeneration im Selektionsprozess nicht Priorität hatte, weil die Stammzellen in diesen Organen ganz andere Funktionen haben als eben Regeneration? Dass also der Verlust der Regenerationsfähigkeit die Kehrseite eines ganz anderen Gewinns ist?

Das Wirkliche und das Mögliche in der Stammzelltherapie

Eine Kernthese dieses Buches ist, dass Stammzellen für die Medizin nicht vor allem deshalb interessant sind, weil sie dazu geeignet sind, Rohmaterial für Zellersatztherapien zu liefern, sondern vielmehr, weil sie eine fundamentale Perspektivenänderung für die Biologie verkörpern. Aus dieser Sicht sind Stammzellen der Ort des »offenen Genoms«, die Stelle, an der das Zusammenwirken von Genom und Umwelt stattfindet. Als solche stehen sie für das Nicht-Statische, das Plastische und das (mit einem Körnchen Salz zu nehmende) Verdikt, dass Entwicklung lebenslang nicht endet. Das Pragmatische und Konventionelle, ja vordergründig Schlichte des Ansatzes, verlorene Zellen »einfach« zu ersetzen, ist selbstverständlich auch eine Tugend. Die Kritik richtet sich nicht gegen dieses Ziel an sich und auch nicht grundsätzlich gegen die angewandten Methoden, sondern gegen das Gewicht, das Zellersatz in der Diskussion um die Stammzellen gewonnen hat. Es ist nicht das Ziel, die Dichotomisierung fortzuschreiben. Die hier dargestellte

Revolution ist nicht die »andere« im Unterschied zu der »einen«, sondern eben die »eine«, die nur eben ganz anders ist, als man gedacht haben mag. Einer Einheit der Stammzellforschung wird das Wort geredet.

Und worin besteht nun die »andere« Stammzellrevolution? Ist dieses Kapitel nicht verdächtig dünn? Vielleicht, aber wir stehen auch erst am Anfang. Und bereits in den früheren Kapiteln ist all das aufgetaucht, was die »andere« Stammzellrevolution ausmacht. Zum Beispiel eben die Zellersatztherapien, bei denen gar nichts ersetzt wird, und dennoch ein klinischer Effekt festzustellen ist. Die Entdeckung der Mechanismen von Pluripotenz und ihre Induzierung. Die Verwendung der ES-Zellen als Werkzeug für die moderne Molekularbiologie und Genetik. Die Idee individualisierter Krankheitsmodelle, und schließlich auch die Schattenseiten: Krankheiten, die auf der Fehlfunktion von Stammzellen beruhen. Was aber wiederum ganz neue Angriffspunkte für Therapien böte.

Wer heute auf eine Tagung für Stammzellforschung geht, wähnt sich auf einer Tagung für Entwicklungsbiologie. Das Feld hat sich auf seine Wurzeln besonnen. Voreilige Zielfixiertheit führt zu nichts. Das heißt nicht, dass es nicht zum Beispiel auch noch immer groß angekündigte Tagungen zur Stammzellmedizin gibt, die nahezu wissenschaftsfrei sind und sich bei hohen Gebühren für die Teilnehmer vor allem durch die Beschwörung der alten Visionen in der Sprache der Ökonomie gefallen. Die »andere« Stammzellbiologie ist aber längst auf dem Wege, die »eine« Stammzellforschung zu werden. Und die ist letztlich nichts anderes als angewandte Entwicklungsbiologie mit einer neuen Perspektive. Nämlich der des offenen Genoms und dem Blick auf die Möglichkeiten. Dieser Perspektivenwechsel stellt auch die große Chance für die Wissenschaft der Alten Welt dar. Tigerstaaten mögen Milliarden in die Stammzellforschung pumpen; ohne die entwicklungsbiologische Infrastruktur und das äußerst komplexe Umfeld, das diese Forschung braucht, stehen sie dennoch im Vergleich zu Europa (noch) nicht so viel besser da.

Doch es gibt Aspekte der anderen Stammzellbiologie, die bislang noch zu kurz gekommen sind. Und da die vielen »Sachstandsberichte«, die zur Stammzellforschung verfasst wurden, um Politik und Gesellschaft über den Stand der Forschung aufzuklären, auf diesem Auge bemerkenswert blind waren, ist es wohl auch angemessen, der Stammzellforschung im Organismus selbst zu ihrem Recht zu verhelfen. Dabei handelt es sich keineswegs um ein Randphänomen! Das möglicherweise aufstrebendste Forschungsgebiet innerhalb der Stammzellforschung ist das der Neubildung von Nervenzellen aus Stammzellen im erwachsenen Gehirn, die sogenannte »adulte Neurogenese«. Deren Entdeckung beim Menschen wurde von der *New York Times* in einem einflussreichen Artikel als eine der Schlüsselentdeckungen der letzten Dekade des letzten Jahrhunderts bezeichnet. Die *Scopus*-Datenbank liefert unter den gleichen sonstigen Bedingungen wie bei der auf Seite 126 beschriebenen Abfrage 2 294 Treffer für die Suche nach »neurogenesis« und »adult«, davon 1 746 Originalarbeiten, die bis heute 56 784 Zitierungen generiert haben und einen h-Index von 113 aufweisen. Man vergleiche diese Werte mit denen des Gesamtfeldes, und es muss rätselhaft erscheinen, wie all die »Sachstandsberichte« zur Politikberatung diese Forschung für ihre Berichte zur Stammzellforschung regelmäßig übersehen konnten.

Stammzellen in ihrer natürlichen Umgebung

Wer etwas über Löwen lernen will und sich nicht auf das beschränken will, was ihm andere erzählen, kann zunächst in den Zoo gehen. Er kann dort Löwen sehr nahe kommen und viele Beobachtungen machen, die in der Wildnis unmöglich wären. Andererseits wird er vielleicht auch Beobachtungen machen, die in der Wildnis gar nicht erst vorkämen. Das Leben im Zoo, womöglich in problematischem Klima fern Afrikas, mag zum Beispiel bestimmte unnatürliche Verhaltensweisen auslösen, die den Beobachter in die Irre führen. Aus dieser Irrtumsmöglichkeit auf den fehlenden Wert von Zoos zu schließen, ist falsch. Viele Tierarten lassen sich überhaupt nur durch Zoos vor dem Aussterben retten. Aber für manche Erkenntnisse über Löwen wird einem nichts anderes übrig bleiben, als Löwen in ihrer natürlichen Umgebung, ihrem normalen Habitat, zu beobachten. Das wird vor allem für die »höheren« Funktionen, zum Beispiel sozialer Art, gelten. Auch Jagdverhalten wird man im Zoo nicht wirklich erleben.

Eine Stammzellkultur ist ein Stammzellzoo. Auch hier kommt man näher an die Zellen heran, kann sie vermehren (und vor dem Aussterben bewahren), und man kann für seine Beobachtungen von all den komplizierenden Bedingungen absehen, die in der Wildnis vorherrschen mögen. Für viele Fragen aber, die man im Kontext der Stammzellbiologie stellen kann, ist es unverzichtbar, die Stammzellen in ihrem natürlichen Habitat zu untersuchen. Diese normale Umgebung ist die Stammzellnische, die wir bereits kennengelernt haben. Hinzu kommt aber der gesamte funktionelle Zusammenhang, in dem die Zellen stehen, ihr »soziokultureller« Kontext sozusagen. Und wenn man davon ausgeht, dass Entwicklung ihre bleibenden Spuren hinterlässt und das Potenzial von Stammzellen erst determiniert, dann repräsentiert dieser Kontext eben auch die angemessene »Geschichte« der Zellen.

Die Untersuchung der Stammzellfunktion in vivo stellt eine ganz andere, letztlich noch größere Herausforderung an die Wissenschaft dar als der Versuch, durch »trial and error« die Stammzellen in der Zellkultur glücklich zu machen und ihnen die gewünschten Tricks beizubringen. Einerseits wird uns nur die Betrachtung der natürlichen Verhältnisse wirklich sagen können, wie wir eben diese Zustände (oder ihre entscheidenden

Anteile) nachahmen können. Andererseits aber wird dieses gewonnene Wissen ein Gutteil der ursprünglichen Intentionen obsolet machen. Warum sich überhaupt noch die Mühe des Umwegs über die Zellkultur machen, wenn die notwendige Entwicklung auch vor Ort direkt steuerbar ist? Allerdings ist auch diese einfache Dichotomie falsch. Man kann die beiden Sichtweisen nicht gegeneinander ausspielen, insbesondere nicht, bevor die Forschung wirklich stattgefunden hat. Die »Stammzellrevolution« aber, das dürfte zutreffen, ist keine, die nur »im Zoo« stattfindet. Sie verändert unsere biologische Weltsicht, indem sie das Verständnis von fortgesetzter Entwicklung, Plastizität und Regeneration über die Lebensspanne hinweg steigert.

Die Künstlichkeit der Stammzellkultur

Wenn man Zellen in die Zellkultur bringt, reißt man sie aus ihrer normalen Umgebung und setzt sie einer neuen aus. In dieser künstlichen Umgebung fehlen die normalen direkten Kontakte zu verschiedenen anderen Zelltypen, und die Zellen sind sehr direkt von nährstoffreicher Flüssigkeit umspült. Diese Flüssigkeit, das Zellkulturmedium, soll den Zellen genau das Milieu bieten, das sie für ihre Entwicklung brauchen. Dabei ist man aber auf Versuch und Irrtum angewiesen, und die bekannten optimierten Zellkulturbedingungen für verschiedene Zelltypen wurden empirisch gefunden. Das führt zu einem fundamentalen Problem: Wie kann ich beurteilen, ob das Medium den Zellen gerecht wird und sie ihr intrinsisches Potenzial verwirklichen lässt? Schließlich stehen mir auch nur sehr unvollständige Mittel zur Verfügung, um die Zellen zu charakterisieren. Dabei sind bestimmte, grobe Charakteristika leicht zu identifizieren. Herzmuskelzellen beginnen zum Beispiel in der Zellkultur selbstständig zu »schlagen«, Nervenzellen zeigen typische elektrische Eigenschaften und Fettzellen haben ein sehr eindeutiges Aussehen. Aber inwieweit »sind« diese Zellen dann auch Herzmuskelzellen, Nervenzellen oder Fettzellen? Woraufhin werden Zellkulturbedingungen also optimiert? Der Erfolg hängt in starkem Maße von der Qualität der Analyse und den Hypothesen darüber ab, was einen bestimmten Zelltyp denn nun ausmacht. Das gilt ebenso für die Zellkulturbedingungen, die den Stammzellen nicht die ihnen gemäße Differenzierung erlauben, sondern sie im Status der Stammzellen erhalten sollen. Denn hier hängt die Beurteilung, wie gut die Zellkulturbedingungen eines »Stammzellmediums« wirklich sind, davon ab, wie gut bestimmt werden kann, dass in der Tat Stammzellen vorliegen. Gerade dieser »Beweis« aber wird, wie wir gesehen haben, unter bestimmten Zellkulturbedingungen durchgeführt und hängt also wieder von bestimmten Annahmen ab. Diese Abhängigkeiten bringen die Stammzellforschung in vitro (wie auch andere Zellkulturforschung) in die Gefahr, unter Umständen nur etwas zu untersuchen, das man selbst hineingesteckt hat. Was als intrinsische Eigenschaft der Zellen gedeutet wird, könnte in Wirklichkeit dann eine Eigenschaft sein, die von den Zellkulturbedingungen »induziert« wurde. Nun ist das nicht ganz so artifiziell und selbstreferenziell wie es zunächst erscheinen mag. Denn die beobachtbaren biologischen Phänomene sind ja durchaus real und sehr aufschlussreich. Das Problem ist der Bezug zur Situation in vivo, der im weiteren Schritt aufwendig hergestellt werden muss.

Die beschriebenen Diskrepanzen zwischen Zellkulturbefund, Verhalten und Eigenschaften der Zellen im Organismus legt nahe, dass die Zellkulturbedingungen die In-vivo-Situation heute erst unvollständig abbilden. Dabei ist es unklar, ob die Bedingungen in vitro Eigenschaften der Zellen freisetzen, die sie »eigentlich« haben, die aber in vivo unterdrückt sind, oder ob ganz neue, gewissermaßen fremde Eigenschaften hier in sehr künstlicher Weise ausgelöst werden. (Das Problem gibt es auch unter umgekehrtem Vorzeichen: Eigenschaften könnten in vitro unterdrückt werden, die in vivo »eigentlich« vorliegen, etc.) Beides wäre nicht uninteressant, aber es kommt auf die Ziele der Untersuchung an. Die optimale Ausgangslage wäre ein getreues Abbild der In-vivo-Situation in vitro. Die gegenwärtigen Zellkulturprotokolle sind vor diesem Hintergrund unvollkommen. Sie erlauben vielfältige und interessante Forschung zur Stammzellbiologie, aber sie taugen bislang nur begrenzt zu sehr fundamentalen Aussagen zur Situation in vivo. Und sie erlauben bislang kaum aussagekräftige Vergleiche zwischen verschiedenen Stammzelltypen. Man vergleicht dabei letztlich oft nicht die Zellen, sondern die Kulturbedingungen, unter denen sie gehalten werden.

Stammzellen in der Unterwelt: der Darm

Eines der größten Stammzellreservoirs des Körpers und eines, über das wir sehr wenig wissen, ist der Darm. Das Wenige, das wir wissen, stammt zum größten Teil aus In-vivo-Untersuchungen. Man kann Darmstammzellen zwar mittlerweile kultivieren, aber die bestimmende Betrachtungsweise scheint (vielleicht: noch) die Erforschung der Mechanismen im Darm selbst zu sein. Das mag daran liegen, dass sich bislang wenige kühne Visionen an Zellersatztherapien im Darm geknüpft haben, sodass der entwicklungsbiologische Ansatz in Ruhe dominieren kann.

Wenn die Haut die äußere Körperoberfläche darstellt, so repräsentiert der Darm den Großteil der inneren Körperoberfläche. Auch die Darmschleimhaut erneuert sich ständig, aber, anders als die äußere Haut, nicht in Schichten. Die Darmwand besitzt viele feine Einstülpungen, die Krypten, knapp über deren Boden die Stammzellen des Darmes zu finden sind. Die Schleimhaut erneuert sich aus den Krypten heraus. Die Zellen, die dem Darminnenraum am nächsten zugewandt sind, mitunter auf zottelartigen Ausstülpungen, sind am stärksten gefährdet durch die Aggressivität des Darminhaltes und müssen laufend ersetzt werden. Aus den gut geschützten Krypten wandern die Zellen an den Ort der Regeneration.

Der Zellumsatz ist enorm. Ein Gutteil dessen, was wir mit unseren Darmentleerungen täglich von uns geben, ist mit abgestorbenen Darmzellen ein Teil von uns selbst.

Wenngleich die Anatomie der Darmwand und, auf phänomenologischer Ebene, der Vorgang der Regeneration recht gut verstanden sind, so ist das Wissen über intestinale Stammzellen selbst bislang bestürzend gering. Sie sind schwierig zu charakterisieren und als eigenständige Einheit zu definieren. Es gibt keine Marker (siehe S. 190), um sie zu identifizieren und von anderen Zellen in der Krypte abzugrenzen. Im Darm wird eine extrem große Anzahl von Zelltypen generiert, die mutmaßlich aus einer homogenen Stammzellpopulation hervorgehen. Auch wie das funktioniert, ist noch weitgehend unklar.

Dass wir über die Stammzellen des Darmes so wenig wissen, könnte auch damit zusammenhängen, dass die therapeutischen Visionen, die sich an diese Zellen knüpfen, so gering sind. Dabei wären sie verhältnismäßig einfach zugänglich. Aber Zellersatztherapien und vor allem zellbasierter Organersatz im Darm sind offenbar so utopisch, dass sie selbst in den an Visionen nicht gerade armen Verheißungen der Stammzelldebatte nicht auftauchten. Es scheint noch die Phantasie zu fehlen, warum wir mehr über intestinale Stammzellen wissen sollten. Dies wird sich unweigerlich ändern, nicht zuletzt wegen der Bedeutung, die die Stammzellbiologie für die Krebsforschung hat, auf die wir noch zurückkommen werden.

Regenerationswunder Leber

Als Sinnbild der Regenerativen Medizin wird gern die Prometheus-Sage gewählt. Prometheus hatte den Menschen das zuvor den Göttern vorbehaltene Feuer gebracht und war zur Strafe an einen Felsen gekettet worden, wo ihm jeden Tag aufs

Neue Raubvögel die Leber aus dem Bauch rissen, welche aber dann wunderbarerweise über Nacht immer wieder nachwuchs. In der Tat zeigt die Leber ein unglaubliches, wenn auch in Wirklichkeit nicht *so* unglaubliches Regenerationspotenzial. Als Gründungsmythos der Regenerativen Medizin ist die Geschichte von Prometheus wegen der darin angedeuteten Vergeblichkeit aller Regeneration entweder gar nicht oder (je nach Grad an Zynismus und Pessimismus) besonders gut geeignet.

Man kann bei Lebendspenden zur Lebertransplantation einen ganzen Leberlappen transplantieren: Beim Spender wächst die Leber wieder beinahe zur ursprünglichen Größe heran. Beim Empfänger reicht der transplantierte Leberlappen aus, um eine funktionsfähige Leber zu bilden. Der Stellenwert der Leberstammzellen in diesem Prozess aber ist bis heute nicht klar.

Die Leber scheint nämlich insofern einen Sonderfall darzustellen, als dass sie zwar wohl Vorläuferzellen enthält, aber auch die ausgereiften Leberzellen (Hepatozyten) wieder zur Vermehrung angeregt werden können. Entwicklungsgeschichtlich gehört die Leber zum gastrointestinalen System, sodass die Stammzellen mit denen des Darms verwandt sind.

Die dreidimensionale Struktur der Leber folgt einem relativ klaren Grundschema, das man in bestimmten Zellkultursystemen (etwas unglücklich »Bioreaktoren« genannt) mit vergleichsweise geringem Aufwand (der abenteuerlich genug ist) nachbauen kann. Deutlich schwieriger zu lösen ist das Problem, diese Struktur »von selbst« und nur aus den Vorläuferzellen entstehen zu lassen. Da Leberzellen ein gutes Proliferations- und Regenerationspotenzial haben, gilt der Leberersatz bislang nicht als Domäne der Stammzellforschung. Trotzdem besteht hier natürlich ein enger Bezug, den man nicht, nur weil die einfachen Kriterien nicht passen, unter den Tisch fallen lassen darf. Die Leberzirrhose zum Beispiel ist ein gemeinsames Endstadium verschiedener Erkrankungen, bei denen bindegewebige Umbauvorgänge das Lebergewebe durchsetzen und funktionsuntüchtig machen. Dies ist zumeist ein langsamer, schleichender Prozess, der angesichts des immensen Regenerationspotenzials der Leber an sich einer kompensatorischen Regeneration zugänglich sein müsste, wenn man denn den entscheidenden Schalter fände.

Exotische Stammzellen

Bleibt man beim Bild des Zoos, so sind die interessantesten Tiere oft die seltenen. Bei den Stammzellen sind das die Stammzellen jener Körperregionen, die lange als frei von Stammzellen und damit frei von fortgesetzter Entwicklung und Regeneration galten. Dies sind vor allem die Stammzellen aus Herz und Gehirn. Man kann über diese Präferenz streiten, aber man lernt in der Wissenschaft oft mehr von den Extremen und Ausnahmen als vom scheinbar Regelhaften, das der Neugierde wenig Angriffsfläche bietet.

Im Nebel: Herzstammzellen

Das Herz steht uns als Organ am nächsten. Es ist am stärksten emotional besetzt und das Organ, mit dem wir uns ganz identifizieren. Seine überragende Bedeutung für unser Wohlergehen ist unmittelbar spürbar und von ganz anderer Qualität als das stille Wirken anderer Organe. Entsprechend ist es auch metaphorisch aufgeladen wie kein anderes Organ. Biologisch betrachtet ist »Man sieht nur mit dem Herzen gut« Blödsinn, aber Biologie ist eben nicht alles. Es ist also nur zu verständlich, dass die Regenerative Medizin beim Herzen mit ganz besonderer Aufmerksamkeit rechnen kann.

»Stammzellen im Herzen« bedeuteten also Potenzial zur Erneuerung an entscheidendem Ort: nicht nur wegen der Bedeutung des Herzens als lebenswichtige Pumpe, sondern auch wegen seiner Bedeutung als Mitte des Lebens in anderer Hinsicht. Am Herz liegt uns besonders viel, und es ist interessant zu sehen, wie sich biologisches mit nicht-biologischem Denken vermischt, wenn wir uns Regeneration im Herz wünschen. Zelltherapie am Herz ist daher irgendwie weniger prosaisch als andernorts.

Da Skelettmuskelzellen eine gewisse Regenerationsfähigkeit zeigen und die glatten Muskelzellen, zum Beispiel der Gefäße und der Darmwand, eine sehr gute, war es irritierend, dass die Herzmuskelzellen sich so ganz anders verhielten. Wenn Herzmuskelgewebe nach einem Infarkt zugrunde geht, findet kein oder kaum Wiederaufbau statt. Es bleibt eine Narbe zurück.

Trotzdem gibt es einzelne Berichte von Stammzellen im erwachsenen Herzen. Bislang sind diese weder eindeutig bewiesen noch widerlegt worden. Wenn diese Zellen existieren, sind sie sehr rar.

Allerdings sind Herzmuskelzellen in der Tat besondere Muskelzellen. Sie können sich nicht nur, wie andere Muskelzellen, kontrahieren, sondern sie tun dies rhythmisch von allein. Auch einzelne Herzmuskelzellen »schlagen«. Das ist in Zellkulturen von Herzmuskelzellen sehr eindrucksvoll zu sehen. Im Herzen selbst wird diese zellautonome Aktivität von spezialisierten Arealen des Muskels kontrolliert, die den anderen Arealen einen Schlagrhythmus aufzwingen. Diese Kontrolle wird nicht mittels Nervenfasern übertragen, sondern durch Herzmuskelzellen selbst. Das Reizleitungssystem des Herzens ist also Teil der Muskulatur selbst. Man vermutet, dass diese zweifache Aufgabe der Kontraktion und der Erregungsleitung der Regenerationsfähigkeit enge Grenzen setzt.

Schon einzelne Zellen und Zellverbände in der Zellkultur, die sich in Richtung von Herzmuskelzellen entwickelt haben, beginnen zu »schlagen«. Sie ziehen sich rhythmisch zusammen und zeigen damit ihre Herzeigenschaften sehr deutlich für alle. Dieses Bild ist ungeheuerlich stark. Es ist kein Wunder, dass man sich, wenn man es sieht, den Zielen eines Zellersatzes nahe wähnen muss. Entsprechend lassen sich die suggestiven Bilder auch leicht missbrauchen. Denn von den schlagenden Zellen in der Kultur bis zu einem funktionierenden Zellersatz ist es noch ein sehr weiter Weg.

Die großen Unbekannten: Stammzellen des Gehirns

Die Entwicklung des Gehirns

Die Urstammzellen des Nervensystems sind die sogenannten neuroepithelialen Zellen, die die Wand des Neuralrohrs ausklei-den. Das Neuralrohr entsteht aus dem sich einfaltenden Keim-blatt des Ektoderms; sein Verlauf markiert die spätere Längs-achse des Organismus. Dabei wandern die Stammzellen des späteren peripheren und des autonomen Nervensystems zur Seite davon und bilden die Neuralleiste. Aus den neuroepithe-lialen Zellen entstehen die Zellen von Gehirn und Rückenmark. Dieser Vorgang dürfte die komplexeste Entwicklung sein, die es überhaupt gibt. Das Gehirn ist immens zellreich, und allein die Zahl der Zelltypen ist nicht sicher abzuschätzen (hängt sie doch von Definitionen ab, die schwer zu formulieren sind, wenn man nicht weiß, wonach man sucht). Die Geschwindigkeit und die Koordination der Entwicklung des Nervensystems sind atem-beraubend. Beim Menschen müssen 10 Billiarden Nervenzellen generiert werden, die im Durchschnitt jeweils 1 000 Kontakte eingehen. Das bedeutet, dass zu den Hochzeiten der Entwick-lung mehr als 250 000 Nervenzellen pro Minute hergestellt wer-den müssen.

Die neuroepitheliale Stammzelle ist also noch eine Stamm-zelle mit immensem Potenzial. Definitionsgemäß ist sie »multi-potent«. Im Verlauf der Entwicklung werden die Stammzellen zunehmend spezialisierter. Sie nehmen eine örtliche und zeit-liche Identität an. Entwicklung bestimmt diese Identität und engt das Potenzial zunehmend ein.

Man ging lange davon aus, dass die neuralen Stammzellen

zunächst die Nervenzellen erzeugen und dann die sehr zahlreichen Nicht-Nervenzellen (Gliazellen) des Gehirns, wobei sie sich restlos verbrauchten.

Stammzellen im erwachsenen Gehirn
Die meisten Menschen sind mit der Vorstellung groß geworden, die sie vielleicht in der Schule gelernt, vielleicht aber auch als »ewige Wahrheit« schon viel früher aufgeschnappt haben, dass wir (nach dieser atemberaubenden Entwicklung) mit einer fixen und maximalen Zahl von Nervenzellen geboren würden und es danach, zumindest was die Nervenzellen anbelangt, nur noch bergab gehe. Und so falsch ist das gar nicht: Man schätzt, dass das Maximum an Nervenzellen, das ein Mensch erreicht, fast zehnmal so hoch ist wie die Zahl der Zellen, die davon im jungen Erwachsenenalter übrig geblieben sind. Es wird also zunächst ein »Zuviel« angelegt, und nur die Zellen, die sinnvolle Verknüpfungen eingehen, bleiben erhalten. Man kann dies vergleichen mit einem Bildhauer, der einen Marmorblock bearbeitet. Alles, was »nicht Venus von Milo« ist, wird entfernt, und das Kunstwerk bleibt übrig.

Im Großen und Ganzen ist dieser Prozess nicht umkehrbar. Untergegangene Zellen werden nicht ersetzt. Das ist der Grund, warum viele neurologische und psychiatrische Erkrankungen chronisch sind. Eine Chance zur Selbstheilung, die mit einer Wiederherstellung der zerstörten Struktur einherginge, gibt es nicht. Alle Regeneration geht von den Nervenzellen aus, die noch vorhanden sind. Und da Nervenzellen nicht teilungsfähig sind, muss sich diese Regeneration auf die Verästelungen der Nervenzellfortsätze und ihre Verknüpfungen (Synapsen) beschränken. Andere Hirnzellen, Gliazellen (auf die wir noch zu sprechen kommen) und Gefäße zum Beispiel, zeigen eine stärkere Neigung zur Restoration als die Nervenzellen, aber angesichts der tragenden Funktion der Nervenzellen bleibt diese Regeneration von begrenzter Tragweite.

Aus diesem Mangel hat man lange geschlussfolgert, dass Nervenzellneubildung (»adulte Neurogenese«) überhaupt nicht möglich sei. Als adulte Neurogenese in den 1960er-Jahren dann erstmals doch beschrieben wurde, hielt man sie für »eigentlich« unmöglich, da wegen des Fehlens von Stammzellen im erwachsenen Gehirn jene Zellen, von denen Neurogenese überhaupt ausgehen könnte, gar nicht vorhanden seien. Das war einem Zirkelschluss gefährlich nahe: da es keine Stammzellen gab, konnte die Neurogenese nicht stattfinden. Da es keine Neurogenese geben sollte, brauchten auch die Stammzellen nicht vorhanden zu sein.

1992 aber berichteten Brent Reynolds und Samuel Weiss von der Universität Calgary, dass sich aus dem Gehirn erwachsener Mäuse Zellen mit Stammzelleigenschaften isolieren ließen.[48] Diese Zellen befanden sich in der Nähe der Hirnventrikel, den flüssigkeitsgefüllten Höhlungen der Hirnhemisphären. Etwa zeitgleich entdeckten Fred H. Gage und seine Mitarbeiter Jasodarah Ray und Theo D. Palmer Stammzellen in einer Hirnregion, die Hippocampus heißt und zentral in Lern- und Gedächtnisvorgänge involviert ist.[49]

Man kann die Zellen des Gehirns grob in zwei Klassen einteilen: erstens die Nervenzellen und zweitens die Gliazellen. Gliazellen, wörtlich der »Nervenkitt«, galten lange als schlicht die »Nicht-Nervenzellen«, die Nervenzellen dagegen, wegen ihrer hervorstechenden Bedeutung für die Hirnfunktion, in den Worten des Vaters der modernen Neurobiologie, dem Spanier Santiago Ramon y Cajal, als die »noblen Elemente des Gehirns«. Groß war die Überraschung (und eventuell auch die Beschämung), als sich herausstellte, dass sich die Stammzellen des Gehirns ausgerechnet unter den Gliazellen verbergen. Somit stammen die »noblen« Elemente direkt von den angeblich weniger noblen ab, was der seltsam bewertenden Beschreibung und der konsequenten Unterschätzung der Gliazellen eigentlich ein Ende bereiten sollte. Wissenschaftler wie Arnold Krieg-

Neurogenese im Hippcampus der erwachsenen Maus

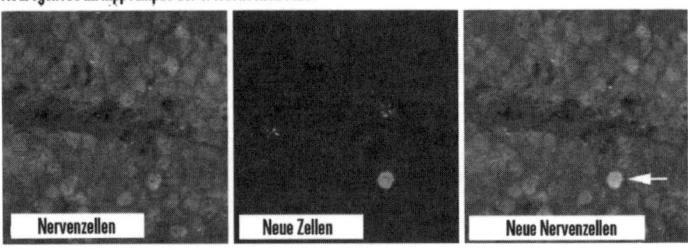

| Nervenzellen | Neue Zellen | Neue Nervenzellen |

Lage des Hippocampus im menschlichen Gehirn

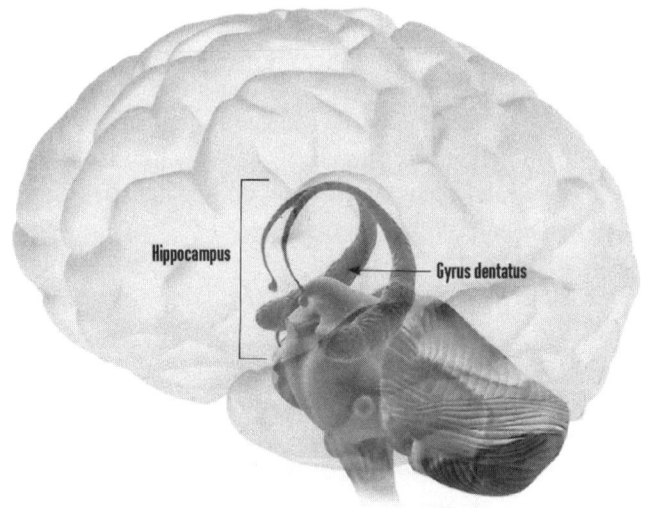

Hippocampus

Gyrus dentatus

Adulte Neurogenese

STEIN oder MAGDALENA GÖTZ wiesen nach, dass während der Entwicklung des Nervensystems die Nervenzellen aus einer spezialisierten Form von Gliazellen, der sogenannten »Radiärglia«, entstehen. ARTURO ALVAREZ-BUYLLA und seine Kollegen konnten zeigen, dass sehr Ähnliches auch für das erwachsene Gehirn gilt. Zu diesen Stammzellen mit Eigenschaften, die stark an eine gut definierbare Gliazellart, die Astrozyten (Sternzellen), erinnern, kommt aber noch eine weitgehend mysteriöse weitere Population von Vorläuferzellen hinzu, über deren Identität wir noch sehr wenig wissen. Wissenschaftlern wie THEO D. PALMER und anderen gelang es, Stammzellen buchstäblich aus allen Hirnregionen zu isolieren, ohne dass dort, außerhalb der Ventrikelwand und des Hippocampus, eine Stammzellnische und die typischen astrozytenartigen Zellen nachweisbar wären. Dafür aber findet man dort Zellen, die sich sehr selten teilen und die man wegen eines Moleküls, das sie exprimieren (das aber vielleicht mit ihrer speziellen Funktion gar nichts zu tun hat), NG2-Zellen nennt. Diese galten lange als die Vorläufer der Oligodendrozyten, jener Gliazellen, die für die Isolierung der Nervenfasern im Gehirn sorgen und somit elektrische Kurzschlüsse vermeiden. Erst in letzter Zeit häufen sich Berichte, dass diese Zellen seltsam zwischen den Welten der Neurone und der Gliazellen wandern und mutmaßlich tatsächlich einige Vorläuferzelleigenschaften haben. Weil sie außerhalb der Stammzellnischen im Hirngewebe, dem Hirnparenchym, beheimatet sind, nennt man sie auch parenchymale Vorläuferzellen. Wenn man zu den ganz frühen Neuroanatomen, wie den Deutschen WILHELM HIS und ALFRED SCHAPER, gegen Ende des 19. Jahrhunderts zurückgeht, findet man bei ihnen einen Zelltyp namens »Spongioblast« beschrieben, der dann nach dieser eher spekulativen Erstbeschreibung als eine Art Gewebevorläuferzelle lange in Vergessenheit geriet. Nun plötzlich taucht diese Zelle also unter neuem Namen wieder auf. Die NG2-Zellen reagieren zum Beispiel auf eine lokale Durchblutungsstörung des Gehirns und teilen sich in der Umgebung dann verstärkt. Allerdings scheint diese Aktivität für eine Regeneration nicht auszureichen. Es könnte aber gut sein, dass das gar nicht ihre Funktion ist und man hier falsche Maßstäbe an sie anlegt.

In sehr weiten Teilen ist die Funktion der Stammzellen im erwachsenen Gehirn noch rätselhaft. Nervenzellen jedenfalls machen sie eher nur in Ausnahmefällen. Es knüpfen sich aber große medizinische Hoffnungen daran, diese Funktion besser zu verstehen. Einerseits könnte es gelingen, so das Regenerationspotenzial zu erhöhen. Andererseits aber könnte man viel darüber lernen, wie das Gehirn seine Struktur normalerweise erhält und wie Struktur und Funktion zusammenhängen.

Adulte Neurogenese: Neue Nervenzellen für erwachsene Gehirne
Als der am *Massachusetts Institute of Technology* (MIT) arbeitende Neuroanatom JOSEF ALTMAN 1965 berichtete, dass das Gehirn der erwachsenen Ratte noch neue Nervenzellen produzieren könne, hielt man das für eine Kuriosität, wenn man ihm überhaupt glaubte.[50] Da es keine Stammzellen im Gehirn gab, blieb unklar, woher die neuen Nervenzellen kommen sollten. Denn Nervenzellen können sich nicht teilen; daran konnte man weiterhin festhalten. Als aber zwischen 1992 und 1995 die neuralen Stammzellen entdeckt wurden, wurde dieses Argument hinfällig. Es war also passend, dass etwa zur gleichen Zeit dann auch die von Altman erstmals beschriebene adulte Neurogenese in Arbeiten von ELIZABETH GOULD und H. GEORG KUHN »wiederentdeckt« wurde. Der schwedische Neurologe PETER ERIKSSON berichtete 1998 gemeinsam mit FRED GAGE über adulte Neurogenese beim Menschen, und im Jahre 2000 wiesen STEVE GOLDMAN und Kollegen von der Cornell University in New York die Existenz von neuronalen Stammzellen im Gehirn des erwachsenen Menschen nach, indem sie sie erfolgreich in die Zellkultur brachten.

Adulte Neurogenese ist eindeutig die Ausnahme, nicht die Regel. Nur in zwei eher kleinen Hirnregionen findet sie statt. Die Seitenwände der Hirnventrikel und der Hippocampus werden als »neurogene Regionen« bezeichnet. Das erwachsene Gehirn ist, trotz des Vorkommens von noch wenig untersuchten anderen Vorläuferzellen wie den NG2-Zellen auch außerhalb der neurogenen Regionen, im Wesentlichen »nicht-neurogen«.

Dabei ist verwirrend, dass man, wenn man solche Vorläuferzellen (allerdings nicht unbedingt die NG2-Zellen) in die Zellkultur bringt, sie dort durchaus in Nervenzellen differenzieren kann.

Die Stammzellen der Seitenventrikelwände wandern entlang eines vorgeformten Weges bis zum Riechkolben, wo sie in einen bestimmten Typus von Neuronen differenzieren, die Interneurone, die zwischen den dortigen Nervenzellen ausgleichend und hemmend vermitteln. Die Stammzellen des Hippocampus dagegen bilden direkt vor Ort einen einzigen Typus von Nervenzellen, die sogenannten Körnerzellen.

Es gibt erste, noch sehr unvollkommene Bemühungen, adulte Neurogenese auch beim lebenden erwachsenen Menschen mittels Kernspintomografie oder anderen bildgebenden Verfahren nachzuweisen. Das ist äußerst schwierig, denn die Zahl der neugebildeten Nervenzellen ist vor allem im hohen Alter sehr niedrig. Entscheidend aber ist, dass die adulte Neurogenese, soweit wir wissen, lebenslang erhalten bleibt. Diese Tatsache legt nahe, dass die neuen Nervenzellen eine spezifische, unverzichtbare und auf andere Weise nicht einfacher lösbare Aufgabe erfüllen. Andernfalls sollte man annehmen, dass die adulte Neurogenese als aufwendiger, gewissermaßen kostenintensiver und wegen der Gefahr der Tumorentstehung, die allen Stammzellen anhaftet, potenziell auch risikobehafteter Prozess im Zuge der Evolution verschwunden wäre.

Über die genaue Funktion der neuen Nervenzellen ist man sich noch nicht einig. Aber nachdem man sie lange als irrelevanten Atavismus abgetan hatte, setzt sich jetzt die Einsicht durch, dass ihr funktioneller Beitrag durchaus sehr bedeutsam sein könnte.

Adulte Neurogenese im Hippocampus findet an einer Engstelle in der Verschaltung statt, durch die sehr viel Information hindurch muss, die auf dem Weg ins Langzeitgedächtnis ist. Das kleine Nervenzellnetzwerk dort muss also höchst effizient arbeiten. Die Hypothese ist, dass die neuen Nervenzellen dafür sorgen, dieses Netzwerk zu optimieren und an die realen Belastungen der Außenwelt mit ihren vielfältigen Lernreizen anzupassen. Aus irgendwelchen bis heute noch nicht verstandenen Gründen scheint diese für die Informationsverarbeitung so wichtige Stelle so eng wie möglich, aber dabei gleichzeitig gerade so weit wie nötig sein zu müssen. Diese bauliche Anpassung könnte mit neuen Nervenzellen gelingen; und zwar besser als mit den Methoden der Anpassung, die das Gehirn in anderen Regionen erfolgreich nutzt. Dies könnte auch erklären, warum man mit so wenigen neuen Zellen eine funktionell relevante Wirkung erreicht.

Diese Vermutung wird unterstützt durch die Beobachtung, dass adulte Neurogenese im Hippocampus zum Beispiel durch körperliche und kognitive Aktivität beeinflusst wird. Mäuse, die in einer reizreichen Umgebung leben, bilden mehr neue Nervenzellen als ihre Artgenossen, die in den eher spartanischen normalen Laborkäfigen gehalten werden. Auch Lernreize fördern die Integration neuer Nervenzellen. Dabei zeichnet sich ab, dass die Vorläuferzellen im Hippocampus sehr direkt auf »Aktivität« reagieren können. Bestimmte Änderungen in ihrer Umgebung sorgen dafür, dass sie den Zustand der Vorläuferzellen verlassen und zur Differenzierung in Nervenzellen übergehen.

Weiterreichende Hypothesen gehen davon aus, dass eine Störung dieser Anpassungsvorgänge, die man auch zelluläre »Plastizität« nennt, eine Rolle bei der Entstehung von Demenzen, inklusive dem Morbus Alzheimer, spielt.

Eine weitere, allerdings noch unbewiesene Hypothese besagt darüber hinaus, dass eine fehlerhafte adulte Neurogenese und die deshalb über Jahre gestörten Anpassungsvorgänge im Hippocampus die Grundlage für das Entstehen einer Depression sein könnten. Die Theorie ist deshalb so bedeutend, weil es zuvor eigentlich keine zelluläre Erklärung für Depressionen gegeben hatte. Ähnliches wird zunehmend auch für die Schizophrenie diskutiert, was Demenzen, Depression und Schizophrenie zu Plastizitätsmangelerkrankungen, wenn nicht unbedingt gleich zu Stammzellerkrankungen machen würde.

An diesen Hypothesen setzt die große medizinische Bedeutung an, die man der adulten Neurogenese beimisst.

Noch exotischere Stammzellen

Und es geht noch exotischer: Auch Stammzellen der Zähne, des Innenohrs und der Netzhaut machen von sich reden. Bei Lichte betrachtet sind auch diese Zellen so exotisch nicht, und ihr medizinisches Potenzial ist in der Tat sehr groß. Es ist auch nicht auszuschließen, dass wir eine klinisch relevante Stammzelltherapie früher für Netzhautdegeneration sehen werden als beim viel öffentlichkeitswirksamer diskutierten Morbus Parkinson.

Zahnersatz ist einer der größten Kostenfaktoren im Gesundheitswesen, die Altersschwerhörigkeit, die durch Verlust der Haarzellen des Innenohrs bedingt wird, ist ein massives Problem einer alternden Gesellschaft, gar nicht zu reden von all den anderen Fällen von Innenohrschwerhörigkeit bei jüngeren Leuten, und Netzhautdefekte und -degenerationen, die zur Erblindung führen, sind bis heute weitgehend nicht behandelbar. In allen drei Fällen denkt man über Zellersatztherapien nach, die sich aber als äußerst schwierig erweisen. Auch hier profitiert die Forschung von der Verschränkung eines eher biotechnologischen Ansatzes mit entwicklungsbiologischer Grundlagenforschung. Und präventive Strategien, die auf intrinsisches Potenzial setzen, scheinen auch hier eine sehr plausible Ergänzung, wenn nicht gar der Königsweg zu sein.

Ruhende Stammzellen und stammzellfreie Regionen

Wie die NG2-Zellen und andere Vorläuferzellen des erwachsenen Gehirns zeigen, lassen sich auch außerhalb der Stammzellnischen Zellen mit Stammzelleigenschaften finden. Das relativiert das Konzept der Stammzellnische etwas. Aber solche Stammzellen sind extrem selten. Im Falle des Blutes ist die Ursache dieses Befundes einfach nachvollziehbar: Hier werden ständig in geringer Zahl Stammzellen mit den differenzierten Blutzellen aus dem Knochenmark in den Blutkreislauf freigesetzt. Man nutzt das heute aus, indem man diese Freisetzung medikamentös steigert und dann die Stammzellen aus dem Blut isoliert, was für den Patienten viel angenehmer ist als die Punktion des Knochenmarks, bei der die schmerzempfindliche Knochenhaut irritiert wird und der Beckenknochen angebohrt werden muss. Auch die parenchymalen Vorläuferzellen des Gehirns sind möglicherweise versprengte Stammzellen, wobei aber ihre Beziehung zu den Stammzellen in Stammzellnischen unklar ist. Vielleicht kommen auch diese »neuen« Zellen in »Mikronischen« vor, vielleicht funktionieren sie ganz anders.

Solche nischenlosen Vorläuferzellen außerhalb des Blutes scheinen ein sehr eingeschränktes Potenzial zu haben. Sie sind vielleicht nicht Stammzellen im engeren Sinne der Definition. Dennoch sind solche Zellen gerade im Gehirn mit seiner nur gering ausgeprägten Fähigkeit zur Regeneration von großem wissenschaftlichen und medizinischen Interesse.

Verwandt mit dieser Spekulation ist die Idee, dass es im erwachsenen Organismus weitere Populationen von »ruhenden« (und daher getarnten) Stammzellen gebe, die prinzipiell aktivierbar seien. Auch innerhalb von Stammzellnischen können Stammzellen einen Ruhezustand annehmen und sich über sehr lange Zeiträume nicht oder kaum teilen, unter geeigneten Stimuli aber aus diesem Winterschlaf erwachen. Inwieweit es darüber hinaus weitere ruhende Stammzellen gibt, die irgendwo im Organismus ihrer Aktivierung harren, muss noch gezeigt werden. Es ist natürlich wegen ihrer Seltenheit und Bewegungslosigkeit nicht einfach, diese Zellen aufzuspüren und zu erforschen. Es ist aber anzunehmen, dass der Katalog an Stamm- und Vorläuferzellen, wie wir ihn heute kennen, unvollständig ist.

Stammzellen innerhalb der ruhenden Nischen befinden sich nicht im Zellzyklus. Sie müssen in den Zellzyklus erst eintreten, um zu aktiven Stammzellen zu werden, die durch ihre Teilung sich differenzierende und spezialisierende Nachkommen produzieren. In diesem Übergang kann die Stammzelle sich stärker verändern als mit der Zellteilung allein; so können sich zum Beispiel auch ihre Oberflächeneigenschaften ändern. Je nachdem, woran man die Natur einer Stammzelle festmacht, kann man diese Veränderungen so interpretieren, dass sich ihre ganze Identität ändert. Sie könnte so zum Beispiel zwischen verschiedenen Zuständen oder Graden von »stemness« (»Stammheit«) hin- und herpendeln. Diese Idee drückt die Vorstellung aus, dass Stammzellen auch innerhalb der definierbaren Systeme und Nischen keine fixierten Einheiten darstellen. Ob diese Vorstellung wirklich hilfreich ist und sich grundsätzlich von dem vielleicht etwas starreren konventionellen Konzept unterscheidet, ist aber sehr fraglich. Schließlich muss auch den Veränderungen, die die verschiedenen Stammzellzustände möglich machen, eine Gesetzmäßigkeit zugrunde liegen, die regelhaft auf eine in ihrer Identität doch zumindest theoretisch fassbare Zelle wirkt. Im allgemeinen Sprachgebrauch sind ruhende Stammzellen daher keine in ihrer Identität ganz andersartigen Stammzellen als die aktiven, sondern werden lediglich als in einem bestimmten Funktionszustand, ähnlich dem Stand-by-Modus von elektronischen Geräten, befindlich angesehen.

Wenn Stammzellen im Ruhezustand also scheinbar »unsichtbar« werden können, erhebt sich die große Frage, ob es überhaupt Körperregionen gibt, die frei von Stammzellen sind. Der

Behauptung, dass dem so sei, ließe sich schließlich immer entgegenhalten, dass man eben bisher nicht mit den adäquaten Verfahren gesucht habe. Je größer die Fortschritte der Stammzellbiologie und des ihr zur Verfügung stehenden Methodenparks aber sind, desto unwahrscheinlicher wird es, dass man solche ominösen Zellen noch finden wird. Die wichtigsten weißen Flecken auf der Stammzellkarte des Erwachsenen sind, wenn man die Stammzellen des Herzens als nachgewiesen akzeptiert, Niere, Bauchspeicheldrüse sowie die Eierstöcke der erwachsenen Frau. Betrachtet man aber einzelne Organbestandteile, ist die Situation viel unklarer. Auch in Organen, die Stammzellen enthalten, werden nicht alle Zelltypen ersetzt. Auch hier gibt es also noch großes Forschungspotenzial.

»Andere« Anwendungen von Stammzellen in der Medizin

Wissenschaftliche Priorität sollte in der Stammzellforschung nach dem Gesagten, auch im Hinblick auf ihre medizinische Relevanz, zurzeit eine grundlagenorientierte Forschung haben, sicherlich häufig mit konkreten Anwendungen im Hinterkopf. Eine rein technologische Sicht wäre jedoch eine unnötige Einschränkung a priori und würde die Chance auf Erfolg erheblich reduzieren. Wenn wir Entwicklung verstünden, verstünden wir auch viele Mechanismen besser, die Krankheiten und ihrer Heilung zugrunde liegen. Die Suche nach medizinischen Anwendungen der Stammzellbiologie sollte also offen sein.

Über die auf Seite 40 genannten, mehr oder minder weithin bekannten therapeutischen Möglichkeiten hinaus haben Stammzellen nämlich weitere therapienahe Relevanz für die Medizin:

– in der Nutzung von Stammzellen als Krankheitsmodelle und als Testsysteme in Pharmakologie und Toxikologie,
– in der Rekrutierung des regenerativen Potenzials von Stammzellen im Organismus,

– in der Veränderung oder Beeinflussung körpereigener Stammzellen in ihrer normalen Funktion,
– in der Verwendung von Stammzellen als Ziel, nicht als Mittel der Therapie; nämlich bei Stammzellerkrankungen, vor allem bei Krebs.

Es ist unmittelbar einleuchtend, dass verschiedene Stammzelltypen für die einzelnen Optionen unterschiedlich gut geeignet sind und sehr unterschiedliche Kriterien zur Beurteilung der einzelnen Strategien herangezogen werden müssen. Insofern kann von »der« Stammzelltherapie genauso wenig gesprochen werden, wie von »der« Stammzelle. Ebenfalls offenkundig ist, dass die hier genannten Möglichkeiten erheblich weiter gefasst sind als gradlinige Zellersatzstrategien und deshalb in ihren Implikationen für die Medizin auch potenziell fundamentaler sind. In anderen Worten: In den Zellersatzstrategien liegt der Schwerpunkt auf konkreten, zuvor identifizierten Krankheiten, und Strategien, sie zu behandeln. Bei den »anderen« Stammzelltherapien ist dies weit weniger der Fall. Die Hypothese dieses Buches ist, dass letztlich der medizinische Nutzen aus »anderen« Bereichen denjenigen aus den definierten Zellersatztherapien (wahrscheinlich mit Ausnahme der Hämatologie) bei Weitem übertreffen wird.

Stammzellen als Krankheitsmodelle und zur Testung in der Pharmakologie

ES-Zellen als Modelle

Der klassische experimentelle Ansatz der Entwicklungsbiologie besteht darin, ein Gen zu manipulieren und die Auswirkungen dieser Manipulation auf die Entwicklung zu untersuchen. Wichtig ist, dass der experimentelle Eingriff am Gen selbst ansetzt. Das einfachste und am weitesten verbreitete Verfahren ist die sogenannte »gene trap« (engl. »Genfalle«). Hierzu wird eine Genfähre mit einem Reportergen konstruiert, zum Beispiel dem grün fluoreszierenden Protein GFP, das wir bereits kennengelernt haben, oder dem Enzym Betagalaktosidase (kurz »beta-gal«), das eine nicht-fluoreszierende Sichtbarmachung erlaubt. Diese Genfähre ist so gestaltet, dass sie sich zufällig in das Genom einbauen kann. Wenn sie das tut, unterbricht sie freilich den normalen Strang der Erbinformation an dieser Stelle. Das dort liegende Gen wird mutiert und dadurch in der Regel ausgeschaltet. Die Genfalle verfügt aber über einen Mechanismus, der die Steuersequenz des ausgeschalteten Gens usurpiert wie ein Parasit.

Das heißt, wenn die Steuersequenz eingeschaltet wird, wird nicht das ursprüngliche Gen exprimiert, sondern das Reportergen. Die Zelle wird grün, anstatt zu exprimieren, wofür das entsprechende Gen eigentlich steht.

Bei der Genfalle ist der Einbau in das Genom zufällig. Sie eignet sich also, um unbekannte Gene ausfindig zu machen. Attraktiv ist es aber auch, bekannte Gene zu manipulieren und in ihrer Expression im Gewebe zu beobachten. Hierzu muss man die Genfähre also spezifisch in das Gen, für das man sich interessiert, einbringen. Den Vorgang nennt man »gene targeting«. Er folgt dem bereits für die Herstellung der Reportergenmäuse (S. 197) beschriebenen Prinzip.

Bislang wurden solche experimentellen Strategien vor allem in ES-Zellen der Maus angewandt, aber es besteht kein prinzipieller Grund, sie nicht auch an menschlichen ES-Zellen anzuwenden. Der gravierende Unterschied liegt freilich darin, dass man bei den menschlichen ES-Zellen strikt in vitro bliebe, während bei der Maus die veränderte ES-Zelle benutzt werden kann, um durch Injektion in eine Blastozyste ein ganzes Tier mit der veränderten Erbinformation zu generieren. Wenn das Gen dabei überexprimiert wird (sodass es zu einer Überfunktion des Gens kommt), spricht man von einer »transgenen« Maus, wird das Gen dabei ausgeschaltet, entsteht eine Knockout-Maus. Streng und historisch genommen, bedeutet »transgen« nur den Gentransfer über Speziesgrenzen hinweg, aber diese Bedeutung ist in der anderen aufgegangen.

Transgene oder Knockout-Lebewesen zu erzeugen, verbietet sich beim Menschen. Aber die Möglichkeiten in der Zellkultur allein sind auch vielversprechend genug. Mit menschlichen ES-Zellen steht zum ersten Mal ein Zellmodell zur Verfügung, molekulare Prinzipien der menschlichen Entwicklung direkt zu untersuchen. Die Auswirkungen, die solche Untersuchungen auf Biologie und Medizin haben werden, sind bislang kaum abzuschätzen. Es gilt aber als sicher, dass diese Effekte weit größer sein werden als die eines durch Zellzucht und -transplantation aus ES-Zellen hergestellten Organersatzes.

Dies gilt vor allem deshalb, weil sich mit dieser Methode Zellkulturmodelle menschlicher Krankheiten herstellen lassen. Nimmt man den somatischen Kerntransfer hinzu, sind sogar individualisierte Krankheitsmodelle möglich. Diese Vision ist durch die Beschreibung der induzierten pluripotenten Zellen aber noch konkreter geworden, und das entsprechende Verfahren hat sich wahrscheinlich massiv vereinfacht. Denn mit induzierten pluripotenten Zellen ließen sich individualisierte Krankheitsmodelle ohne den Umweg über einen somatischen Kerntransfer gewinnen. Mit solchen Modellen kann die ganze (unbekannte) genetische Komplexität eines Krankheitszustandes und seine Einbettung in die normale molekulare Funktion untersucht werden, ohne irgendwelche Vorannahmen etwa über involvierte Gene machen zu müssen. Es ist klar (muss aber immer wieder betont werden), dass solche Modelle nicht die ganze Krankheit abbilden. Menschliche Krankheit und ihre Behandlung steht immer in einem lebensgeschichtlichen, einem psychischen und einem soziokulturellen Kontext. Molekulare Medizin klammert diese Aspekte a priori aus. Dieser Ansatz ist sehr sinnvoll, erhebt aber nicht den Anspruch, Krankheit insgesamt erklärbar zu machen. Auch sind verschiedene Krankheiten natürlich in unterschiedlichem Maße einem molekularen Ansatz zugänglich. Der Gewinn, den dieser Ansatz verspricht, ist aber gewaltig. Man kann auf der Ebene der einzelnen Zelle die krankheitsverursachende (Fehl-)Entwicklung verfolgen und analysieren. Dass man dabei auf die Zellebene selbst (inklusive der Interaktion einzelner Zellen) beschränkt bleibt, ist angesichts der Tatsache, dass man ohne solche Zellmodelle auf Einsicht in die molekularen Abläufe beim Menschen sehr weitgehend überhaupt verzichten müsste, zu verkraften.

Menschliche pluripotente Zellen taugen auch als gute Zellkulturmodelle in der Pharmakologie und Toxikologie. Ein unbedingt auszuschließendes Risiko bei der Entwicklung neuer Medikamente ist zum Beispiel ihre verändernde Wirkung auf den frühen Embryo. Pluripotente Zellen sind unstrittig kein Embryo, aber sie teilen seine in diesem Zusammenhang entscheidenden Eigenschaften eines Entwicklungspotenzials. Die Testung ist einerseits wichtig, um zu entscheiden, ob ein neues Medikament überhaupt in der Schwangerschaft einsetzbar ist, gibt andererseits aber auch sehr grundlegend Aufschluss über allgemeine Risiken, inklusive der Gefahr, Krebs auslösen zu können. Bei derartigen Untersuchungen ist man bislang sehr häufig auf Tiermodelle angewiesen, deren Übertragbarkeit auf die menschliche Situation zwar nicht grundsätzlich fraglich, aber zumindest unbekannt ist und eben auch nicht direkt abgeschätzt werden kann. Dieses Forschungsziel, das einen sehr großen praktischen und ökonomischen Nutzen verspricht, weil damit breit anwendbare Medikamente entwickelt werden könnten, ist in der ethischen Debatte zur Stammzellforschung erstaunlicherweise kaum erwähnt worden.

Somatische Stammzellen als Modellsysteme

Die Modellbildung ist, wie beschrieben, zunächst eine Domäne der pluripotenten Zellen, denn in diesem Kontext wird deren Potenzial am breitesten genutzt. Denkbar sind aber auch Modelle, die aus somatischen Stammzellen hergestellt werden.

Umstritten, aber von der Idee her brillant, ist der Vorschlag, Vorläuferzellen aus der Nasenschleimhaut als Stammzellmodell in Entwicklungsbiologie und Pharmakologie zu verwenden. Die Nasenschleimhaut enthält das sogenannte Riechepithel, in dem sich die Rezeptorzellen des Riechsystems befinden, die einem sehr hohen Verschleiß unterliegen. Sie werden lebenslang dauernd ersetzt, und zwar aus einer Population von Stamm- und Vorläuferzellen in der Schleimhaut des Daches der Nasenhöhle. Diese Zellen sind nun nach allen Maßstäben »neurale Vorläuferzellen«, allerdings nicht für das zentrale Nervensystem, sondern für das periphere. Wenn man an das Gehirn selbst heran will, ist das periphere Nervensystem aber gewissermaßen nur die »arme Verwandtschaft«. Dennoch gibt es eine Fülle von Übereinstimmungen zwischen den Vorläuferzellen des Riechepithels und des Gehirns selbst. Der entscheidende Vorteil aber ist, dass man an die Stammzellen des Riechepithels auch beim erwachsenen Menschen leicht herankommt. Jeder HNO-Arzt kann eine kleine Gewebeprobe ohne nennenswerte Gefahr für den Patienten und ohne größere Operation entnehmen. Die entscheidende Frage ist, wie repräsentativ diese Zellen für die Stammzellen des Gehirns wirklich sind. Wie viel kann ihre Entwicklung (zum Beispiel in der Zellkultur) über Hirnentwicklung aussagen? Dass es prinzipiell möglich ist, Erkrankungen anhand einer Nasenschleimhautbiopsie zu diagnostizieren, ist am Beispiel des Rett-Syndroms, einer seltenen vererbten Krankheit, gezeigt worden. Allerdings nutzte dieses Diagnoseverfahren die Stammzelleigenschaften der Zellen aus dem Riechepithel noch nicht wirklich aus. Sehr interessant aber wird es, wenn sich bewahrheitet, was die Verfechter der Riechepithelstammzellen als Krankheitsmodell als ihr ehrgeizigstes Projekt verfolgen: eine Diagnostik der Schizophrenie. Dem liegt die Vorstellung zugrunde, dass es sich bei der Schizophrenie letztlich um eine sehr komplexe, zu einem großen Anteil genetisch bedingte Entwicklungsstörung handelt. Diese

Hypothese ist unbewiesen, aber vernünftig. *Wenn* also Riech-epithelstammzellen zentralnervösen Stammzellen weit genug entsprächen und *wenn* die Schizophrenie wirklich eine solche Entwicklungsstörung wäre, die entsprechend in Entwicklungs-modellen untersuchbar wäre, dann hätte man hier in der Tat einen großartigen Ansatz zur verbesserten Diagnostik und zur Erforschung der Krankheit. Die »Wenns« sind freilich die gro-ßen Fragezeichen.

Das Beispiel deutet aber an, welche Entwicklungen hier ab-sehbar sind. Im Falle von leicht zugänglichen Zellen, insbeson-dere den Stammzellen des Blutes, ist die Verwendung als indivi-dualisiertes Krankheitsmodell und diagnostisches Instrument leicht möglich.

Die große Domäne der Krankheitsmodelle aus somatischen Stammzellen ist jedoch die tierexperimentelle Grundlagenfor-schung. Deren unmittelbare »therapeutische« Konsequenzen für den Menschen sind zwar gering, da es sich eben um Tiermo-delle handelt, die mittelbaren Konsequenzen aber, auch wenn sie schlechter fassbar sind, sind dafür umso größer. Nahezu alle modernen genetischen Krankheitsmodelle greifen auf trans-gene oder Knockout-Mäuse zurück. Es gibt kaum mehr eine Er-krankung, für die nicht ein Entwicklungsaspekt angenommen wird. Krankheiten entstehen aus einer komplexen Interaktion von genetischer Basis und Umgebung. Wir hatten gesehen (S. 179), dass am Anfang dieser Interaktion immer Stammzellen stehen. Für vieles, was wir über komplexe Krankheiten mecha-nistisch überhaupt wissen, geht die Erkenntnis auf letztlich stammzellbasierte Experimente zurück. In diesem, allerdings sehr weit gefassten, Sinne baut die moderne molekulare Biolo-gie zu einem Großteil auf der Stammzellforschung auf. Dabei geht sie jedoch noch nicht sehr in die Tiefe der Stammzellbiolo-gie selbst. Man ist sich seiner Wurzeln erst begrenzt bewusst. Die Molekulare Medizin und erst recht die Regenerative Medi-zin aber betonen diesen Rückgriff unter Anwendung der molekularbiologischen Erkenntnisse noch viel stärker. Sie können in sehr weiten Bereichen als angewandte Stammzellforschung bezeichnet werden.

Regeneration aus körpereigenen Stammzellen in vivo

Man hat in der Stammzelldebatte (auch von mir) oft den Satz gehört, wie viel einfacher es wäre, Stammzellen vor Ort im Organismus zur Regeneration zu stimulieren, anstatt Zellen transplantieren zu müssen. Diese endogene Rekrutierung könnte zum Beispiel durch ein Medikament geschehen und eignete sich daher viel eher als Therapie für Volkskrankheiten als die aufwendige Transplantation – wenn sie denn überhaupt anwendbar ist. Ich habe früher geschrieben, dass diese Idee eigentlich kaum weniger utopisch klinge als die, durch Zelltransplantation komplexe strukturelle Schäden reparieren zu können. Daran ist auch festzuhalten, aber die Beschwörung kann doch falsche Vorstellungen wecken. Sicher ist, dass therapeutische Strategien, die darauf abzielen, das Regenerationspotenzial des Körpers besser auszunutzen und natürliche Ansätze zur Reparatur zu fördern, eine große Zukunft haben. Sicher ist aber auch, dass dieser Versuch nicht trivial ist. Was weiter oben zur indirekten Zellersatztherapie gesagt wurde, gilt auch hier. Indirekte Effekte sind extrem schwierig zu messen und zu beurteilen. Es gibt jedoch auch sehr eindeutige Fälle, von denen sich der vorhandene Optimismus, dass es sich hier um eine Strategie mit Zukunft handelt, ableitet.

Schneidet man einem Salamander (Axolotl) den Schwanz ab, so wächst dieser vollständig nach. Vollständig heißt: mit Knochen, Muskeln, Haut, Blutgefäßen und vor allem mit dem in der Verlängerung der Wirbelsäule im Schwanz verlaufenden Rückenmark. Ein derartiges Maß an Regeneration ist bei höheren Wirbeltieren unvorstellbar. Trotzdem ist man überzeugt, von den Regenerationskünsten des Axolotl auch viel für die menschliche Situation lernen zu können. Und wenn es nur die wichtige Einsicht wäre, warum höhere Tiere als der Axolotl diese Leistung nicht zeigen können. Auch diese Erkenntnis wäre immerhin ein wichtiger Schritt auf dem Wege, das Problem der Regeneration auf andere Weise als durch Ersatz von außen zu lösen. Um die komplexen Mechanismen aufzuklären, folgen Forscher wie Elly Tanaka in Dresden den Nachfahren einzelner Stammzellen in ihrer Entwicklung während der Regeneration des Salamanderschwanzes.

Erstaunliche Regeneration gibt es grundsätzlich auch beim Menschen. Blutspenden wäre eine lebensgefährliche Angelegenheit, wenn die Stammzellen des Knochenmarks den Verlust nicht innerhalb kürzester Zeit ausgleichen könnten. Weniger bekannt ist, dass bei Lebertransplantationen auch eine Lebendspende möglich ist. Ein gespendeter Leberlappen wächst beim Empfänger zu einer funktionstüchtigen »ganzen« Leber heran, während auch der Spender seinen Verlust wieder ausgleicht. Bei dieser Regeneration handelt es sich, zumindest weitgehend, nicht um einen stammzellbasierten Vorgang, da die ausdifferenzierten Leberzellen selbst wieder in ein teilungsfähiges Stadium eintreten können. Hält man sich die Unschärfe vieler Stammzelldefinitionen vor Augen (vor allem die der in sich widersprüchlichen Definition »unipotenter« Stammzellen), ist diese Unterscheidung aber zu einem nicht geringen Teil semantisch. Die Unterschiede zum »klassischen« Fall des Blutes mit seiner beispielhaft ausgeprägten Stammzellhierarchie liegen zwar auf der Hand, aber es scheint nicht sinnvoll, zellbasierte strukturelle Regeneration a priori in zu viele »fundamental« verschiedene Arten zu unterteilen.

Nimmt man nun die eingangs zitierte Hoffnung wörtlich, so müsste man das Ziel erreichen, dem Menschen Axolotleigenschaften zu verschaffen oder zumindest anderen Organen Blut- oder Lebereigenschaften. Das ist eine mutige Vision.

Vor allem Herz und Hirn, die beiden Organe, die volksgesundheitlich das größte Interesse auf sich ziehen, zeigen eine nur gering ausgeprägte Neigung zur Regeneration: so gering, dass man lange übersehen hat, dass sie überhaupt vorhanden ist. Sehr viel ist da zunächst einmal nicht zu stimulieren, um den verlorenen Herzmuskel oder das geschädigte Hirnareal wiederherzustellen. Allerdings bleibt die Einsicht, dass wir eben auch nicht wissen, wie schlimm es stünde, wenn die endogene Regeneration gar nicht da wäre.

Es gibt aber auch noch andere Beobachtungen, die dann die Wendung zu einer insgesamt weniger pessimistischen Betrachtung eingeleitet haben. Forscher um Olle Lindvall (der durch die Zelltransplantation beim Morbus Parkinson berühmt wurde) konnten zeigen, dass es in einem Tiermodell des Schlaganfalls in Ratten zu einer sehr gezielten und sehr lang anhaltenden Nervenzellneubildung im Streifenkörper (Striatum) kommt, einem Hirnareal im Zwischenhirn (»zwischen« der Hirnrinde und den exekutiven Regionen darunter). Der Befund ist nicht auf andere Hirnareale übertragbar, und vor allem ist der gleiche Vorgang beim Menschen noch unbelegt, aber eine revolutionäre Beobachtung war das dennoch. In anderen Krankheitsmodellen, auch des Morbus Parkinson, hat man derartiges nicht gefunden, sodass es sich um einen sehr spezifischen Vorgang handeln könnte. Lokaler Sauerstoffmangel, wie er bei der Durchblutungsstörung bei einem Schlaganfall auftritt, ist ein sehr starker Stimulus für regenerative Vorgänge. Diese Arbeit gibt also Anlass zu verhaltenem Optimismus zumindest für ein sehr bedeutsames Krankheitsbild, zwar nicht in allen seinen Spielarten, aber immerhin überhaupt und unter Aufzeigung eines sehr fundamentalen Mechanismus. Eine aufsehenerregende Arbeit von Masato Nakafuku und Mitarbeitern in Tokio, denen es nach Schlaganfall in Mäusen anscheinend gelang, durch Unterstützung der lokalen Stammzellen mittels der Infusion von Wachstumsfaktoren (in für Menschen nicht tolerierbaren Dosen) die Regeneration eines kompletten Hirnareals zu bewirken, wird heute wegen methodischer Fragen mit größerer Skepsis betrachtet.[51] Es besteht gegenwärtig weder ein Grund, die endogene Regeneration für unmöglich zu halten und als realistische Strategie auszuschließen, noch sie als bald erreichbare Therapieoption von allgemeiner Gültigkeit zu preisen.

Allerdings ist die Wiederherstellung von verlorener Struktur vielleicht auch gar nicht die Stärke der endogenen Stammzellen in den Körperregionen, die nicht wie Haut, Blut und Darm sowieso »regenerativ« sind. Vielleicht ist die Unterscheidung von regenerativen und nicht-regenerativen Organen doch eine qualitative und nicht eine bloß quantitative Frage, wie man in der Euphorie der frühen Stammzellforschung in diesen Organen meinen mochte.

Neben der im engeren Sinne regenerativen Aktivität, die von lokalen Stammzellen ausgehen könnte, gibt es aber weitere, möglicherweise nützliche Wirkungen, die Stammzellen liefern könnten. In einem Tiermodell mit Hirntumoren wurde zum Beispiel gezeigt, dass Vorläuferzellen des Gehirns über weite Strecken zum Tumor wandern. Je stärker diese Reaktion war, desto kleiner blieb zunächst der Tumor. Auch in der Zellkultur fand man dann heraus, dass Vorläuferzellen Substanzen freisetzen können, die gegen Tumorzellen wirken.

Beeinflussung im Körper vorhandener Stammzellen

Wenn Stammzellen Ursprung und Teil lebenslanger Entwicklung sind und als solche unverzichtbarer Bestandteil der normalen Funktion des Körpers über die Lebensspanne hinweg, erscheint es als eine problematische Einengung, Stammzellen in der Medizin nur unter dem Aspekt der Regeneration und des Ersatzes zu betrachten. Ihr Beitrag zur physiologischen Regeneration schwankt gewaltig zwischen verschiedenen Organen. Daher rührt die klassische Unterteilung in regenerative, teilweise regenerative und nicht regenerative Organe. Aber wie wir gesehen hatten, ist Regeneration nicht die einzige Aufgabe von Stammzellen im erwachsenen Organismus. Vielmehr bleiben sie Träger von Entwicklung, und sei es auch nur in begrenztem Ausmaß. Die Hypothese lautet hier, dass wir dieses Ausmaß bisher schlicht unterschätzt haben. Dies gilt insbesondere, aber nicht nur, für das Gehirn. Dieses galt als nicht-regeneratives Organ par excellence. Die Funktion der endogenen Stammzellen des Gehirns und ihr Beitrag zur adulten Neurogenese ist aber zu einem der aufregendsten Forschungsgebiete in den Neurowissenschaften geworden. Der Grund hierfür ist natürlich auch, dass eine gestörte adulte Neurogenese in Zusammenhang mit der Entstehung von Demenzen, inklusive der Alzheimer'schen Erkrankung, der Depression und auch der Temporallappenepilepsie gebracht wurde. Sekundäre Störungen der adulten Neurogenese im Rahmen anderer Erkrankungen, die dann für depressive oder demenzielle Symptome verantwortlich sein könnten, sind auch denkbar und ziehen noch einen erheblich weiteren Kreis. Denn solche Symptome können zum Beispiel bei der Parkinson'schen Erkrankung, der Zuckerkrankheit, AIDS und vielen anderen auftreten. Der Mechanismus, wie neue Nervenzellen zu normaler Hirnfunktion beitragen, ist noch nicht aufgeklärt. Deshalb ist es auch noch nicht möglich, konkret zu sagen, wie die gestörte Nervenzellneubildung, sei sie primäre oder sekundäre Ursache, Funktionsdefizite auslösen kann. Da depressive und demenzielle Symptome sehr häufig sind und auch häufig gemeinsam auftreten, ist die Idee, dass man in der gestörten adulten Neurogenese ein verbindendes Glied gefunden haben könnte, sehr attraktiv. Viele große pharmazeutische Firmen haben bereits Forschungsabteilungen eingerichtet, die daran arbeiten, neue antidepressive Medikamente zu entwickeln, die darauf beruhen sollen, die adulte Neurogenese gezielt zu beeinflussen.

Demenz und Depression

Unter Demenz versteht man den erworbenen, letztlich irreversiblen Verlust geistiger Leistungsfähigkeit. Die Depression ist ein komplexes Krankheitsbild, das mit Antriebsarmut, Angst und Traurigkeit, einem Gefühl der Wertlosigkeit und häufig diversen körperlichen Symptomen einhergeht. Bei der Depression kann es zur sogenannten Pseudodemenz kommen, das heißt einer Demenz, die reversibel ist. Umgekehrt sind depressive Symptome bei Demenzen häufig.

Der Hippocampus, einer der Orte adulter Neurogenese, ist bei vielen Demenzen früh und stark betroffen. Bei Patienten mit chronischen Depressionen findet man einen verkleinerten Hippocampus. Umgekehrt führen kognitives Training und Lernen zu im Kernspintomografen messbaren strukturellen Veränderungen im Hippocampus und sind andererseits in der Lage, über lange Zeiträume hinweg Demenz und Depression entgegenzuwirken. Alle bekannten Antidepressiva sind im Tierversuch in der Lage, adulte Neurogenese zu steigern.

Aus solchen Beobachtungen hat zuerst der Psychologe Barry Jacobs aus Princeton den Schluss gezogen, dass es die neuen Zellen sein könnten, deren Fehlen für die strukturellen und funktionellen Zustände bei der Depression verantwortlich sein könnte. Die These wurde dann vor allem von Ronald Duman aus Yale aufgegriffen und erweitert. Rene Hen von der Columbia University wies schließlich bei Mäusen nach, dass die angstlösende Wirkung von Antidepressiva überhaupt auf eine funktionierende adulte Neurogenese angewiesen war. Schaltete man die Neurogenese aus, wirkten auch die Medikamente nicht mehr. Derartige Thesen und Befunde mussten Widerspruch und Diskussion herausfordern. Zum Beispiel kann die geringe Anzahl der im Erwachsenen neugebildeten Zellen die im Kernspintomografen sichtbaren, viel größeren Veränderungen nicht erklären. Auch die zeitlichen Dimensionen, also die Chronizität der realen menschlichen Erkrankung und die Komprimierung des Krankheitsverlaufs in den Tiermodellen warfen Fragen auf, die zum Teil noch ungelöst sind. Unter dem Strich aber ist die Hypothese, die in ihrer Absolutsetzung mit großer Wahrscheinlichkeit falsch ist, ein großer Gewinn. Meine Kollegen und ich haben eine modifizierte Theorie entwickelt, die die gestörte Neurogenese bei Depression und Demenz in einen größeren Kontext einer mutmaßlich gestörten »zellulären Plastizität« stellt. Dieser größere Kontext weicht einerseits die Hypothese, wie sie von Jacobs, Duman und anderen vorgebracht wurde, auf, stellt aber andererseits eine realistischere Variante, mit allerdings noch mehr Unbekannten, dar.

Plastizität

Plastizität ist ein Begriff mit vielen Bedeutungen. Im Zusammenhang der Stammzellbiologie versteht man darunter oftmals das Differenzierungspotenzial der Zellen insgesamt. Plastizität in der Hirnforschung bezeichnet die Wechselwirkung von Struktur und Funktion. Das Gehirn ist nicht starr verdrahtet wie ein Computer, sondern lebt in seiner Funktion. Die Struktur (oder Architektur) des Gehirns bringt die Funktion hervor. Ohne Gehirn gibt es keinen Geist (wie jeder weiß, den schon einmal ein Schlag auf den Kopf taumeln ließ oder der ein Glas Wein zuviel getrunken hat), aber umgekehrt wirkt der Geist auf das Gehirn zurück. Das Verhältnis von Anatomie und Funktion ist wechselseitig und keine Einbahnstraße. Plastizität ist die Grundlage der Hirnfunktion. Mit seiner Funktion verändert sich das Gehirn lebenslang. Lange dachte man, dass sich diese Plastizität im Wesentlichen auf der Ebene der Verknüpfungen der Nervenzellen und höchstens noch in deren Fortsätzen abspiele. Die Forschung über adulte Neurogenese brachte aber ans Licht, dass es auch eine zelluläre Plastizität gibt. Die Hypothese ist, dass die Stammzellen des Gehirns über die ganze Lebensspanne hinweg zelluläre Plastizität ermöglichen und somit stets eine optimale Anpassungsfähigkeit an die funktionellen Bedürfnisse erlauben. Wie wir gesehen hatten, gibt es über die adulte Neurogenese hinaus eine Vielzahl weiterer Beispiele für zelluläre Plastizität im Gehirn. Diese betreffen die Gliazellen, die Nicht-Nervenzellen des Gehirns. Die genaue Bedeutung dieser vielfältigen funktions- und aktivitätsabhängigen strukturellen Veränderungen und die Details ihrer Wechselwirkung mit der Hirnfunktion sind heute nicht nur nicht verstanden, sondern noch nicht einmal erahnt. Dennoch ist erkennbar, dass man begonnen hat, das Gehirn im Lichte der Biologie der Vorläuferzellen ganz neu zu sehen. Unmittelbar einleuchtend ist, dass man sich im Zusammenhang mit den großen chronischen Erkrankungen des Gehirns, wie zum Beispiel den Demenzen oder der Depression, diesen Erkenntnissen zuwendet. Weniger verbreitet ist noch die Einsicht, dass diese Erkrankungen Extremfälle sein könnten und das gleiche Prinzip auch die normale geistige Funktion betreffen wird.

Als man begann, im Tierversuch adulte Neurogenese zu unterdrücken und herauszufinden versuchte, welche funktionellen Konsequenzen das hatte, war man zunächst enttäuscht. Das Bild war reichlich verwirrend, aber im Großen und Ganzen lernten die Tiere die Aufgaben, die man ihnen stellte, nicht nennenswert schlechter als die unbehandelten Tiere mit normaler adulter Neurogenese. Bei genauerem Hinsehen änderte sich das Bild jedoch. Der Defekt, der auftrat, war subtil, kein Alles-oder-nichts-Effekt und eher qualitativ als quantitativ. Die Hypothese ist, dass die neuen Nervenzellen zu Optimierungsvorgängen über die Lebensspanne hinweg beitragen. Damit aber leisten Stammzellen hier etwas, das wenig mit der klischeehaften Vorstellung von Stammzellfunktion zu tun hat. Es werden keine Zellen ersetzt, und das Potenzial der Stammzellen wird auch minimal genutzt. Nur ein einziger Typ von Nervenzellen entsteht, und der auch noch in sehr geringer Zahl. Die Menge scheint es nicht zu machen. Vielmehr werden die neuen Zellen strategisch eingebaut. Da sie an einer Engstelle im Netzwerk platziert werden, können wenige Zellen einen großen Unterschied machen. Der Mechanismus ist also subtil, die Konsequenz der Stammzellaktivität zwar akut kaum nachweisbar, aber über lange Zeiträume hinweg gewaltig. Man kann sich das als eine Art Zinseszinseffekt vorstellen. Das viel bemühte Bild von der »Entwicklung, die niemals endet«, erhält hier eine neue Qualität.

Erfolgreiches kognitives Altern
Wenn neue Nervenzellen notwendig für die normale Funktion des Gehirns sind und zwar weniger für das aktuelle Tagesgeschäft gebraucht werden als für langfristige Anpassungsvorgänge, und wenn also Stammzellen des Gehirns helfen, das Gehirn flexibel zu erhalten, so hat das vor allem auch Auswirkungen auf die Alternsforschung. Altern kann man, sehr stark vereinfacht, unter biologischen Gesichtspunkten zunächst einmal schlicht als das Vergehen von viel Zeit für einen Organismus verstehen. Altern findet nicht in Sekunden, Stunden und Tagen statt, aber plötzlich ist es in der Addition all dieser Sekunden, Stunden und Tage geschehen. Jeder Organismus verändert sich mit der Zeit, und wir hatten gesehen, warum man in der Tat sagen kann, dass sich jedes Individuum mit seiner Zeit entwickelt. Wenn Stammzellen also Träger von Entwicklung sind, weil in ihnen die größtmögliche Interaktion von Genom und Umwelt stattfinden kann, so ist klar, dass Stammzellen eine lebenslange Funktion haben, die über »Ersatz« hinausgeht. Die Plastizität des Gehirns, insbesondere die adulte Neurogenese, sind besonders markante Beispiele, über die wir schon verhältnismäßig viel wissen.

Die Alternsforschung war über Jahre hinweg sehr stark dominiert von der Betrachtung der Verluste, die Altern mit sich bringt. Diese sind auch nicht zu leugnen. Aber sich nur auf sie zu beschränken, heißt wahrscheinlich das Wesen des Alterns, das schließlich eine unentrinnbare und essenzielle Qualität des Lebens darstellt, grundsätzlich misszuverstehen. Denn die Verluste treten gewissermaßen nicht unabhängig auf, sondern im Kontext der gegenläufigen Entwicklung. Hier existiert also ein Spannungsverhältnis. Der Amerikaner GARY VAN ZANT von der University of Kentucky in Lexington und der Holländer GERALD DE HAAN aus Groningen sind berühmt geworden mit ihren Untersuchungen zum Altern von Stammzellen des Blutes.[52] Es war eine geniale Idee: Sie untersuchten damit sozusagen »das Altern der Entwicklung« oder auch das »Altern eines Potenzials«. Man muss sich die Klugheit des Ansatzes bewusst vor Augen führen, denn auf den ersten Blick erscheint es trivial: Wenn alles altert, altern auch Stammzellen. Aber Stammzellen sind eben besondere Zellen, weil sie mehr über ihre Möglichkeiten als über ihr Sein im Hier und Jetzt definiert werden. Es gelang den beiden Forschern, bis auf die Ebene einzelner Genvarianten bestimmten Alterungsmechanismen auf die Spur zu kommen. Das besonders Interessante ist freilich der Umkehrschluss: Kann man das Altern der Stammzellen beeinflussen? Das müsste, so legt die Theorie nahe, eine »Multiplikatorwirkung« haben, da man an Schaltstellen eingriffe. Auf andere Stammzellsysteme als das des Blutes muss dieser Ansatz noch übertragen werden. Seine Schlagkraft, insbesondere im Falle des Gehirns, ist aber absehbar, und es wird mit Hochdruck daran gearbeitet, diese Idee zum Prinzip zu erheben. Denn es ist faszinierend: Stammzellbasierte Plastizität könnte denjenigen Teil des Alterungsprozesses darstellen, der noch am ehesten unserem eigenen Einfluss und unserem eigenen Handeln zugänglich ist. Dass Aktivität in einem sehr generellen Sinne einem erfolgreichen Altern förderlich ist, steht heute bereits außer Frage, manifestiert sich in vielen klinischen Beispielen und schlägt sich auch in epidemiologischen Studienergebnissen nieder. Die Biologie dieser förderlichen Wirkung aber ist erst in Ansätzen verstanden. Die Stammzellbiologie eröffnet hier deshalb nicht nur einen neuen, sondern vielfach überhaupt den ersten Ansatz zum Verständnis.

Endogene Stammzellfunktion in anderen Organen
Gegenwärtig wissen wir über die Bedeutung und Funktion der Vorläuferzellen ausgerechnet im rätselhaften und hochkomplexen Gehirn weit mehr als über ihre Kollegen in vielen Organen, deren Regenerationsfähigkeit lange bekannt war und die der Forschung auch prinzipiell viel leichter zugänglich sind. Diese Voreingenommenheit gegenüber dem Gehirn ist nachvollziehbar, wenn man sich seine zentrale Bedeutung für unser Ich-Erleben vergegenwärtigt. Am eigenen Gehirn kann niemand vorbei, und die Hirnforschung übt wegen ihrer Nähe zu großen Menschheitsfragen auch zu Recht eine besondere Faszination aus. Das macht die Stammzellen des Gehirns, so selten sie auch sein mögen, besonders interessant, aber es hebt sie keineswegs gänzlich aus der Gesamtbetrachtung heraus. Denn schließlich sind auch andere Organe lebenswichtig, und die Bevorzugung des Gehirns verstellt oft den Blick auf viele andere Entwicklungen. Die hämatologische Stammzellforschung hat schon mehr menschliche Leben gerettet, als es dem großen Rest der Stammzellforscher auf Jahre hinweg vergönnt sein wird. Die »Cerebralisierung« der Forschung lenkt darüber hinaus Forschungsmittel aus scheinbar weniger attraktiven Gebieten ab und verstärkt so den Effekt noch. Es gibt also viele, aber wenig gute Gründe, warum wir heute über eine aktivitäts- und funktionsabhängige Plastizität anderer Organe relativ wenig wissen. Das Phänomen der Plastizität existiert unter vielen Bezeichnungen und mit vielen Facetten, ist aber noch fern davon, als einheitliches Prinzip verstanden zu werden. Trainingseffekte auf Muskeln und Knochen sind sehr augenfällige Beispiele, aber es dürfte viele noch verborgene weitere Fälle geben. Hier liefert die Stammzellbiologie die Grundlage für einen neuen Ansatz.

Stammzellerkrankungen und Tumorstammzellen

Im Falle der gestörten adulten Neurogenese und ihrer möglichen Bedeutung für die Entstehung von Demenz und Depression ging man gewissermaßen von einer Entwicklungsstörung beim Erwachsenen aus und davon, dass diese Entwicklungsstörung ihre Ursache in den Vorläuferzellen selbst hat. Dabei war impliziert, dass in der Interaktion von genetischer Ausstattung der Stammzellen und der Umwelt letztere die relativ größere Bedeutung trägt. In der Tat aber könnte das Problem auch genuin in den Stammzellen selbst liegen. Dies erst würde, radikal zu Ende gedacht, Depression und Demenz unter Umständen zu Stammzellerkrankungen machen.

In eine ganz ähnliche Richtung zielen die Arbeiten von van Zant und de Haan, die biologische Aspekte des Alterns auf das Altern der Stammzellen zurückführen. Auch hier findet sich der ungewohnte Blick auf die Kehrseite (oder besser: Umkehrung) von Entwicklung. Altern ist freilich keine Krankheit. Mechanistisch aber kann die Grenze schwer zu ziehen sein. Das deckt sich auch mit der Alltagserfahrung, dass Betroffene sich fragen, ob das, was sie erleben, nur die »ganz normalen« Gedächtnislücken im Alter sind oder Anzeichen einer beginnenden Demenz.

Selbstverständlich aber gibt es Stammzellerkrankungen in vielen Organen, insbesondere den regenerativen Organen wie dem Blut. Überhaupt nur in diesem Kontext hätte man bis vor Kurzem von Stammzellerkrankungen gesprochen. Die Anwendung auf Organe wie das Gehirn ist eine Erweiterung des Begriffes, die zwar im ausgeführten Sinne plausibel, aber dennoch weitgehend spekulativ ist. Die Gegenwart von Stammzellen im ganzen Organismus und ihre lebenslange Aktivität legen aber nahe, dass es Stammzellerkrankungen auch außerhalb jener Organe geben muss, die durch das Ausmaß ihrer Stammzellaktivität für solche Störungen geradezu prädestiniert sind. Dieser Schritt wird von vielen als irritierend empfunden. Er ist Teil der eingangs beschworenen Kippfigur. Der Wissensstand auf diesem Gebiet ist noch gering. Deshalb ist dieses Teilkapitel im Gegensatz zu seiner Relevanz auch äußerst kurz. Es gibt in Gestalt der Tumorstammzellen jedoch ein Beispiel, in dem der Gedanke bereits sehr konkrete Formen angenommen hat.

Krebserkrankungen sind die Stammzellerkrankungen schlechthin. Auch die bis vor Kurzem noch vorherrschende Theorie sah im Krebs ein »klonales« Geschehen. Das hieß, dass mutmaßlich eine einzelne Zelle entartet und zum Ursprung für den Tumor wird. Von definierten Stammzelltumoren, insbesondere den Teratomen (S. 146), abgesehen, ging man aber weitgehend davon aus, dass es sich um ausdifferenzierte Zellen handelte, die ihrer differenzierten Eigenschaften verlustig gingen und entarteten. Krebs sah man als eine fehlerhafte Rückbesinnung auf schlechte Stammzelleigenschaften an, die dann zügelloses Wachstum ermöglichten. Was aber wäre, wenn die Krebsentstehung überhaupt gleich von den Stammzellen ausginge? Diese Theorie wurde erst denkbar, als man gelernt hatte, dass es nahezu in allen Organen lebenslang Stammzellen gibt. Die molekularen Abläufe, die zur Krebsentstehung führen, liefen nach dieser Vorstellung also nicht in ausdifferenzierten Zellen ab, sondern in Stammzellen. Eine andere, weniger radikale Variante der Theorie basiert auf der Annahme, dass sich ausdifferenzierte Zellen eben durch die zur Entartung führenden Veränderungen auf Stammzelleigenschaften besinnen könnten und dadurch gewissermaßen »falsche Stammzellen« entstehen könnten.

Beide Ideen hätten massive Auswirkungen auf die Therapie. Bislang zielen praktisch alle Verfahren der Krebstherapie (sofern sie auf den Tumor selbst gerichtet sind) darauf ab, die aggressiven, höchst teilungsaktiven Tumorzellen zu eliminieren. Echte Stammzellen aber sind wenig teilungsaktiv und vor allem deshalb sehr resistent gegen Zellgifte, die während der

Teilungsphase wirken. Es könnte sein, dass viele Therapieverfahren gegen Krebs deshalb so wenig erfolgreich sind, weil sie sich schlicht auf die falschen Zellen stürzen, die Hauptschuldigen aber ungeschoren lassen. Umgekehrt bedeutete dies, dass man, wenn man spezifischere Therapieverfahren entwickelte, die direkt auf die defekten Stammzellen wirkten, bei höherer Effizienz auch noch die Nebenwirkungsrate deutlich senken könnte. Die Herausforderung liegt leider nicht nur darin, solche spezifischen Verfahren zu finden, sondern auch darin, die entarteten Stammzellen überhaupt aufzuspüren. Denn wie alle Stammzellen werden auch Tumorstammzellen sehr selten sein.

Die Idee, dass jeder Krebs eine Stammzellerkrankung darstellen könnte, würde viele Eigenschaften von Tumoren, die ansonsten verwirrend sind, erklären. Zum Beispiel ist das Tumorgewebe bei vielen Krebsarten hochgradig differenziert. Die Zellen wuchern zwar, zeigen aber ansonsten viele Eigenschaften von sehr ausdifferenzierten Zellen. Eine solche Differenzierung muss nicht einmal auf eine Entwicklungslinie beschränkt sein. Duale Differenzierungen sind schwierig zu erklären, wenn man von einem reinen Entdifferenzierungsmodell ausgeht. Und in der Tat scheinen auch in den Tumoren die normalen Verwandtschaftsbeziehungen der Zelltypen erhalten zu bleiben. Es kommen in einem Tumor also nicht alle beliebigen Kombinationen von Zelltypen vor, sondern nur die, die eine gemeinsame Abstammungslinie haben. Das Extrem bleibt das Teratom, in dem sich Abkömmlinge aller Keimblätter finden, weil die Ursprungszelle die ES-Zelle ist, die noch das Potenzial für Zellen aller drei Keimblätter besitzt.

Die Theorie der Tumorstammzellen macht am deutlichsten, welch massive Auswirkungen die Stammzellbiologie auf die Medizin der Zukunft haben könnte.

Epilog

Die ethische Diskussion über die Verwendung humaner embryonaler Stammzellen zu Forschungszwecken, über Präimplantationsdiagnostik, über das Klonen von Lebewesen, über den somatischen Kerntransfer und verwandte Fragen, beispielsweise Eizellspenden, haben die Stammzellforschung für viele in einem fragwürdigen Licht erscheinen lassen. Dabei wird manches unkritisch vermengt, und die verschiedenen Ebenen des Diskurses werden nicht getrennt. Die Betrachtung der wissenschaftlichen Fakten zeigt, dass eine düstere Sicht nicht gerechtfertigt ist. Zwar sind viele Fragen diskussionswürdig und bedürfen vor allem auch besonnener politischer Entscheidungen, wenn sie sich schon nicht abschließend einmütig klären lassen. Sie berühren aber nicht das Wesen der Stammzellen und damit den Grund, warum Stammzellen in der Tat für eine fundamentale Veränderung der Medizin stehen.

Die Revolution steckt im Detail. Stammzellen werden über ihr Potenzial definiert, aber im »wirklichen Leben« ist dieses Potenzial gar nicht besonders breit. Blutstammzellen machen Blut, und die Stammzellen des erwachsenen Gehirns erzeugen unter normalen Bedingungen überhaupt nur drei Typen von Nervenzellen – unter Tausenden denkbarer Typen. Während der frühen Entwicklung gibt es Stammzellen, die weit mehr leisten und wegen der Breite ihres Potenzials als Hoffnungsträger einer neuen Medizin gelten. Vielleicht wird es wirklich einmal möglich sein, aus embryonalen oder anderen pluripotenten

Stammzellen Zellersatz nach Maß herzustellen. Ausgeschlossen ist die Verwirklichung dieser Ideen tatsächlich nicht. Aber es ist absehbar, dass die Stärke der biomedizinischen Stammzellforschung eher in der Entwicklung von Krankheitsmodellen, als Werkzeug in der Medikamentenentwicklung und in der Erforschung und der medizinischen Nutzung von Plastizität liegt. Die Aufteilung der Stammzellforschung in Subdisziplinen wird, jenseits rein praktischer Erwägungen, die aber keinen grundsätzlichen Charakter haben, zunehmend als künstlich betrachtet. Dies gilt insbesondere für die verhängnisvolle Dichotomie der Stammzellforschung, »embryonal« gegen »adult«, die die Wahrnehmung der Stammzellforschung in der Öffentlichkeit verzerrt und ethisch durchaus relevante Unterscheidungen (die Herkunft der Zellen betreffend) durch Verallgemeinerungen und vereinfachte Analogien auf die Biologie selbst projiziert hat. Es gibt aber eigentlich nur eine Stammzellbiologie.

Stammzellen sind lebenslang der Ort, an dem genetisches Potenzial und Umwelt miteinander in Interaktion treten. Plastizität ist ein Grundphänomen des Lebens; ohne sie wären wir tot. Entwicklung hört in diesem Sinne niemals auf. Sie wird nicht nur zu Beginn des Lebens angestoßen und entfaltet sich dann entlang eingeschriebener Regeln. Sie bleibt in einem weit größeren Maße als lange gedacht offen. Stammzellen sind die Zellen, die lebenslang die Offenheit des Genoms, unser ureigenstes Potenzial, verkörpern.

Die Stammzellen nicht nur als Mittel zum Zweck zu sehen, sondern als Inbegriff einer wissenschaftlichen Revolution, die unser Weltbild verändern kann, verspricht mehr aus dem »Potenzial« dieser Zellen zu machen, als es ein technologischer Ansatz je könnte. Wenn Stammzellen für lebenslange Veränderung und Entwicklung stehen und nicht nur für »Ersatz«, sei er intrinsisch oder »gemacht«, muss jede Politik, die sich einseitig der Herstellung von Ersatz auf der Basis dieses Potenzials verpflichtet, als voreilig einengend empfunden werden. Dies ist eine Gegenüberstellung, die nicht entlang der wohlbekannten Gräben zwischen »embryonal« und »adult« verläuft, sondern gewissermaßen quer zu solch artifiziellen Unterscheidungen.

Denn gemessen am Möglichen muss auch die Erforschung der Pluripotenz, eines der interessantesten und grundlegendsten Phänomene der Entwicklungsbiologie, verlieren, wenn sie nur unter dem Blickwinkel erfolgt, die pluripotenten Zellen zur Zellzucht zu nutzen. Dieses Nutzenwollen ist weder illegitim noch uninteressant oder sinnlos. Es ist nur nicht der Aufschwung zur möglichen Wirklichkeit. Diese aber wird sich dem, der nur auf den vordergründigen Nutzen schielt, nicht erschließen.

Die Welt ist nach wie vor weit wunderbarer und komplexer, als wir uns das in unserer Naivität meist vorstellen. Die Rätsel sind längst nicht gelöst, und eigentlich wird alles nur immer noch rätselhafter. Von abschließender Klarheit keine Spur. Die Wissenschaftsgeschichte seit der Aufklärung ist dennoch eine Reihe von voreiligen Voraussagen und der Verheißung, die Lösung dieses oder jenes wissenschaftlichen Problems (der Seuchen, des Flugs ins All, der Kernspaltung, der degenerativen Erkrankungen etc.) schaffe die Voraussetzung für ein Leben auf der Insel der Seligen. Seit dem Zeitalter der Aufklärung sind wir mehr oder minder überzeugt, dass unsere Welt prinzipiell verstehbar ist. Dennoch mussten wir eine Kette von Enttäuschungen hinnehmen, die an jedem Etappenziel enthüllten, dass weitere Etappen vor uns liegen, die es zu bewältigen gilt. In der Physik ist dies am augenfälligsten. Die Newton'sche Beschreibung der Welt ist korrekt und befriedigend, aber eben nicht ganz. Die Hoffnung, dass sie zur Beschreibung der physikalischen Welt ausreicht, trog. Der Fortschritt, der mit Einstein und Planck kam und der mit diesen Unsauberkeiten aufräumte, war mit dem Preis größerer Unanschaulichkeit erkauft. Dass das Einstein'sche und Planck'sche Universum der Wahrheit näher kommt, muss der Durchschnittsbürger, der mit Newton'scher Mathematik (vielleicht mit etwas Nachhilfe) noch klar käme, glauben. Aber die prinzipielle Erklärbarkeit, das Wissen um die Existenz des Beweises, reicht uns. Dennoch befriedigen auch Relativitäts- und Quantentheorie nicht alle Fragen. Es bleiben Inkonsistenzen und Paradoxa. Auch heute noch harrt die Theorie, die alle Naturkräfte zusammenfassend beschreibt, ihrer Entdeckung.

Auch in der Biologie gab es solche »enttäuschenden Fortschritte«. Die Evolutionstheorie, so erklärungsmächtig sie auch ist, gehört dazu, die Umwälzungen durch die Entschlüsselung der Genome ebenfalls.

Man kann sagen, dass die moderne Biologie heute in etwa an der Stelle steht, an der die Physik vor Einstein und Planck stand. Auch die Biologie verliert nunmehr ihre Anschaulichkeit. Evolution ist, auf genetischer und genomischer Ebene beschrieben, unanschaulich und wird von Prinzipien kontrolliert, die zum Beispiel mit einfacher Mathematik nicht mehr beschreibbar sind. Wenn aus einem knappen Genom ein selbstentwickelnder, lebenslang anpassungsfähiger Organismus wird, beinhaltet dieser Vorgang ein Maß an Stochastik, das die Erwartungen an eine verständliche Beschreibbarkeit dieser Vorgänge ad absurdum führt.

Die Persönlichkeit unserer Kinder ist nicht restlos als Produkt der Anlagen, die wir als ihre Eltern ihnen mitgegeben haben, erklärbar. Und auch die »Umwelt« als Erklärungsmacht taugt wenig. Bekanntlich ist der Einfluss auf die Persönlichkeit durch die Erziehung seitens der Eltern nahezu vernachlässigbar, jener der »peer group« und des sozialen Umfeldes immerhin etwas größer. Aber ausreichend sind die erfassbaren genetischen oder umweltabhängigen Faktoren nicht. Alle Versuche, diesen »Rest« im Sinne eines umfassenden, durchdringenden Determinismus zu erklären und den fehlenden Faktor zu finden, der ja unabhängig von den anderen sein müsste, da er sonst in diesen statistisch mit auftauchte, sind fehlgeschlagen. Es ist also doch so, dass es so etwas wie »Schicksal« gibt. Diese eingebaute Unsicherheit als Einfallstor für einen sehr einfach gestrickten Gottes- oder Religionsbeweis zu benutzen, ist übrigens unredlich und dem Anspruch von Religion nicht würdig. Der Gott nur des »unerklärbaren Rests« ist keiner. Aber umgekehrt steht natürlich auch der Wissenschaft eine gewisse Demut gut an.

Die Eizelle als der Ort, an dem sich die elterlichen Genome vermischen und »entschieden« wird, welches der beiden elterlichen Genome für welches Gen zuständig sein wird, ist auch der Ort der größtmöglichen Zufälligkeit. Es gibt keinen Hinweis, dass diese Aufteilung nicht zumindest zum allergrößten Teil in der Tat zufällig wäre. Und es gibt keinen Ansatz, diese Vorgänge im Sinne eines strengen genetischen Determinismus zu erklären. Darauf beruht gerade die Stärke der Evolutionstheorie. Sie baut auf dieser Durchmischung der Erbanlagen in jeder Generation auf. Zufall schafft Variation, auf die die Selektion ihre Wirkung entfalten kann.

Stammzellen stellen gewissermaßen die Fortsetzung dieses Prinzips in den einzelnen Organismus hinein dar. Eine mögliche Beschreibung ist, dass mit zunehmend eingeschränkter Potenz der Stammzellen das stochastische Element in ihrer Kontrolle sinkt. Die bipotente oder gar unipotente Stammzelle des erwachsenen Organismus, beispielsweise die Stammzelle der Haut, verkörpert die streng genetisch determinierte Endstrecke. Wir wissen aber selbst hier nicht, wie weit der Determinismus wirklich trägt. Die Interaktion von Genom und Umwelt, wie sie für die Stammzellfunktion, insbesondere in Situationen von »Entwicklung« und »Plastizität«, charakteristisch ist, ist keine einfach beschreibbare Wechselwirkung. Wie viel hier wirklich »Genom«, »Umwelt« oder eben doch »Zufall« ist, bleibt, vielleicht prinzipiell, offen.

Der Zufallsbegriff der Evolutionstheorie und Entwicklungsbiologie ist unbefriedigend. Er ist ein Platzhalter, jedoch nicht schlicht für einen anderen determinierenden Faktor, der nur einfach noch nicht entdeckt wurde. Das ist zwar nicht prinzipiell in jedem Fall auszuschließen, verharrt aber mutlos im bisherigen Weltbild. Wie das Beispiel der Physik lehrt, bedarf es zu gewissen Zeiten »Wenden«, ganz neuer Beschreibungen, oft verbunden mit einer neuen Mathematik, um der Paradoxa Herr zu werden. Den Rest als »Vitalkraft« oder eben »Gott« zu etikettieren, führt nicht weit. Aber wenn es eine weitergehende Beschreibung gibt, wird sie nicht anschaulich sein. Das schreckt viele davon ab, sich überhaupt mit ihr auseinanderzusetzen. Das aber ist fatal, denn die modernen wissenschaftlichen Theorien beeinflussen unser Leben massiv.

Als der Hirnforscher WOLF SINGER öffentlich postulierte, die Physikalität des Gehirns und der dem Gehirn innewohnende Determinismus entlarvten unsere Vorstellung von freiem Willen als Illusion, trat er damit eine Lawine der Entrüstung los, in der viele Stellungnahmen vor allem eines enthüllten: ein fehlendes Verständnis von Biologie und von Evolutionspsychologie. Der Kognitionsforscher STEPHEN PINKER zählt in seinem Buch »The Blank Slate« die generelle Ignoranz in Sachen Evolutionspsychologie zu den größten Versäumnissen der modernen Bildung und Erziehung. Wir sind uns unserer Wurzeln nicht bewusst und handeln oft, als existierten diese Wurzeln nicht. Die Natur des Menschen wird generell unterschätzt und verkannt. Ganz im Sinne unserer geisteswissenschaftlichen Theorie sehen wir uns als Produkt unserer Umwelt. Bekanntlich war im 20. Jahrhundert und vor allem infolge der Ideen des Behaviorismus der Glaube an die vollständige Formbarkeit und Erziehbarkeit des Menschen grenzenlos. Mit den Erkenntnissen der modernen Biologie ist das unvereinbar, ohne dass dies gleich in einen blinden Determinismus und eine restlose Erklärbarkeit führte. Wir beginnen unser Leben nicht als »tabula rasa«, sondern als Produkt unser Biologie und unserer Kultur. Und eben auch als Produkt eines unerklärlichen »Rests«. Die Einsichten aus der Stammzellbiologie legen nahe, dass die Wurzeln unserer Existenz eben nicht »nach Abschluss der Entwicklung« gekappt werden, sondern plastische Entwicklung lebenslang, wenn auch in begrenztem Maße, fortgeführt wird. Das wird am deutlichsten im Falle der Stammzellen des Gehirns, die, mögen sie auch rar sein, wahrscheinlich in einer sehr fundamentalen Weise für die lebenslange Formbarkeit und Selbstformung des Gehirns als dem Sitz all jener kognitiven Leistungen, die wir als wesentlich menschlich ansehen, stehen. Aber auch für die anderen Organe gilt, dass sie weniger statisch sind, als wir das oft meinen. Praktische Konsequenzen hat das vor allem für die Altersforschung und die Regenerative Medizin, sofern sie auf das lebenslange Entwicklungspotenzial des Individuums setzen und nicht etwa nur auf seine Versorgung mit maßgeschneiderten Ersatzteilen.

Das alles hat darüber hinaus weltanschauliche Konsequenzen. Dass sich die Philosophen, als sie den Begriff »Stammzellen« hörten, allein auf die eine (natürlich durchaus berechtigte) ethische Frage der Verwendung menschlicher embryonaler Stammzellen für die Forschung stürzten und nicht zumindest auch auf die viel größere, eigentlich so viel philosophischere Frage nach der Natur des Menschen, die doch angesichts unablässiger Entwicklung in Abhängigkeit von Genom und Umwelt, von Biologie und Kultur, viel schwieriger fassbar, viel mehr im Fluss und viel mehr als »Produkt« noch sehr geheimnisvoller Prinzipien erscheint, als es das gängige Menschenbild des frühen 21. Jahrhunderts wahrhaben will, ist nur mit der Tatsache erklärbar, dass ihnen, den Philosophen, die wunderbare Größe dieser Frage und die Implikationen der Stammzell- und Genomforschung eben noch nicht aufgegangen sind. Und genauso geht es dem nicht professionell philosophierenden Zeitungsleser, Fernsehzuschauer, Stammtischgast, Journalisten und Politiker. Dieses Buch war auch ein Versuch, dem Missstand abzuhelfen und zu zeigen, was es mit den Stammzellen »wirklich« auf sich hat.

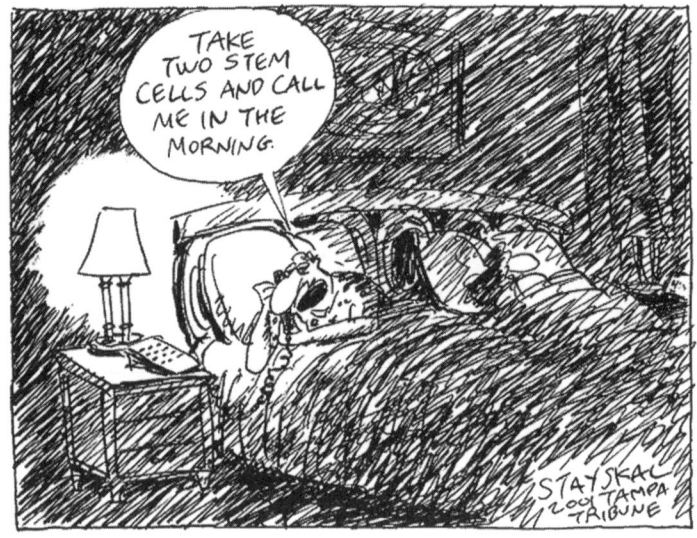

»Nehmen Sie zwei Stammzellen und rufen Sie mich morgen früh
noch mal an.«

Nachwort

Dieses Buch verdankt seine Entstehung den vielen verschiedenen Fragen, die während der Zeit der großen Stammzelldebatte von allen möglichen Seiten an mich, weil ich doch ein Stammzellforscher sei, gerichtet wurden.

Sehr häufig wurde dabei neben der Sachfrage auch gleich die Vermutung geäußert, ich müsse als Stammzellforscher in Deutschland wohl der Verzweiflung nahe sein, da meine Arbeit durch die Politik so sehr behindert werde. Ich habe darauf immer geantwortet, dass meine Arbeit weniger durch das Embryonenschutzgesetz als durch das Gesetz zum Bundeshaushalt limitiert sei. Und auch diese Bemerkung fiel mehr um des Wortspiels willen, als dass ich mich wirklich beklagen könnte. Die Arbeitsbedingungen für Wissenschaftler und auch für Stammzellforscher können in Deutschland exzellent sein, und ich hatte bisher sehr viel Glück. Da ich über die Stammzellen des erwachsenen Gehirns und über ihren Beitrag zur Funktion des gesunden, des alternden und des erkrankten Gehirns arbeite, berührte die Frage des Imports embryonaler Stammzelllinien meine Arbeit nie direkt. Aber man kann die Stammzellforschung eben nicht sauber in eine »embryonale« und eine »adulte« Seite trennen, auch wenn das immer wieder versucht worden ist. Wenn also der »normale Bürger« der Stammzelldebatte nicht entgehen konnte, so konnte ich es erst recht nicht. Ich merkte dann aber oft, dass die Antworten, die ich im Gespräch geben konnte, unbefriedigend blieben, weil eigentlich ein weiteres Ausholen notwendig gewesen wäre. Meine Gesprächspartner wollten es oft noch sehr viel genauer wissen, als ihnen selbst zunächst bewusst war. Selbst bei genuinem Interesse ist es jedoch nicht immer erwünscht, dass eine einfache Frage auf zumindest die Androhung einer Ad-hoc-Vorlesung hinausläuft. Man belässt es dann bei Stichworten, und hinterher fühlen sich alle eigentlich so klug wie vorher.

Was dazu in vielen Diskussionsrunden immer wieder aufkam, war die Frage nach einer Darstellung, die die diskutierte Frage, die ja eine ethische und politische und eben nur sehr partiell eine wissenschaftliche Frage ist, in den größeren wissenschaftlichen Zusammenhang stellte. Da ich trotz stetig wachsender Bibliothek zur Stammzellfrage keine Literaturempfehlung für ein Buch, das dies bieten würde, geben konnte, habe ich mich irgendwann selbst an den Schreibtisch gesetzt.

Dieses Buch ist kein wissenschaftliches Werk im engeren akademischen Sinne und nimmt um der Verständlichkeit willen bewusst ein paar Vereinfachungen in Kauf. Der bibliografische Apparat ist deshalb sehr reduziert und nur einige Schlüsselpublikationen sind zitiert. Trotzdem baut dieses Buch natürlich auf einer Fülle von weiterem Material auf: den Früchten der Arbeit eines ganzen Zweiges der Wissenschaft. Sollte ich durch die Verkürzungen die Ergebnisse oder die Meinungen meiner Kollegen falsch wiedergegeben haben, so bitte ich um Entschuldigung. Verzerrte oder gar polemische Darstellung war ebenfalls nicht meine Absicht. Auch mit fremden Federn wollte ich mich gewiss nicht schmücken, sondern im Gegenteil meine Begeisterung für dieses einzigartige Gebiet der Wissenschaft und seine Forscher zum Ausdruck bringen.

Ich danke ausdrücklich den vielen Kollegen und Gesprächspartnern, mit denen ich zu diskutieren das Privileg hatte, voran meinem großen akademischen Lehrer Fred H. Gage. Ich bin vielen Mitgliedern des leider ausgelaufenen Schwerpunktprogramms 1109 der Deutschen Forschungsgemeinschaft zur

Stammzellforschung für sehr interessante und aufschlussreiche Gespräche dankbar. Hervorheben möchte ich darüber hinaus Ludger Honnefelder, der mich schon im Studium mit bioethischen Fragen in Berührung brachte, und Christian Schwägerl, der mit einer Anfrage, einen langen Artikel für die Frankfurter Allgemeine Zeitung zu schreiben, bewirkt hat, dass meine Auseinandersetzung mit der ganzen Breite des Themas konkret und ernsthaft wurde.

Außerdem danke ich Martin Hildebrand für viele wertvolle Kommentare zum Manuskript, ich danke meiner Agentin Astrid Poppenhusen und der Lektorin des Piper Verlages, Britta Egetemeier, für ihr Vertrauen in dieses Projekt und ihren Einsatz bei dessen Umsetzung. Constanze Huther danke ich für die kritische Durchsicht des Manuskripts, die geduldige Anpassung meines Textes an die Rätselhaftigkeiten der reformierten Rechtschreibung und den absolut bemerkenswerten Hinweis, dass das Zitat auf S. 133 gar nicht von Byron White, sondern von seinem Kollegen Potter Stewart stammt. Gewidmet ist das Buch meiner Frau Uta, ohne deren wundervolle Unterstützung es nicht nur dieses Buch nicht gäbe.

Gerd Kempermann, Dresden, im März 2008

Literaturverweise

1 Anderson, D. J. (2001) Stem cells and pattern formation in the nervous system: the possible versus the actual. *Neuron* 30, 19–35

2 Thomson, J. A., *et al.* (1998) Embryonic stem cell lines derived from human blastocysts. *Science* 282, 1145–1147

3 Wichterle, H., *et al.* (2002) Directed differentiation of embryonic stem cells into motor neurons. *Cell* 110, 385–397

4 Jiang, Y., *et al.* (2002) Pluripotency of mesenchymal stem cells derived from adult marrow. *Nature* 418, 41–49

5 Goodell, M. A., *et al.* (1996) Isolation and functional properties of murine hematopoietic stem cells that are replicating in vivo. *Journal of Experimental Medicine* 183, 1797–1806

6 De Coppi, P., *et al.* (2007) Isolation of amniotic stem cell lines with potential for therapy. *Nature Biotechnology* 25, 100–106

7 Ku, H. T., *et al.* (2007) Insulin-expressing colonies developed from murine embryonic stem cell-derived progenitors. *Diabetes* 56, 921–929

8 Schroeder, I. S., *et al.* (2006) Differentiation of mouse embryonic stem cells to insulin-producing cells. *Nature protocols* 1, 495–507

9 Madrazo, I., *et al.* (1987) Open microsurgical autograft of adrenal medulla to the right caudate nucleus in two patients with intractable Parkinson's disease. *New England Journal of Medicine* 316, 831–834

10 Lindvall, O., *et al.* (1987) Transplantation in Parkinson's disease: two cases of adrenal medullary grafts to the putamen. *Annals of Neurology* 22, 457–468

11 Piccini, P., *et al.* (2005) Factors affecting the clinical outcome after neural transplantation in Parkinson's disease. *Brain* 128, 2977–2986

12 Freed, C. R., *et al.* (2001) Transplantation of embryonic dopamine

neurons for severe Parkinson's disease. *New England Journal of Medicine* 344, 710–719

13 Bjorklund, L. M., *et al.* (2002) Embryonic stem cells develop into functional dopaminergic neurons after transplantation in a Parkinson rat model. *Proceedings of the National Academy of Sciences* 8, 8

14 Pluchino, S., *et al.* (2003) Injection of adult neurospheres induces recovery in a chronic model of multiple sclerosis. *Nature* 422, 688–694

15 Schachinger, V., *et al.* (2006) Intracoronary bone marrow-derived progenitor cells in acute myocardial infarction. *New England Journal of Medicine* 355, 1210–1221

16 Neff, T., *et al.* (2006) Survival of the fittest: in vivo selection and stem cell gene therapy. *Blood* 107, 1751–1760

17 Heinemann, T., und Kersten, J. (2007) *Stammzellforschung – Naturwissenschaftliche, rechtliche und ethische Aspekte.* Herausgegeben vom DRZE – Deutsches Referenzzentrum für Ethik in den Biowissenschaften, Verlag Karl Alber, S. 107–186

18 Taupitz, J., Rechtliche Rahmenbedingungen der Forschung mit menschlichen Embryonen und embryonalen Stammzellen, in: Wobus, A., *et al.* (Hrsg.) (2006) *Stammzellforschung und Zelltherapie, Stand des Wissens und der Rahmenbedingungen in Deutschland, Supplement zum Gentechnologiebericht.* Forschungsberichte der interdisziplinären Arbeitsgruppen, Bd. 15, Spektrum Akademischer Verlag, Elsevier, S. 165–186

19 Kersten, J., (2007) Rechtliche Aspekte der Stammzellforschung, in: Heinemann, T., und Kersten, J., *Stammzellforschung, Naturwissenschaftliche, rechtliche und ethische Aspekte.* Herausgegeben vom DRZE – Deutsches Referenzzentrum für Ethik in den Biowissenschaften, Verlag Karl Alber, S. 107–186

20 Merkel, R. (2002) *Forschungsobjekt Embryo.* dtv, S. 26ff.

21 Wobus, A., *et al.* (Hrsg.) (2006) *Stammzellforschung und Zelltherapie, Stand des Wissens und der Rahmenbedingungen in Deutschland, Supplement zum Gentechnologiebericht.* Forschungsberichte der interdisziplinären Arbeitsgruppen, Bd. 15, Spektrum Akademischer Verlag, Elsevier, S. 22

22 Damschen, G., und Schönecker, D. (2002) *Der moralische Status menschlicher Embryonen.* De Gruyter, S. 253

23 Macklon, N. S., *et al.* (2002) Conception to ongoing pregnancy: the ›black box‹ of early pregnancy loss. *Human reproduction update* 8, 333–343

24 Haidt, J. (2005) *The happiness hypothesis.* Arrow Books, S. 37. Übersetzung des Autors

25 Levitt, S. D., und Dubner, S. J. (2006) *Freakonomics,* Penguin Books, S. 11. Übersetzung des Autors

26 Morrison, S. J., *et al.* (1997) Regulatory mechanisms in stem cell biology. *Cell* 88, 287–298

27 Cairns, J. (1975) Mutation selection and the natural history of cancer. *Nature* 255, 197–200

28 Hayes, B. (1998) The invention of the genetic code. *American Scientist* 86, 8–14

29 Stevens, L. C., und Little, C. C. (1954) Spontaneous testicular teratomas in an inbred strain of mice. *Proceedings of the National Academy of Sciences* 40, 1080–1087

30 Evans, M. J., und Kaufman, M. H. (1981) Establishment in culture of pluripotential cells from mouse embryos. *Nature* 292, 154–156

31 Martin, G. R. (1981) Isolation of a pluripotent cell line from early mouse embryos cultured in medium conditioned by teratocarcinoma stem cells. *Proceedings of the National Academy of Sciences* 78, 7634–7638

32 Shamblott, M. J., *et al.* (1998) Derivation of pluripotent stem cells from cultured human primordial germ cells. *Proceedings of the National Academy of Sciences* 95, 13726–13731

33 Guan, K., *et al.* (2006) Pluripotency of spermatogonial stem cells from adult mouse testis. *Nature* 440, 1199–1203

34 Kanatsu-Shinohara, M., *et al.* (2004) Generation of pluripotent stem cells from neonatal mouse testis. *Cell* 119, 1001–1012

35 Hubner, K., *et al.* (2003) Derivation of oocytes from mouse embryonic stem cells. *Science* 300, 1251–1256

36 Anderson, D. J., *et al.* (2001) Can stem cells cross lineage boundaries? *Nature Medicine* 7, 393–395

37 Blau, H. M., *et al.* (2001) The evolving concept of a stem cell: entity or function? *Cell* 105, 829–841

38 Xu, C., *et al.* (2001) Feeder-free growth of undifferentiated human embryonic stem cells. *Nature Biotechnology* 19, 971–974

39 Stewart, E. J., *et al.* (2005) Aging and death in an organism that reproduces by morphologically symmetric division. *PLoS Biology* 3, e45

40 Klimanskaya, I., *et al.* (2006) Human embryonic stem cell lines derived from single blastomeres. *Nature* 444, 481–485

41 Hurlbut, W. B. (2005) Altered nuclear transfer as a morally accepta-

ble means for the procurement of human embryonic stem cells. *Perspectives in Biology and Medicine* 48, 211–228

42 Meissner, A., und Jaenisch, R. (2006) Generation of nuclear transfer-derived pluripotent ES cells from cloned Cdx2-deficient blastocysts. *Nature* 439, 212–215

43 Takahashi, K., und Yamanaka, S. (2006) Induction of pluripotent stem cells from mouse embryonic and adult fibroblast cultures by defined factors. *Cell* 126, 663–676

44 Wernig, M., *et al.* (2007) In vitro reprogramming of fibroblasts into a pluripotent ES-cell-like state. *Nature* 448, 318–324

45 Takahashi, K., *et al.* (2007) Induction of pluripotent stem cells from adult human fibroblasts by defined factors. *Cell* 131, 861–872

46 Yu, J., *et al.* (2007) Induced pluripotent stem cell lines derived from human somatic cells. *Science* 318, 1917–1920

47 Petroski, H. (1992) The evolution of useful things. Alfred A. Knopf, S. 220–225

48 Reynolds, B. A., und Weiss, S. (1992) Generation of neurons and astrocytes from isolated cells of the adult mammalian central nervous system. *Science* 255, 1707–1710

49 Palmer, T. D., *et al.* (1995) FGF-2-responsive neuronal progenitors reside in proliferative and quiescent regions of the adult rodent brain. *Molecular and Cellular Neuroscience* 6, 474–486

50 Altman, J., und Das, G. D. (1965) Autoradiographic and histologic evidence of postnatal neurogenesis in rats. *Journal of Comparative Neurology* 124, 319–335

51 Nakatomi, H., *et al.* (2002) Regeneration of hippocampal pyramidal neurons after ischemic brain injury by recruitment of endogenous neural progenitors. *Cell* 110, 429–441

52 De Haan, G., und Van Zant, G. (1999) Dynamic changes in mouse hematopoietic stem cell numbers during aging. *Blood* 93, 3294–3301

Literaturempfehlungen
und weitere Informationen

Bücher

Christopher Thomas Scott, *Stem Cell Now*, Plume, New York, 2006. Gute, allgemeinverständliche Einführung in die Stammzellforschung und -problematik in englischer Sprache.

Christian Geyer, *Biopolitik*, Suhrkamp Verlag, Frankfurt (Main), 2001. Umfassende Sammlung unterschiedlichster Stellungnahmen, zusammengestellt aus Beiträgen in der Frankfurter Allgemeinen Zeitung.

Silke Schicktanz, Christof Tannert, Peter Wiedemann (Hg.), *Kulturelle Aspekte der Biomedizin*, Campus, Frankfurt (Main), 2003. Der Band beleuchtet die im vorliegenden Buch nicht berücksichtigten kulturellen Unterschiede in der Haltung zur humanen embryonalen Stammzellforschung.

Eberhard Wormer, *Mehr Wissen über Stammzellen*, Lingen Verlag, Köln, 2003. Sehr reich bebilderte Einführung in die Stammzellforschung für Laien.

Thomas Heinemann, Jens Kersten, *Stammzellforschung. Naturwissenschaftliche, rechtliche und ethische Aspekte.* Sachstandsberichte des DRZE, Band 4. Verlag Karl Alber, Freiburg, 2007. Exzellenter Band, der dem Leser gleich auf drei Gebieten das Rüstzeug für die Stammzelldebatte verschaffen kann. Allerdings: kein Hinweis auf die »andere« Stammzellrevolution.

Gerd Kempermann, *Adult Neurogenesis – Stem cells and neuronal development in the adult brain.* Oxford University Press, New York, 2006. Als Hinweis in eigener Sache: das erste Handbuch zur adulten Neurogenese. Ein wissenschaftlicher Text und leider nicht auf Deutsch.

Stellungnahmen

Richtlinien der Internationalen Gesellschaft für Stammzellforschung für Forschung an menschlichen embryonalen Stammzellen: Daley G. D. et al., The ISSCR Guidelines for Human Embryonic Stem Cell Research, Science, 315 (2007) 603–604. Auch unter www.isscr.org/guidelines/

Stem Cell Research: Status, Prospects, Prerequisits. European Molecular Biology Organization (www.embo.org)

Stellungnahme des Präsidiums der Deutschen Akademie der Naturforscher Leopoldina zur Stammzellforschung in Deutschland (www.leopoldina-halle.de)

Webseiten

www.stammzellen.nrw.de
Seite des »Kompetenznetzwerks Stammzellforschung NRW« mit fächerübergreifenden Informationen zum Thema Stammzellen.

www.nwabr.org/education/stemcell.html
Englischsprachige Seite mit einer Fülle von Hinweisen, auch auf weitere Webressourcen: sehr guter Ausgangspunkt.

www.stemcellresearch.org
Umstrittene, da tendenziöse, aber gerade deshalb auch sehr interessante Webseite, die darauf abzielt, die Überlegenheit adulter Stammzellen herauszustellen.

www.stemcellforum.org
Internationale Seite, die Informationen vor allem zur humanen Stammzellforschung zusammenträgt.

stemcells.nih.gov/research/registry
Die berühmte Bush-Liste; dazu gute allgemeine Erklärungen.

www.zeit.de/themen/wissen/gesundheit/stammzellen/index
Interessante Sammlung der Redaktion der »Zeit«; stark Ethiklastig.

Abbildungsnachweis

Stichwortverzeichnis

PIPER

Harald Lesch, Harald Zaun

Die kürzeste Geschichte allen Lebens

Eine Reportage über 13,7 Milliarden Jahre Werden und
Vergehen. 240 Seiten. Gebunden

Je mehr die Wissenschaft über die kleinsten Zusammenhänge
und Teilchen unserer Existenz herausfindet, desto dringen-
der stellt sich die Frage: Wo kommt das alles her? Wie und
warum konnte dieses fabelhafte Universum entstehen?
In einer rasanten Zeitreise erzählen Lesch und Zaun die großen Momente der 13,7 Milliarden Jahre alten Geschichte
allen Lebens. Sie vollziehen das unerhörte Zusammenwirken
der Gegebenheiten nach, die zur Entstehung von Galaxien,
Sternen und Planeten, zur Entfaltung des Lebens und schließlich zur Ausbildung des menschlichen Bewusstseins führten. Ihre Naturgeschichte ist spektakulär und doch das Gegenteil eines Schöpfungsmärchens: die kürzeste wissenschaftliche Reportage unserer Entwicklung vom Urknall bis zum
Homo sapiens sapiens.

01/1728/01/L